浙江省医疗机构管理与诊疗技术规范丛书
编委会

主　　编：张　平

副 主 编：马伟杭　　曹启峰　　俞新乐　　徐伟伟　　张万恩

执行主编：马伟杭

编　　委：(以姓氏笔画为序)

马胜林	王伟林	王建安	王　涌	王慧明
王　薇	韦铁民	毛　威	石仕元	卢晓阳
叶祥明	付柏平	付铁红	吕卫国	吕伯东
朱　敏	朱燕锋	祁建伟	许国强	阮列敏
孙文勇	严　敏	严　静	连庆泉	吴立萱
吴尚斌	吴建锡	何　强	应争先	宋柏杉
张军根	张　茂	陆永绥	陆　群	陈江华
陈晓钟	陈海啸	周　游	周蒙滔	项美香
胡　伟	胡斌春	郦卫星	俞新乐	洪朝阳
姚　强	姚新苗	贺　晶	袁北方	袁坚列
柴可群	徐飞鸿	黄东胜	黄　建	黄品同
龚仕金	龚向阳	盛吉芳	梁立强	梁廷波
梁　霄	葛明华	蒋志云	韩春茂	傅柏平
舒　强	楼　敏	裘云庆	蔡文伟	蔡秀军
缪建华	潘宏铭	瞿　佳		

2021

□浙江省医疗机构管理与诊疗技术规范丛书
□护理管理与临床护理技术规范系列

护理管理与临床护理技术规范 护理管理规范

主　　编◎胡斌春

副 主 编◎王华芬

ZHEJIANG UNIVERSITY PRESS
浙江大学出版社

图书在版编目(CIP)数据

护理管理与临床护理技术规范:护理管理规范 /
胡斌春主编. —杭州:浙江大学出版社,2021.10(2024.4重印)
ISBN 978-7-308-21762-0

Ⅰ. ①护… Ⅱ. ①胡… Ⅲ. ①护理学—技术规范
Ⅳ. ①R47-65

中国版本图书馆 CIP 数据核字(2021)第185768号

护理管理与临床护理技术规范：护理管理规范

主　编　胡斌春　副主编　王华芬

责任编辑　殷晓彤(yinxiaotong@zju.edu.cn)

责任校对　张凌静

封面设计　续设计—黄晓意

出版发行　浙江大学出版社
　　　　　(杭州市天目山路148号　邮政编码310007)
　　　　　(网址:http://www.zjupress.com)

排　　版　杭州朝曦图文设计有限公司

印　　刷　浙江省邮电印刷股份有限公司

开　　本　889mm×1194mm　1/16

印　　张　24.75

字　　数　630千

版 印 次　2021年10月第1版　2024年4月第3次印刷

书　　号　ISBN 978-7-308-21762-0

定　　价　129.00元

《护理管理与临床护理技术规范:护理管理规范》编委会

主　编:胡斌春

副主编:王华芬

编　委(按姓名拼音排序):

蔡学联	陈黎明	陈朔辉	陈肖敏	冯素文
冯志仙	国秀娣	胡斌春	黄丽华	金静芬
李益民	刘彩霞	潘向滢	王慧琴	王华芬
王　薇	吴婉英	许　瑛	徐鑫芬	杨方英
杨　苏	叶志弘	赵雪红	庄一渝	诸纪华

前　言

　　护理工作以病人为中心，以质量为核心，在推动医院高质量发展的过程中起着举足轻重的作用。加强医疗机构护理工作是推动医疗机构高质量发展和卫生健康事业发展的基础性工作，是实施健康中国战略、增进全民健康福祉的重要举措。在持续深化医疗体制改革和推动医院高质量发展的今天，夯实基础护理，提高护理质量，强化科学管理，提高专科护理能力，持续深化优质护理，加强护理队伍建设，提高护理质量，适应卫生健康事业发展总体需要，满足人民群众多元化、多层次的护理需求，势在必行。为规范护理人员的专业行为，使各级护理管理人员在工作中有章可循，我们组织人员编写《护理管理与临床护理技术规范系列》，从属于《浙江省医疗机构管理与诊疗技术规范丛书》。《护理管理与临床护理技术规范系列》主要用于医疗机构的护理质量管理，是护理人员在护理服务过程中必须严格遵循的行为准则和操作规范，也是各级卫生行政部门对医疗机构进行监督管理、护理质量控制的重要依据。《护理管理与临床护理技术规范系列》包括《护理管理与临床护理技术规范：护理管理规范》《临床护理技术规范：内科护理》《临床护理技术规范：外科护理》《临床护理技术规范：妇儿护理》《临床护理技术规范：手术室护理》《临床护理技术规范：急危重症护理》6种。

　　本书为《护理管理与临床护理技术规范：护理管理规范》，分为护理管理和临床护理技术，重点确立严格的规章制度和标准的临床护理技术规程，明确各级人员任职资格及职责、护理管理制度及各护理单元的质量要求。

　　《护理管理与临床护理技术规范系列》是在卫健委医政医管与药政处直接领导，全省各医院护理部大力支持和省护理质量控制中心成员的共同努力下完成的，内容注重实用性和可操作性。但由于编写人员水平有限，某些内容又处于探索阶段，难免会有缺点错误存在，望同道们不吝批评指正。

浙江省护理中心

2021 年 9 月

目　　录

第一篇　护理管理

第二篇　临床护理技术

第

一

篇

护理管理

第一章

护理宗旨

第一节 护理理念

护理理念,是指导护理人员判断和认识护理本质、现象及其相关方面的信念、理想和价值观,是从护理专业的理论体系和实践体系发展出来的框架概念,是指导临床护理、社区护理、护理教育、护理管理、护理科研和护理科普的行为指南和思想基础。目前,护理理念已发展为以人为本、整体护理、优质护理、依法施护、循证护理、创新发展等现代护理理念。其基本框架概念包括人、环境、健康、护理四个部分。

人是护理服务的对象,是护理实践的核心。人是生理、心理、社会、文化和精神统一的独立整体,具有自然和社会双重属性。人是一个开放系统,在与环境不断进行物质、能量和信息的交换过程中互相联系、互相作用、互相制约、互相影响。人有独立思考、分析、判断、理解、想象、感觉、表达情感、学习和处理问题的能力,与外界环境保持密切联系,并受环境影响。人在不同发展阶段有不同层次的基本需要、不同的发展任务,有对自身健康的追求,最终形成自己的价值体系。

环境是影响机体生命与发展的所有内外因素的总和,包括内环境和外环境。内环境是指人的生理、思维、思想、心理和社会等方面。外环境由自然环境和社会环境组成。自然环境指地理、气候、生物环境等;社会环境指社会制度、政策、风俗习惯、文化背景、人际交往、经济条件和法律等。人在环境的动态变化过程中与环境保持平衡,若不能保持平衡,则会发生疾病,甚至死亡。

世界卫生组织将健康定义为:"健康不仅是没有疾病和身体缺陷,而且要保持完好的躯体、心理、道德状态并具有良好的社会适应能力。"健康与疾病是相互关联的连续体,其活动范围可从死亡至最佳健康状态。任何人都处在这一连续体中的某一位置,且随时都在动态变化之中。

护理是护士与整体的人(病人和健康人)之间互动的过程,包括在各种环境下对不同年龄、家庭、群体和社区中生病或健康个人的自主护理和合作护理。护理的任务是应用护理程序,以人的健康为中心,贯穿健康-死亡整个健康轴,为人提供有关健康的信息、疾病预防、医疗护理、康复促进、健康管理,协助濒死的人平静、安宁且有尊严地死去。护理应满足人的各种健康需要,指导和教育人寻求更健康的行为,增强人对疾病的应对及适应能力,达到完美的健康状态。

第二节　护理愿景与护理宗旨

愿景是组织对未来长期发展目标所构想的一个蓝图,描绘了组织渴望成为的形象以及实现的方法,且是被全体成员所接受的一种共同理想和愿望。护理的概念及工作内涵在不同时期和不同国家会有不同阐述,而护理愿景也随之改变。根据国际护士会(International Council of Nurses,ICN)的声明,当前的护理愿景是:通过分享证据和最佳实践来影响国家、地区以及全球层面的健康、社会和经济相关政策。我们通过合作与协作来推动护理专业发展,改善护士福利及广大人民群众的健康状况,倡导尊重文化价值观、习俗和精神信仰的护理理念。

宗旨是组织存在的理由,是对组织发展定位或承担的角色和责任的陈述,表明了组织活动和行为的核心理念。不同于愿景,宗旨是相对稳定不变的。护理是集专业、学术探究、临床实践、管理和领导以及教育于一身的职业,肩负着推进优质护理服务,加强护士队伍建设,改革护理服务模式,提高人的生命质量的责任和使命。因此,护理宗旨是不断促进临床护理实践,丰富护理内涵,提升护理专业水平和学术能力,创新管理领导模式,以疾病预防、医疗护理、康复促进、健康管理为目标,最终提高整个人类的健康水平。

各家医院护理组织应该根据各自医院的总体目标制定自己的愿景和宗旨,用于指引护理发展的方向、指导具体的护理实践。

第三节　护理人员行为准则

护士应在人、环境、健康、护理四个护理理念基本框架概念的指导下,调整自己的专业行为,遵循以下准则。

1. 护士在提供护理服务时,应尊重人的生命、权利和尊严。

2. 护士对服务对象实施护理应一视同仁,不受种族、国籍、信仰、年龄、性别、政治或社会地位的影响。

3. 护士的基本职责是保护生命、预防疾病,帮助恢复服务对象的健康,减轻其痛苦。

4. 护士应按服务对象个人、家庭及社区的需要,与其他医务人员及社会人士合作,提供健康服务,开展健康教育。

5. 护士的主要任务是照顾需要护理的人,开展护理工作时,应严格遵守各项制度和规程,努力确保护理对象的安全。发现病人病情危急时,应当立即通知医师;在紧急情况下为抢救垂危病人生命,应当先实施必要的救护措施。护士发现医嘱违反法律、法规、规章或者诊疗技术规范规定的,应当及时向开具医嘱的医师提出;必要时,应当向该医师所在科室的负责人或者医疗卫生机构负责医疗服务管理的人员报告。

6. 护士应尊重护理对象的个人信仰、价值观和风俗习惯,尊重并保护其隐私权。

7. 护士应为普及卫生保健知识、促进及改善社区人群健康、实现"人人享有卫生保健"

的目标而做出努力。

8. 护士执行职务时,应遵守国家的法律、法规、规章和诊疗技术规范的规定,努力做到诚信、慎独、自重,与其他医务人员密切合作,一切以人的健康为中心,灵活运用并积极改善现有资源,提供优质护理。

9. 护士履行职责时,应以科研成果的理论为依据,运用符合护理程序的工作方法,解决病人与护理有关的问题。

10. 护士应接受终身教育,刻苦钻研业务,精益求精,积极开展科学研究。

第二章

护理管理组织体系

第一节 医院组织管理体系

应按照国家卫生健康委员会的有关规定,并根据各自医院规模及实际情况建立适合本单位的具体医院组织管理体系。建立院长(或副院长)领导下的护理垂直管理体系,二级甲等及以上医院配备有护理工作经历的院领导分管护理工作。护理部为医院重要职能部门之一,与院办、人事、医务、科教等其他职能部门平级(如图1-2-1)。

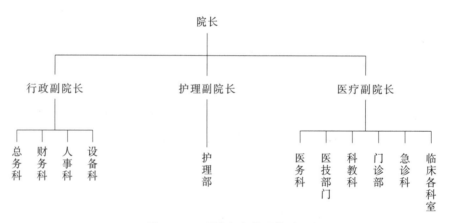

图1-2-1 医院组织管理体系

第二节 医院护理组织管理体系

一、管理体系

医院护理管理体系一般应遵循以下原则。

1. 二级甲等及以上医院实行院长或分管副院长领导下的护理部主任负责制。护理部负责全院护理行政和业务管理的指挥调度,与其他职能部门并列,相互配合,共同完成医院各项工作。

2. 医院护理管理体系一般有2种:其一,在院长领导下,设专职护理副院长1名,由护理副院长兼任或另聘护理部主任,下设科护士长和护士长;其二,在业务副院长领导下,设护理部主任,下设科护士长和护士长。二级乙等及以下医院设护理部主任或总护士长,下设护士长。

3. 科室床位达100张以上或有3个以上护理单元的大科,以及任务繁重的特殊科室如手术室、急诊科、ICU,可增设科护士长。

4. 护理单元管理实行护士长负责制,在护理部主任或科护士长领导下,护士长和科主任共同配合做好护理单元管理工作。

二、组织结构

1. 根据常见组织结构类型,二级甲等及以上医院护理管理组织结构可分为直线型和职能型2种。随着现代通信技术的发展和管理理念的更新,倡导学习型组织的建设,护理管理组织结构趋于扁平化,并遵照职能与区域结合原则出现了新型的组织结构(如图1-2-2)。

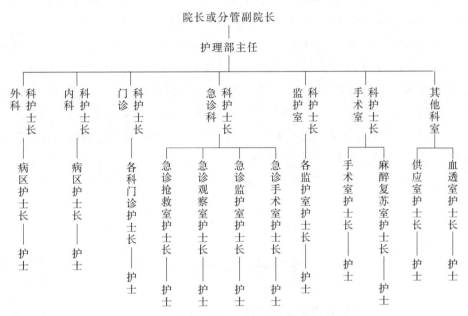

图1-2-2 二级甲等及以上医院护理管理组织结构

2. 二级乙等及以下医院护理管理组织结构如图1-2-3所示。

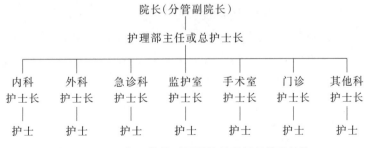

图1-2-3 二级乙等及以下医院护理组织管理结构

三、目标管理

目标管理指组织内管理人员和工作人员共同参与目标制定，在工作中实行自我控制并努力完成工作目标的管理方法。目标管理以目标为导向，以人为中心，以成果为标准，使组织和个人取得最佳成果。护理目标管理则是护理管理者与护士根据组织愿景和宗旨制定整体目标，并逐渐转变为各层次、各部门及各人的可衡量的具体目标，建立目标体系，实施检查、控制及评价等管理行为，达到控制成果的目的。护理目标管理具有护士参与决策和自我管理的特点，能够提高护士对组织目标的接受性，产生激励作用。

目标管理的基本程序分为目标设置、组织实施、检查评价三个阶段。

1. 目标设置　由高层护理管理者初设一定时期内所要达到的整体目标，重新审议组织结构和职责分工，确定最终目标后分解为各部门和各员工的具体工作目标，选择行动方案并绘制目标图。一般应制定护理部、护理单元及护士三级目标。目标设置应遵循 SMART 原则。S(specific)：目标具体明确，使护理管理者和护士都能清晰理解。M(measurable)：目标是可测量的，制定者和考核者都可采用一致的标准进行准确衡量。A(attainable)：目标是可实现的。R(relevant)：目标应与工作任务相关联。T(time-based)：目标应有时限性。

2. 组织实施　目标管理重视结果，强调自主、自治和自觉。由执行者根据目标进行自我管理，自行采取完成目标的方法。上下级共同定期检查，护士由下而上逐级通报工作任务完成进度，护理管理者由上而下提供支持，相互反馈协调，并根据实际情况灵活修改原定目标，根据工作任务完成情况进入下一个周期。

3. 检查评价　达到预定期限后，应及时进行检查和评价。上下级共同评估、考核目标完成情况，决定奖惩；同时，讨论下一阶段目标，开始新的循环。若目标没有按预期完成，应分析目标差异的原因，总结教训并提出改进措施。

第三节　护理模式

护理模式是护士为病人提供护理服务的工作模式。责任制整体护理在整体护理模式下产生，强调以病人为中心，由一名责任护士运用护理程序的工作方法，向其所管的病人提供连续、全面和整体的护理。责任护士是主导，可直接向医生汇报，与其他医务人员及家属沟通联系，对护士的护理知识和技能水平要求高。该模式的优点是责任护士能够全面了解病人的情况，为病人提供连续、整体的个体化护理；护士工作独立性和责任感增强；护患关系较密切，病人安全感提高；护士与病人、家属及其他医务人员的沟通合作性增强。对特定病种的病人，可采取个案管理的方式，护士与医生及其他工作者共同合作，确定最佳的治疗方法和护理程序。为每个病人制订计划，设立预期结果，并按计划实施。个案管理模式能发挥综合性、时效性、合作性的特点，促进病人的康复，减少资源的浪费，适用于单病种及单项手术。实施责任制整体护理模式，体现整体思维，并强调个体化管理。

第四节 护理程序

护理程序是一种科学的思维和工作方法。护士运用护理程序,结合自身的知识、经验、技能,以人的健康为中心,为病人提供个体化整体护理,帮助病人减轻痛苦,恢复并促进健康。护理程序分为五个步骤,即评估、诊断、计划、实施和评价。

一、评 估

护士有目的、有计划、系统连续地收集、分析和记录病人的健康资料,内容包括病人患病后生理、心理的反应;社会和家庭的支持程度;病人的健康状况和护理需求等。评估是护理程序的第一步,为确立护理诊断、制订护理计划提供依据。

(一)资料分类

1. 主观资料　病人的主诉和他所感受到的、看到的、听到的或考虑到的对疾病的反应,有关病人的生理、精神的变化,以及住院后的想法和要求。

2. 客观资料　护士在查体过程中通过望、触、叩、听、嗅而得到的资料,以及实验室、诊断检查及其他医务人员所收集的资料。

(二)评估方法

1. 交谈　病人住院期间,护士运用沟通技巧和病人或其家属谈论以获得与病人健康有关的信息。交谈可分为正式交谈和非正式交谈。正式交谈是预先通知病人的有计划交谈,如入院后的病史采集;非正式交谈是护士在日常查房、治疗、护理过程中与病人的交谈。

2. 观察　通过视、听、嗅、触法观察病人的情况及非语言行为,包括有关病人的精神状态、面色、姿态、步态及活动等。

3. 体检　采用望、触、叩、听、嗅等方法进行体格检查,主要收集与护理有关的生理资料。

4. 查阅记录　病人的病历、各种护理记录及有关文献等。

(三)资料收集内容

1. 病人的基本资料。

2. 病人目前的症状和体征。

3. 病人对疾病的反应和健康期望。

4. 疾病史包括手术史、用药史、家族史、遗传性疾病史和过敏史。

5. 生理评估,用望、触、叩、听、嗅评估技术对病人的神经、心血管、呼吸、消化、运动、皮肤等全身各系统做全面检查。

6. 日常生活能力包括洗漱、沐浴等个人卫生、行走、排泄、睡眠、饮食、卫生习惯等。

7. 心理评估包括感知能力,即视、听、触、嗅等感觉功能,错觉、幻觉等;认知能力,即对时间、地点、人物等的定向能力,记忆、理解、判断和抽象思维的能力;沟通形态,即语言沟通的能力(语音、语调、语速、语意),思维内容及过程(有无怀疑、臆想);情绪状态,即病人的心情,如焦虑、抑郁、失望、恐惧;自我概念,即对应激的应付能力。

8. 社会评估包括评估受教育程度,即判断病人对事物的认识和判断能力,对事物发生的可能反应;评估生活与居住环境、工作和劳动环境对健康的影响;评估在家庭关系中所扮演的角色、承担的责任;评估社交活动状况、人际关系、社交障碍情况、经济收入、收支是否平衡等有无影响疾病的治疗。

二、诊　断

护理诊断是关于个人、家庭、社区对现有或潜在的健康问题或生命过程反应的一种临床判断,是护士为达到预期目标选择护理措施的基础。完整的护理诊断包括名称、定义、诊断依据及相关因素四个部分。

1. 名称　对护理问题的概括性描述,一般分为现存的、潜在的、可能的和健康的四种护理诊断。

2. 定义　对护理诊断的一种清晰正确的描述和解释,并以此与其他护理诊断相鉴别。

3. 诊断依据　做出该护理诊断的判断标准,包括相应的症状、体征和有关病史。

4. 相关因素　促成护理诊断成立和维持的原因或情景,可涉及病理生理、心理、情境、治疗等多个方面。

三、计　划

护理计划包括排列护理诊断的优先顺序、与病人共同设立预期目标、制定护理措施和护理计划成文四个步骤。预期目标是期望病人在护理干预后达到的健康状态或行为的改变,以护理诊断的症状和体征为依据,可分为长期目标和短期目标。制定预期目标应注意遵循科学合理、具体可行、可测量及可评价的原则。护理措施应针对病人的症状和体征,去除问题出现的原因,护理措施分为独立性措施、依赖性措施及合作性措施。通常一个病人可同时存在多个护理诊断,制订计划时应按问题的轻重缓急分出主次,并按马斯洛(Maslow)需要层次理论应将生理需要放在首位。一般护理诊断的排列顺序如下。

1. 首优问题　威胁病人生命,需立即采取措施解决的问题。

2. 中优问题　虽不直接威胁病人生命,但能导致其身体不健康或情绪变化的问题。

3. 次优问题　病人应对发展和生活,需要较少帮助就能解决的问题。

四、实　施

护士按照护理计划,运用知识、沟通技巧、护理技能实施护理措施,帮助病人达到预期目标。实施过程包括实施前准备、实施及实施后记录三个步骤,应充分考虑病人个体需要和安全,并将病情观察和收集资料贯穿于实施过程。

五、评　价

评价是按预期目标限定实践,将护理结果与预期目标进行比较,做出评定或修改的一个步骤。若未能达到预期目标,应检查原因并分析,修订护理计划。评价虽然是护理程序的最后一步,但并不代表必须到护理的最终阶段才能评价,实际上,评价贯穿于护理程序的全过程。

第 三 章

护理人力资源管理

第一节 医院护士人力配置

一、适用范围

本规范规定了三级综合医院护士配置的基本原则、岗位设置、岗位职责和任职条件、护士数量配置。适用于三级综合医院,其他各级各类医院可参照执行。

二、配置原则

1. 医院应建立和完善护理岗位管理制度,对护理岗位进行科学分类,按需设岗,明确岗位职责及任职条件。

2. 对护士进行分层分级管理,根据层级安排相应的护理工作岗位。

3. 护理管理岗位任职人员应有临床护理岗位的工作经历,并应接受岗位培训,具备护理管理知识和能力。

4. 加强注册护士的科学配置,根据各岗位实际护理工作量、病人危重程度和疾病风险、护士能力等因素,全面统筹、科学合理、弹性动态地规划和配置护士数量。

5. 各护理单元应按照责任制整体护理的工作模式配备护士。

6. 根据各科室特点、护理工作量,实施科学排班,夜间每班应安排不少于2名护士值班,保障医疗护理工作安全。

7. 制订护士紧急调配预案,满足突发事件及特殊情况下的人力需求。

三、岗位设置

1. 按照科学管理、按需设岗、保障病人安全和临床护理质量的原则合理设置护理岗位,明确岗位职责和任职条件,建立岗位责任制,提高管理效率。

2. 医院护理岗位设置分为护理管理岗位、临床护理岗位和其他护理岗位。凡不具备护理工作特点和任务的岗位,均不属于护理岗位范畴。

(1)护理管理岗位:是从事医院护理管理工作的岗位,包括分管护理工作院级领导(护理副院长)、护理部主任/副主任、科护士长、护士长/副护士长、护理部从事护理管理工作的护士、护理培训中心从事在职护士或实习护士教育培训工作的护士、专门负责护理质量管理的护士等。

（2）临床护理岗位:是护士为病人提供直接护理服务的岗位,含专科护士岗位和临床护理教学岗位。

1)临床病区护理岗位。如内科病区、外科病区、妇科病区、儿科病区、产科病区等岗位的护士。

2)特殊科室护理岗位。如急诊科、手术室、ICU、产房、新生儿室、血液净化室、复苏室等岗位的护士。

3)门诊护理岗位。如门诊及各科协助诊疗、调度、随访的护士。

4)医技部门护理岗位。如导管介入室、CT/MRI室、内窥镜室、高压氧室、碎石中心等从事注射、治疗操作的护士。

5)预防保健护理岗位。如防保科、妇幼保健部等从事预防保健、围产监护、预防接种等服务的护士。

6)院前急救护理岗位。如急救中心随车急救的护士。

7)采供血机构护理岗位。如采供血机构从事采血等护理操作的护士。

（3）其他护理岗位:是护士为病人提供非直接护理服务的岗位。

1)消毒供应护理岗位。如供应室从事消毒灭菌的护士。

2)感染控制护理岗位。如院感科从事院内感染防范与控制的护士。

3)静脉配置中心从事药物配置的护士、体检中心负责抽血/协诊/值夜班的护士、营养科从事病人营养管理的护士、出入院处负责病人处置/随访的护士。

（4）法律、法规、规范、规定中明确须由护士完成的岗位。

四、岗位职责和任职条件

根据岗位职责,结合工作性质、工作任务、责任轻重和技术难度等要素,明确岗位所需护士的任职条件。护士的经验能力、技术水平、学历、专业技术职称应与岗位的任职条件相匹配。

（一）护理管理岗位

1. 护理副院长/护理部主任(副主任)岗位

全面履行医院护理管理职能,组织制定全院护理工作发展规划及目标,统筹协调促进护理工作发展的各项资源,制定符合全院实际的护士人力资源管理、质量持续改进、人员培训和继续教育、风险防范、绩效考核、学科建设和专业发展等任务目标和具体方案,并组织实施。

要求有5年以上护理管理岗位工作经验,综合行政管理素质和能力,副主任护师及以上职称。

2. 科护士长岗位

全面履行辖区内护理管理职能,根据全院护理工作发展规划及目标,制定符合辖区内护士人力资源管理、质量持续改进、人员培训、风险防范、专科护理发展等任务目标和具体方案,并组织实施。督促和指导辖区内各护理单元贯彻落实各项工作任务,不断提高护理质量。

要求有3年以上护士长(主持工作的副护士长)管理岗位工作经验,相应的行政管理素质和能力,副主任护师及以上职称。

3. 护士长(副护士长)岗位

履行医院护理单元的护理管理职能,结合实际制定并落实本护理单元的人力资源管理、质量持续改进、临床循证实践、护理内涵建设、培训和继续教育、风险防范管理、科学绩效考核等具体目标和实施方案。统筹协调本护理单元各项资源,带领护理团队开展"以病人为中心"的全方位护理服务。

要求有5年以上临床护理实践经验,沟通协调和相应的管理能力,主管护师及以上职称。

(二)临床护理岗位

临床护理岗位是以病人为中心,护士直接为病人提供全面、全程、专业的整体护理服务的护理岗位。承担临床护理教学任务的医院,应设置临床护理教学岗位。专科护士岗位和临床护理教学岗位职责和任职条件具体如下。

1. 专科护士岗位　专科护士应有经过省级及以上卫生行政部门颁发或认证的证书。主要负责本专科疑难危重病人护理、护理质量管理、培训和健康教育、护理研究等工作。

2. 临床护理教学岗位　承担临床护理教学任务的护士在从事临床护理工作的基础上,还负责护理专业学生、各级护士、进修生的临床培训、新技术的应用培训等。要求临床护理教学岗位护士应有本科及以上学历、5年及以上护理经验、主管护师及以上职称。

五、护士分层管理

建立符合护理工作特点的护士分层管理制度。以护士临床护理服务能力和专业技术水平为主要指标,结合工作年限、职称和学历等,对护士进行合理分层。将护士分层管理与护士的薪酬分配、晋升晋级等有机结合,明确护士职业发展路径,拓宽护士职业发展空间。

(一)分层设置

包括N1、N2、N3、N4、N5,新毕业参加工作的护士定级为N1,必须逐级进阶。

(二)晋级要求

1. 申请进阶N2的护士必须达到以下条件。

(1)工作年限:临床实际工作满1年及以上。

(2)晋阶要求:①取得护士执业资格证书;②获得CPR合格证书;③护理部组织的N2进阶理论和操作考核合格,申请进阶当年年度考核合格;④能独立护理二级或三级护理的病人;⑤完成至少1年的N1→N2分层培训规定训练课程,并获得学分。

2. 申请进阶N3的护士必须达到以下条件。

(1)工作年限及职称要求:临床实际工作满3年及以上,取得初级职称。

(2)晋阶要求:①护理部组织的N3进阶理论和操作考核合格,每年年度考核合格;②能独立护理一级或病情危急病人;③完成N2→N3分层培训规定训练课程,并获得学分;④按计划完成规范化培训。

3. 申请进阶N4的护士必须达到以下条件。

(1)工作年限:临床实际工作满5年及以上,取得中级职称。

(2)晋阶要求:①护理部组织的N4进阶考核合格,每年年度考核合格;②具有护理急危重症病人的能力;③完成N3→N4分层培训规定训练课程,并获得学分;④参与科室持续质量改进项目的能力。

4. 申请进阶N5的护士必须达到以下条件。

(1)工作年限:临床本专科领域实际工作满8年及以上,取得高级职称或取得专科护士证书。

(2)晋阶要求:①护理部组织的N5进阶考核合格,每年年度考核合格;②完成N4→N5分层培训规定训练课程,并获得学分;③有临床业务及教学科研管理能力;④有负责持续质量改进项目的能力。

六、护士数量配置

1. 护理管理岗位和临床护理岗位的护士应当占全院护士总数的95%以上。

2. 临床护理岗位:病房注册护士配置要求见表3-1-1。

表3-1-1 病房注册护士与床位配置比例

病房种类	注册护士与床位配置比例	
	浙江省综合医院评审标准(2018年)	浙江省护理事业发展规划(2017—2020年)
全院护士与实际开放床位比	三级甲等0.7:1以上 三级乙等0.65:1以上	0.8:1
普通病区护士与实际开放床位比	至少达到0.4:1	0.6:1
ICU护士与床位比	至少达到2.5:1 三级甲等至少达到2.8:1	
手术室护士与手术床/台比	至少达到3:1	
麻醉后恢复室护士与实际开放恢复室床位比	至少达到0.5:1	
新生儿室护士与床位比	至少达到0.6:1	
新生儿监护室护士与床位比	≥(1.5~1.8):1(2011年)	
产科病房(母婴同室)	≥(0.4~0.6):1(2011年)	
CCU	≥1.5:1	

第二节 护理人员的选用、培训与考核

一、护理人员选用

(一)目 的
通过考核,选用符合护理岗位要求的护理人员。

(二)选用对象
1. 取得省级以上教育主管部门认可的护理专业中专及以上学历,身心健康、品学兼优者。

2. 中华人民共和国注册护士。

(三)选用条件
1. 基础理论知识扎实。

2. 护理基本技能及急救技能熟练。

3. 综合能力良好。

4. 身体健康。

(四)选用程序
1. 护理部根据被选对象的推荐表及履历,经考核合格、院领导同意后确定人选。

2. 毕业护士试用期满,考核合格并取得全国护士执业资格证书可以聘用。

二、护理人员培训

(一)岗前培训
向新进或返岗护士介绍医院和部门院级岗前培训的规章制度、文化以及部门工作内容和团队成员,岗前培训是培训的开始,包括院级岗前培训和科室岗前培训。

1. 目的 帮助新进或返岗护士尽快适应医院与科室环境,熟悉医院各项规章制度,尽快胜任临床护理工作。

2. 培训对象 新进或返岗护士。

3. 培训要求 包括院级岗前培训和科室岗前培训。

(1)院级岗前培训内容:①相关法律法规;②医院和护理部相关规章制度;③护士职业道德、专业素质、护士礼仪要求;④基础护理操作技术、护理工作流程、病历书写规范要求;⑤常见急救知识与技能、应急能力;⑥安全护理、医患沟通、护理纠纷与法律、护理工作中常见突发事件处理;⑦在职教育规范要求等。

(2)科室岗前培训内容:①科室环境及团队成员;②科室规章制度、岗位职责;③专科常见疾病护理常规和护理技术等。

(二)规范化培训
规范化培训指完成院校教育之后的护理专业毕业生,接受以提高临床护理能力为主的系统化、规范化的培训。

1. 目的　经过规范化培训，使新进护士能够掌握从事临床护理工作的基础理论、基本知识和基本技能；提高职业道德素养、沟通交流能力、应急处理能力；落实责任制整体护理所需的专业照顾、病情观察、协助治疗、心理护理、健康教育、康复指导等护理服务能力；增强人文关怀和责任意识，能够独立、规范地为病人提供护理服务。

2. 培训对象　毕业后新进入护理岗位工作2年内的护士。

3. 培训内容　岗位职责，护理基本理论、基本知识、基本技能、专科理论与实践能力，责任制整体护理的要求等。

4. 培训要求

(1)规范化培训以临床科室带教为主，在医院内科、外科等大科室进行轮转培训，以提高护士为病人提供整体护理服务的意识和能力。

(2)护理部每年组织和实施相关护士在医院各科室进行轮转学习，并制订轮转计划。

(3)各护理单元制订轮转培训计划分阶段实施培训工作，并做好阶段评估和考核。轮转护士每轮结束需完成个人小结。

(4)参加规范化培训的护士根据护理部规范化培训计划和"临床护士规范化培训考核手册"要求规划自己的学习计划，并认真执行，按时完成各项考核。

(5)规范化培训结束后，护士通过护理部组织的理论操作或综合能力考核，完成规范化培训。

(三)继续教育培训

继续教育是指护士毕业后，以学习新理论、新知识、新技术和新方法为主的一种终身教育。

1. 目的　使护士在职业生涯中，不断更新、补充、拓宽和提高知识和技能，完善知识结构，提高病人管理能力和专业技术水平，为个人提供发展空间和平台。

2. 培训对象　有护师或护师以上专业技术职称的在职护理人员。

3. 培训要求

(1)护理部每年统筹和组织继续教育培训工作。建立护士继续教育管理系统，完善和规范护士继续教育的学分管理。

(2)根据《浙江省继续医学教育学分授予与管理办法(2007)》，护理部组织和督促各护理单元完成继续教育Ⅰ、Ⅱ类学分。在不影响正常工作的前提下，鼓励护士参加继续教育等。所有培训记录由护理部存档。

(3)护理部通过对护士需求调查等多种途径了解护士继续教育的需求，根据护士的需求、医院的发展和护理专业的发展，结合护士不同分层级别，每年有针对性地制订具体的院级继续教育培训计划，内容包括三基培训内容、语言沟通技巧、服务意识、专业意识、专业技能知识等。

(4)护士长组织科内护士完成继续教育学分要求。

(5)护士长对本科室护士的技能进行评估，结合业务需要，根据护理部对科室继续教育的项目要求,制订科级继续教育培训计划,培训形式包括业务学习、护理查房、教学查房等。

（6）护士积极主动地参与科级和院级分层培训课程,获得相应学分。参加分层晋级的护士,全年累计完成的学分数应满足相应级别的进阶要求。

（7）继续教育学分要求:护士每年累计完成继续教育学分≥25分。有中级及以上职称的护士每年Ⅰ类学分≥5~10分,Ⅱ类学分≥15~20分;5年内Ⅰ类学分≥25~50分,Ⅱ类学分≥75~100分。

（8）学分不能跨年度计算,Ⅰ、Ⅱ类学分不可互相替代。

（四）专科护士培养

有计划、分步骤地在重症监护（包括成人、小儿、新生儿）、急诊急救、手术室护理、肿瘤病人护理、血液透析、母婴护理、静脉输液护理、精神心理、造口/伤口/失禁护理、康复、糖尿病护理、中西医结合护理、新生儿护理、妇科护理、助产、辅助生殖技术、老年护理、儿科护理、器官移植等专科或专病领域开展专科护士培训工作,培养一批具有较高业务水平和专长,能较好地解决实际专科护理问题,并能指导其他护士开展相关工作,有良好的职业道德,热爱护理事业,全心全意为病人服务的临床护理骨干。

1. 目的　通过专科护士培训,探索建立以岗位需求为导向的护理人才培养模式,形成较为完善的在职护士培养体系,促进护理事业发展。

2. 培训对象　中华人民共和国执业护士,护理专业本科及以上学历,有5年以上临床护理实践经验（护理专业大专学历,有8年以上临床护理实践经验）,在相关专科工作3年以上,热爱护理事业,有一定的外语基础,自愿并经单位选拔推荐的个人。

3. 培训计划　培养专科护士的临床实践、危重抢救、评判性思维能力及初步培养专科护士教学、科研和论文写作能力。

4. 培训要求

（1）专科护士培训基地根据核定的专业类别和规模,制订招生计划,面向省内外分期分批公开招收符合条件的学员。各培训基地在每期学员招收完毕进入基地学习前将培训学员名册上报省专科护士培训专家委员会审定。

（2）专科护士培训工作实行培训基地主任负责制。培训基地应严格按照培训大纲的要求制订教学计划,并严格按计划开展培训工作。同时,建立完善的培训技术档案,及时、客观、详细地记录培训、评估、考核等有关内容。

（3）专科护士培训采取集中理论学习与临床护理实践相结合的方式,原则上总体培训时间为3~6个月,具体培训时间及时间分配由省专科护士培训专家委员会根据各专科特点确定。理论学习应由培训基地所在医疗机构联合医学（护理）院校共同完成,临床实践由培训基地组织开展,由实践基地有丰富经验的医疗、护理专业人员进行带教和指导。

（4）学员完成规定课程和临床实践培训后,由培训基地组织考核。考核方式采取笔试、护理实践能力考核、病例查房、科研答辩等形式。考核的主要内容为专业理论、专科护理实践以及职业素养、护理科研与教学能力、专业外语水平等。各基地同一专科对学员的考核统一按省专科护士培训专家委员会制定的标准和要求执行。

(5)经培训基地考核合格的学员,完成结业报告,参加由省专科护士培训专家委员会的现场答辩评审。形式主要为学员对个人结业报告的陈述,专家提问,学员回答。结业报告内容包括制订专科护理计划、个案护理报告、护理研究开题报告及专科护理工作论文或综述等。必要时,省专科护士培训专家委员会对学员实施进一步的理论和实践能力考核。

(6)通过专家委员会答辩评审的学员,经省专科护士培训管理委员会审核后,获得《浙江省专科护士培训合格证书》。《浙江省专科护士培训合格证书》由浙江省卫生健康委员会签章颁发。

5.使用及继续教育　所在医疗机构应制定专科护士培养和使用制度,以保证专科护士健康发展。

(1)取得省级及以上卫生行政部门颁发或认证的专科护士证书的人员,每年从事本专科护理实践时间应达到个人临床护理工作总时间的2/3以上。

(2)专科护士应主动、及时地掌握本专科领域护理新理论、新知识、新技术和新方法,每年至少参加1次本专科省级及以上护理继续教育项目的学习。

(3)专科护士应注重加强科学研究,每2年在护理专业期刊上发表本专科护理工作论文或综述1篇以上。

(4)专科护士应加强对其他护理人员的专业指导,并对专科护理有关工作提出完善和改进建议。

(5)省专科护士培训专家委员会对各地专科护士使用情况进行定期或不定期检查,并将检查结果向全省通报。对连续3次检查未达到规定要求的专科护士,收回证书,取消专科护士资格。

三、护理人员考核

1.目的　通过对护理人员道德行为、专业能力、岗位胜任能力等综合考核,激发和调动护士的积极性与创造性。

2.考核内容　根据不同岗位、不同层级护士的职责和要求,制定不同的考核内容,作为考核评价的依据。

3.考核形式　理论、操作、综合胜任能力评价。

4.考核要求

(1)考核者应严格掌握标准,做到客观、公正。

(2)定期考核,每年度至少完成1次。

(3)应设立考核档案,以建立完整的人才资讯系统。

(4)管理者应对考核结果,进行反馈,并以此作为人才使用、培养、晋升、奖惩的依据。

第三节 护士绩效考核制度

一、目的

采用特定的绩效考核指标和评价标准,科学公平的考核方法,通过建立科学、规范的护士绩效考核体系,对护理人员的工作业绩进行考核评价,并将评价结果与劳动报酬、晋升等挂钩,体现优绩优酬、多劳多得的分配原则,形成有激励、有约束的内部竞争机制。

二、适用范围

护理人员。

三、内容和要求

1. 成立院、科二级护理绩效考核小组,护理部负责全院各护理单元工作业绩的考核,协助医院财务部门制定和调整护理劳动报酬的分配方案。护士长负责本单元各层级护士工作业绩的考核及护理劳动报酬的分配。

2. 医院制定有效、可行的绩效考评方案,根据不同层次、不同专科护士的岗位职责和工作要求,制定不同的考核内容及评价标准、考核指标,作为考核评价的依据。

3. 考核形式为综合胜任能力评价(自我评价、同事间评价、上级评价)。

4. 考核内容包括护理工作量/质量、护理难度及技术要求、工作效率、病人或服务对象满意度等,确定具体的考核指标,根据不同护理岗位工作性质设立各项指标的权重。

5. 管理者应分析和运用评价考核的结果,并以此作为护理人才培养、使用、晋升、奖惩、劳动报酬分配的依据。

6. 管理者应及时反馈绩效考核信息,评价者与被考评者充分沟通绩效考评的结果,对不足之处提出改善建议,同时也要肯定工作表现中的积极方面,以激励和提高今后的工作绩效。

7. 建立绩效考核档案,以建立健全完善的护理人力资源系统。

第四章

护理管理制度

第一节 分级护理制度

一、目 的

规范临床分级护理及护理服务内涵,保证护理质量,保障病人安全。医护人员根据病人病情和(或)生活自理能力,确定特级、一级、二级、三级护理,进行病情观察和治疗护理,并根据日常生活活动能力评定(activity of daily living,ADL)评分给予基础护理。

二、适用范围

临床各护理单元。

三、要 求

(一)分级依据

1. 有以下情况之一,可确定为特级护理。

(1)维持生命,实施抢救性治疗的病人。

(2)病情危重,随时可能发生病情变化需要进行监护、抢救的病人。

(3)各种复杂或大手术后、严重创伤或大面积烧伤的病人。

2. 有以下情况之一,可确定为一级护理。

(1)病情趋向稳定的病重病人。

(2)病情不稳定或病情随时可能发生变化的病人。

(3)手术后或者治疗期间需要卧床的病人。

(4)自理能力重度依赖的病人。

3. 有以下情况之一,可确定为二级护理。

(1)病情趋于稳定和(或)未明确诊断前,仍需观察,且自理能力为轻度依赖的病人。

(2)病情稳定,仍需卧床,且自理能力为轻度依赖的病人。

(3)病情稳定或处于康复期,且自理能力为中度依赖的病人。

4. 病情稳定或处于康复期,且自理能力为轻度依赖或无需依赖的病人,可以确定为三级护理。

5. 自理能力分级

(1)分级依据:根据测量日常生活活动能力(ADL)的 Barthel 指数评定量表得分(见附录一),确定自理能力等级。

(2)等级:根据 Barthel 指数评定量表得分,将自理能力分为重度依赖、中度依赖、轻度依赖和无需依赖四个级别(见表1-4-1)。

表1-4-1 自理能力分级及得分范围

自理能力等级	Barthel 指数得分范围	需要照护程度
重度依赖	≤40分	完全不能自理,全部需要他人照护
中度依赖	41~60分	部分不能自理,大部分需要他人照护
轻度依赖	61~99分	极少部分不能自理,部分需要他人照护
无需依赖	100分	完全能自理,无需他人照护

(二)实施要求

临床护士应根据病人的护理分级和医师制订的诊疗计划,为病人提供基础护理服务和护理专业技术服务,根据病人护理分级安排相应能级的护士,护理分级与护士人力合理配置相结合。

1. 特级护理要求

(1)严密观察病人病情变化,监测生命体征。

(2)根据医嘱,正确实施治疗、给药措施。

(3)根据医嘱,准确测量液体出入量。

(4)根据病人病情,正确实施基础护理和专科护理,如口腔护理、压力性损伤护理、气道护理及管路护理等,实施安全措施。

(5)保持病人的舒适和功能体位。

(6)实施床旁交接班。

2. 一级护理要求

(1)每1小时巡视一次病人,观察病人病情变化。

(2)根据病人病情,每日测量体温、脉搏、呼吸、血压等生命体征。

(3)根据医嘱,正确实施治疗、用药。

(4)正确实施口腔护理、压力性损伤预防和护理、管路护理等护理措施,实施安全措施。

(5)对病人提供适宜的照顾和康复、健康指导。

3. 二级护理要求

(1)每2小时巡视一次病人,观察病人病情变化。

(2)根据病人病情,测量体温、脉搏、呼吸、血压等生命体征。

(3)根据医嘱,正确实施治疗、用药。

(4)根据病人身体状况,实施护理措施和安全措施。

(5)对病人提供适宜的照顾和康复、健康指导。

4. 三级护理要求

(1)每3小时巡视一次病人,观察病人病情变化。

(2)根据病人病情,测量体温、脉搏、呼吸、血压等生命体征。

(3)根据医嘱,正确实施治疗、用药。

(4)对病人提供适宜的照顾和康复、健康指导。

第二节　交接班制度

一、目　的

保证临床医疗护理工作的连续性,预防不良事件发生。

二、适用范围

临床科室中需要交接班的各护理单元。

三、要　求

(一)交接班要求

1. 交班者在交班前应完成本班的各项工作,按护理文书书写规范做好护理记录。

2. 交班者整理及补充常规使用的物品,做好下一班必需用品的准备工作。

3. 交班者必须按时交班。接班者提前到科室,完成各类物品清点、交接并签名,阅读重点病人(如危重、手术、新入院病人)的病情记录。

4. 交接班必须做到书面写清、口头讲清、床旁交清。接班者如发现病情、治疗、器械、物品交代不清,应立即询问。接班时如发现问题应由交班者负责,接班后发生问题应由接班者负责。

5. 交接双方共同巡视病房,注意查看病人的病情是否与交班记录相符,重病病人的基础护理、专科护理是否符合要求以及病室是否达到管理要求等。

6. 对特殊情况者,如情绪、行为异常和未请假外出的病人,应及时与主管医生或值班医生联系,并采取相应的措施,必要时向院部汇报。除向接班护士口头交班外,还应做好记录。

(二)交班方式

1. 书面交班。

2. 口头交班。

3. 床边交班。

（三）交班内容

1. 病人动态包括病人总人数，出入院、转科、转院、分娩、手术等人数，重危病人、抢救病人、一级护理病人、大手术前后或者有特殊变化的病人及死亡等情况。

2. 病人病情包括病人的意识、生命体征、症状和体征、与疾病密切相关的检查结果，治疗、护理措施及效果（如各种引流管引流是否通畅，引流液的颜色、性状、量；输液的内容及滴速；注射部位有无红肿、渗漏）；病人的心理变化，病人对疾病的态度，家庭、社会支持情况等。

3. 物品包括常备毒、麻药品，抢救物品，仪器、设备等数量及完好状态。

第三节　急危重病人抢救制度

一、目　的

及时、迅速、有效地抢救病人的生命，提高抢救成功率。

二、适用范围

急重危病人的抢救。

三、要　求

1. 抢救工作在科主任、护士长领导下进行。护士长负责组织和指挥护理人员对重危病人进行抢救护理。参加人员必须全力以赴，明确分工，紧密配合，听从指挥，坚守岗位。

2. 如遇重大抢救，及时呼叫医院抢救小组，必要时向医院及护理部汇报，接受医院及护理部的组织、调配和指导。

3. 在抢救病人的医生尚未到达时，护理人员应立即监测生命体征，严密观察病情，积极抢救。根据病情及时给氧、吸痰、开通输液通道，必要时立即进行心肺复苏、除颤、止血等，并为进一步抢救做准备。

4. 严格执行各项规章制度。对病情变化、抢救经过、抢救用药等情况要详细、及时记录和交班。口头医嘱在执行时应加以复述、确认，抢救后请医生及时补开医嘱，时间不超过6h。

5. 护理人员必须熟练掌握各种仪器、设备的性能及使用方法。

6. 各护理单元应备有抢救车，抢救车内抢救物品、器械、药品应按医院统一规定放置，标记清楚，定位、定量放置，定人管理，每班检查。有条件的应全院配备统一型号的抢救车，使用一次性锁或封条封存，启用后必须及时补充、清点、检查、封存，未启用的每月至少清查一次。每班检查一次性锁编码是否正确或封条是否完好，以保证应急使用。每次封存前双人检查并签名。

7. 做好抢救登记及抢救后的处置工作。

第四节　查对制度

一、目　的

保证病人安全,防止不良事件发生。

二、适用范围

处理医嘱,执行各项治疗、护理操作。

三、要　求

(一)医嘱查对制度

护士及时查询接收医嘱信息,护士处理医嘱前要先查对医嘱种类、医嘱内容、起始时间、停止时间、给药方式、给药频率、药物浓度、给药速度等,有疑问及时澄清,确认无误后方可执行。

1. 已实施电子医嘱管理但未采用个人护理终端信息系统(personal digital assistant, PDA)的医院　查对医嘱后在执行单上签名;执行单科室内专柜至少保存1个月。

2. 尚未实施电子医嘱管理的医院　护士处理医嘱后应有第2人核对,并在纸质医嘱本上双签名。每周总查对2次。

(二)给药查对制度

1. 给药前必须严格进行三查七对。三查:操作前查、操作中查、操作后查。七对:核对病历号、姓名、药名、剂量、浓度、时间、用法。

2. 使用时须用2种方式确认病人身份(姓名、病历号或生日)。采用PDA的医院,护士先询问病人姓名,后扫描病人手腕带,核对对话框,2种方式核对无误后执行医嘱。

3. 清点和使用药品时,必须检查药品外观、标签、瓶口有无松动、裂缝、失效期、批号、配伍禁忌等。如不符合要求,则不得使用。

4. 药物摆放后需经第2人核对后方可执行。

5. 给药前需询问病人有无过敏史,尤其对易导致过敏的药物。

6. 高危药物使用时必须双次核对后再执行。

7. 给药时,如病人提出疑问,应及时查清,核对无误并向病人解释后方可执行。

8. 观察用药后反应,对因各种原因未能及时用药的病人,应及时报告医生,根据医嘱做好处理,并记录。

(三)输血查对制度

1. 医生开具交叉配血医嘱后,由具有执业资格的双人核对病人信息,包括病人姓名、住院号、血型等。执业护士根据医嘱打印交叉配血标签并粘贴在合适的试管上,根据标签上的病人信息,在病人床旁与病人或家属核对病人姓名、病历号、血型等病人相关资料,核对无误后抽血。

2. 血液必须由医护人员提取，取血与发血人员双方必须共同核对病人姓名、病历号（出生日期）、性别、病室、床号、血型、血液有效期、配血试验结果，以及保存血的质量等，准确无误后，双方共同签字后方可提取。

3. 输血前由两名有资质的医护人员共同核对临床用血报告单及血袋标签各项内容，检查血袋有无破损渗漏，血液颜色是否正常，是否有血凝块等，具体核对内容如下。

（1）临床用血报告单上受血者的姓名、病历号是否与住院首页和血袋上填写的相符。

（2）临床用血报告单上供血者的产品号、血液品名、血型、血量是否与血袋标签相符。

（3）临床用血报告单上受血者的血型是否与血型报告单上的血型和供血者的血型相符。

（4）临床用血报告单上输血相容性检测结果是否符合安全、有效输血的要求。

若以上任何一条有疑问，则不得执行输血。

4. 输血时，由两名医护人员带病历共同到病人床旁核对病人姓名、性别、年龄、病历号或出生日期、床号、血型等，确认与配血报告相符，再次核对血液后，用符合标准的输血器进行输血。

（四）饮食查对制度

1. 护士根据医嘱及时变更病人床头饮食卡并核对。

2. 饮食医嘱与饮食标识一致，病人的饮食与其饮食医嘱相符。

3. 特殊治疗饮食、检查饮食，发放时护士应查对病人姓名、病历号、饮食种类，确认无误后落实。有条件时，使用PDA扫描确认病人身份和饮食种类。

4. 特殊情况下自备饮食须经医护人员核对确认。

（五）手术病人查对制度

1. 接手术病人入手术室时，应查对病人病历号、姓名、性别、年龄、诊断、手术名称、手术部位及手术标记、术前准备有无完善。

2. 依据《手术安全核查制度》完成手术病人的安全核查并记录。

3. 体腔或深部组织手术，要在关闭体腔前、后及缝合皮肤后均核对纱垫、纱布、缝针、器械的数目是否与术前相符。以下情况应增加清点次数，如术中需交接班、手术伤口涉及两个及以上部位或腔隙，关闭每个部位或腔隙时均应清点。

4. 手术标本，应由手术者与洗手护士或协助操作护士核对后，再填写病理检验单送检。

5. 手术完毕后，应与麻醉恢复室/病人所住护理单元护士核查并交接病人病历号、姓名、性别、年龄、诊断、实际手术名称、手术或操作中情况、带回药物等。

第五节　护理临床输血管理制度

一、目　的

根据《中华人民共和国献血法》《医疗机构临床用血管理办法》《临床输血技术规范》制定

护理临床输血管理制度,确保临床用血安全、有效、科学、合理,保护血液资源,保障临床医疗护理质量。

二、适用范围

适用于住院(门诊)输注成分血或全血的病人。

三、要　求

(一)交叉配血

1. 医生开具交叉配血医嘱后,由有执业资格的双人核对病人信息,包括病人姓名、住院号,血型等。执业护士根据医嘱打印交叉配血标签并粘贴在合适的试管上,根据标签上的病人信息,在病人床旁与病人或家属核对病人姓名、病历号、血型等资料,核对无误后抽血。

2. 执业护士每次只能采集一个病人的交叉配血标本,以免原始标本混淆造成错误。由医护人员或专门人员将采好的血标本与输血申请单送至输血科(血库),双方进行逐项核对。

(二)血液及血制品发放

1. 接到输血科(血库)提血通知时,执业护士观察与评估病人有无输血禁忌证,如体温＞38.5℃、急性肺水肿、充血性心力衰竭、肺栓塞、恶性高血压、真性红细胞增多症、肾功能极度衰竭及对输血有变态反应等。

2. 执业医护人员携带病人资料[病人姓名、住院号、病房/手术间/诊间、病人血型(ABO及Rh)]及血液运输箱至血库提血。

3. 血液必须由医护人员提取,取血时与发血人员共同核对病人姓名、病历号或出生日期、性别、床号、血型、血液有效期、配血试验结果,以及保存血的外观等,准确无误后双方共同签字,方可提取。

4. 凡血袋有下列情形之一的,则一律不得发出及领用。

(1)标签破损、字迹不清。

(2)血袋有破损、渗漏。

(3)血液中有明显血凝块。

(4)血浆呈乳糜状或暗灰色。

(5)血浆中有明显气泡、絮状物或粗大颗粒。

(6)未摇动时血浆层与红细胞的界面不清或交界面上出现溶血。

(7)红细胞层呈紫红色。

(8)过期或其他须查证的情况。

5. 血液发出后不得退回。

(三)输　血

1. 输血前由两名有资质的医护人员共同核对临床用血报告单及血袋标签各项内容,检查血袋有无破损渗漏、血液是否正常等,具体核对内容如下。

(1)临床用血报告单上受血者的姓名、病历号是否与住院首页和血袋上填写的相符。

（2）临床用血报告单上供血者的唯一献血编号、血液品名、血型、血量是否与血袋标签相符。

（3）临床用血报告单上受血者的血型是否与血型报告单上的血型和供血者的血型相符。

（4）临床用血报告单上输血相容性检测结果是否符合安全、有效输血的要求。

若以上任何一条有疑问，则不得执行输血。

2. 输血时，由两名医护人员带病历共同到病人床旁核对病人姓名、性别、年龄、病案号、门急诊/病室、床号、血型等，确认与配血报告相符，再次核对血液后，用符合标准的输血器进行输血。

3. 输血前将血袋内的血液成分轻轻混匀，避免剧烈震荡。血液内不得加入其他药物。

4. 取回的血液应在发血后30min内输上，不得自行贮存。

5. 输血前后用静脉注射生理盐水冲洗输血管道。连续输用不同供血者的血液时，前一袋血输尽后，用静脉注射生理盐水冲洗静脉通路，更换新的输血器再输注下一袋血。

6. 输血速度

输血过程中，滴速应先慢后快。输血开始时滴速一般调至10～15滴/min，以后根据病情和年龄调整输注速度，一般调至滴数为40～60滴/min（血浆和血小板在病人能耐受情况下尽快输注），儿童酌减。输血时间不应超过4h。

7. 输血记录

（1）病人监测

1）输血前，评估病人体温、血压、脉搏、呼吸并记录。

2）输血开始时，评估并记录病人体温、血压、脉搏、呼吸，记录输注血制品名称、输血量、输血开始时间、输血速度及静脉通路是否通畅、穿刺部位有无异常。

3）输血开始后15min，评估体温、血压、脉搏、呼吸、输血速度、静脉通路是否通畅、穿刺部位有无异常。记录上述内容，并同时记录病人是否发生"不适、皮疹、寒战、发热"等输血不良反应。

4）每一袋血液输完后15min内，评估体温、血压、脉搏、呼吸及穿刺部位有无异常，记录上述评估内容，同时记录输血结束时间、病人是否发生"不适、皮疹、寒战、发热"等输血不良反应。如无不适，则可再接着输下一袋血。

（2）临床用血报告单、临床输血治疗知情同意书放入病历；输血记录保存于护理病历。

8. 若无输血不良反应，则输血完毕后输血器材按规范处置，血袋及时送回输血科（血库）。

9. 医护人员需能识别潜在输血反应征兆并能够做出反应。输血过程中一旦出现异常情况，应采取如下措施。

（1）减慢或停止输血，及时报告临床医师及输血科（血库），用生理盐水维持静脉输液通道。

（2）评估病人生命体征，并对症检查、治疗和抢救，查找原因，做好记录。

（3）医护人员应填写输血治疗反馈卡和血液和（或）血制品一并送至输血科（血库）。

(4)疑为溶血性或细菌污染性输血反应,应立即停止输血,更换输液器,用生理盐水维持静脉输液通道,及时报告上级医师,在积极治疗抢救的同时,进行以下核对检查。

1)核对临床用血申请单、血袋标签、临床用血报告单。

2)核对受血者及供血者 ABO 血型、Rh 血型五种抗原。

3)立即根据医嘱抽取受血者血液送血库检测。

10.输血完毕,医护人员对有输血反应的病人应逐项填写输血反应回报单,返还输血科(血库)保存,并上报输血不良反应。

第六节　物品、药品、仪器和设备管理制度

一、目　的

保证各类物品、药品供应及时、齐全,仪器、设备性能良好,为治疗、抢救病人提供物质保证。

二、适用范围

各级医院的护理单元。

三、要　求

(一)管理原则

1. 护士长全面负责物品、药品、仪器和设备的管理。

2. 各类物品、药品、仪器和设备建立账目,专人管理、定期检查,做到账物相符。

3. 借出物品必须办理登记手续,重要物品经护士长同意后方可借出。抢救器材一般不外借。

4. 护士长调动时必须办好移交手续,交接双方共同清点并签名。

(二)物品管理

1. 根据医院实际情况,条件允许可建立二级库房,专人管理,账物相符。

2. 物品分类、分区放置(洁污分开、无菌非无菌分开),标识清晰,先进先出。

3. 无菌物品应存放于干净、干燥的货架或储物柜内,距地面 20～25cm、离墙 5～10cm、距天花板 50cm。

4. 物品放入储藏室前应去除外包装,存放于货架或储物柜内,距地面 15cm、离墙 5cm、距天花板 50cm。

5. 物品定期检查,保证在有效期内。

(三)被服管理

1. 各病房根据病人人数确定被服基数与机动数,满足病人需求。

2. 专人管理,账物相符。

3. 使用过的被服放于带盖的容器内,由洗衣房工作人员密闭回收,不得在病区内清点。

4. 被血液、体液污染的被服单独置于黄色垃圾袋内;被化疗药物污染及特殊感染病人的被服置于双层黄色垃圾袋内,粘贴醒目标识。有条件的医院建议使用专用水溶性包装袋,由洗衣房工作人员回收后分开处理清洗。

（四）仪器、设备管理

1. 医疗仪器、设备由专人负责保管,协助医工科定期维护、保养、检测和校正,确保各类仪器设备始终处于完好备用状态,以随时使用。

2. 每台仪器设备应配有操作规程、使用注意事项及保养原则。

3. 仪器设备定点定位放置,每班清点记录。

4. 定期检测仪器性能,检查仪器配件是否完好、各种导线有无破损或衔接不好、用品是否齐全。

5. 保持仪器、设备的清洁,仪器设备每次使用后应根据院感规定进行清洁、消毒。

6. 发现仪器故障时,应立即停用,并在仪器上悬挂醒目标识,脱离服务区域,通知医工科及时维修,做好维修效果评价和记录。

（五）药品管理

1. 各部门除病人急需使用的药品外,应尽量减少药品的贮备。必须贮备的药品需由部门负责人书面申请,药剂科、科主任、护士长根据病种和需要共同商定药品的种类和数量后报医院批准后方可贮备。

2. 备用药品专人管理,每天清点,每月质控。近效期药品应有标识。

3. 药品分类、定位保存,标识清楚,先进先出。

4. 一品多规及品名、品相相似药品分开放置,标识醒目。

5. 需避光保存的药品应存放在避光容器内;需要冷藏的药品,如冰冻血浆、白蛋白、胰岛素等,必须放置在冰箱冷藏室内,以保证药效。冰箱温度每天定时检查并记录。

6. 药品储藏区域必须有温湿度监测,温度要求保持在10～30℃,湿度维持在35%～75%。

7. 麻醉药品和第一类精神药品专柜双锁或保险柜内存放,由专人保管,班班清点交接并双签名,使用时双人拿取,用后双人核对并保留空安瓿,凭医生开具的专用处方及空安瓿向药房领回,做好使用登记。麻醉药品注射后残余量,须在第二人监督下销毁并记录。

8. 毒性药品专柜加锁存放,由专人管理。

9. 高危药品单独存放,标识醒目。药品的开具、领用、储存、摆放过程中均应有明显的警示标记提醒,使用时双次核对。

第七节　饮食管理制度

一、目　的

提供合理饮食,以满足病人机体需要,增加抵抗力。

二、适用范围

适用于住院病人的饮食管理。

三、要　求

1. 护士应对每位入院病人进行营养评估,医生根据评估结果及病人病情决定饮食种类,必要时须由营养师会诊共同决定病人饮食种类。

2. 病人饮食医嘱开具或变更后,及时通知营养室,并在床头卡上做好饮食标记,及时告知病人变更信息及相关注意事项。

3. 医院应设有专门配餐员,严格按医嘱配置及发送饮食,特殊饮食应标识清楚。

4. 营造并保持安静、整洁、舒适的就餐环境,停止非必要的治疗及检查。

5. 配餐员应及时记录和交班。口头医嘱在执行时应加以复述,护士参与饮食发放,对治疗饮食、试验饮食等特殊饮食须严格核对,确认无误后发放。

6. 对于生活不能自理的病人应协助进食。

7. 了解病人的饮食习惯,观察进食量、食欲等情况;对有特殊需要的病人,在不影响病人治疗及健康的前提下,尽量满足其要求。

8. 原则上住院病人不接受病人家属所送或外买的饮食,特殊情况须经医护人员认可后方可食用。

第八节　护理会诊制度

一、目　的

通过会诊解决临床护理中的疑难问题,保证临床质量和病人安全。

二、适用范围

所有护理单元。

三、要　求

1. 会诊护理专家的确定　参加护理会诊的人员是本专科领域指定的护理专家,有丰富的临床经验,如专科护士、护士长等。

2. 会诊范围　护理人员在护理过程中遇到本科室不能解决的护理问题时,可以申请全院跨科护理会诊。

3. 会诊程序

(1)临床科室向护理专家提出申请。

(2)会诊人员接到会诊要求后,根据情况在24h内完成会诊。

(3)会诊人员可选择网上直接回复或现场指导。

(4)现场指导内容如下。

1)会诊人员听取申请科室责任护士病人的病情汇报。

2)会诊人员查看相关资料和(或)查体。

3)提出会诊意见或解决措施。

4)记录会诊结果。

4.护理会诊记录保存入档。

第九节 护理病例(疑难)讨论制度

一、目 的

通过疑难病例讨论解决临床护理中的疑难问题,保证临床护理质量和病人安全。

二、适用范围

各级医院的护理单元。

三、要 求

1. 凡遇临床护理中的疑难病例,应由护士长组织科内或护理部组织相关专科人员召开护理疑难病例讨论会,必要时可请医务科人员参与讨论。主持人人选:科内由护士长担任,全院由大科科护士长及以上人员担任。

2. 申请科室事先准备相关病例资料。

3. 提前告知护理疑难病例讨论内容。

4. 疑难病例讨论要有完整记录,记录在病历和疑难病例讨论记录本中,并有记录者签名,具体内容如下。

(1)讨论时间、地点,主持人、参会者姓名、职务/职称。

(2)病人姓名、年龄、住院号、科别、入院时间,以及本次讨论会目的。

(3)参会人员发言纪要。

(4)主持人总结意见。

5. 保存疑难病例讨论记录。

第十节 护理查房制度

一、目 的

1. 通过行政查房,发现问题,提出解决问题对策,提高护理质量和管理水平。

2. 通过业务查房,提高护理人员的专业水平,了解国内外专科护理发展新动向。

3. 通过教学查房,提高教学管理水平,提高学生的综合实践能力。

4. 通过夜查房,解决和处理夜间护理工作中的重点问题,确保夜间护理工作质量和安全。

二、适用范围

各级医院的护理单元。

三、内容和要求

(一)行政查房

1. 内容

(1)病人安全目标落实情况。

(2)护理质量,尤其是危重病人的护理质量。

(3)服务态度、规章制度的执行情况。

(4)岗位职责落实情况。

(5)病房管理情况。

2. 要求

(1)护理部/科护士长组织行政查房,由护理部主持,科护士长(或护士长)参加,每月1次以上,有重点检查内容。

(2)病区护士长组织行政查房,有计划的安排检查内容,每周至少1次。

(3)对存在的问题进行持续质量改进,并做好记录。

(二)业务查房

1. 内容

(1)分析讨论重危病人及典型、疑难、死亡病例的护理问题。

(2)检查护理计划及措施的落实情况,解决临床护理中的疑难问题。

(3)结合病例学习国内外护理新动态、新业务、新技术。

2. 要求

(1)护理部组织全院业务查房每季度1次。

(2)科护士长或护士长组织业务查房每月1次。

(三)教学查房

1. 内容

(1)分析典型病例,指导学生运用护理程序。

(2)检查教学计划、教学目标落实情况。

(3)指导、示范护理操作。

2. 要求

(1)护理部负责教学相关人员应参与查房。

(2)带教老师负责组织教学查房,每一轮学生至少1次。

(3)护士长及时安排护生参加教学查房。

(四)夜查房

1. 内容

(1)了解全院危重病人、抢救病人的概况,解决夜间护理工作中的疑难问题。

(2)抽查各岗位职责落实情况及各科室的护理工作。

2. 要求

(1)由全院护士长轮班参加值班,500张床位以上,每天查1次;200～500张床位,一周查2次;200张床位以下,一周查1次。

(2)解决夜间护理工作中心疑难问题,处理突发事件。

(3)记录查房中发现的问题,下班前将值班记录提交护理部,特殊情况可口头汇报。

第十一节　各种检查与标本送检制度

一、目　的

确保病人及时、安全地接受检查,并保证各项标本的采集质量符合要求。

二、适用范围

适用于各级医院住院病人的检查及门急诊、住院病人的标本送检。

三、要　求

1. 护士根据医嘱及检查单,通知病人并告知注意事项,行动不便者检查时应有人陪送,危重病人检查需医务人员陪同,以确保病人安全。

2. 应建立完善的标本采集、运送、接收、报告工作程序,采集的标本有唯一的识别标志,有条件的医院应推行条形码识别系统。

3. 各类检验、检查应有医嘱开具时间、采集时间、送出时间、接收时间、报告时间的记录,做到全流程可追溯。

4. 为确保生物安全性与预防院内交叉感染,应逐步采用真空管采血,标本采用加盖密闭工具运送(或专用转运箱),血尿标本分开放置,检查申请单不得与标本容器混放。

5. 具有高传染性的标本、传染病医院的标本在采集后应由专人、专用容器(标识清楚)送检。

6. 标本运送人员在拿取标本时必须佩戴防护手套,接触标本后应按要求做好手卫生。

7. 有各类标本在采集、暂存与运送过程中发生标本溢出、容器破损等意外事件的紧急处理预案。

第十二节 隐私保护制度

一、目 的

使医护人员明确病人的隐私,在工作中尊重和保护病人隐私。

二、适用范围

医院所有医疗场所。

三、要 求

1. 医院制定保护病人隐私的相关制度和具体措施。

2. 医院视病人健康信息为保密信息,未经病人本人同意,不得向他人泄露可能造成病人精神伤害的疾病、病理生理性缺陷、有损个人名誉的疾病等信息,不得公布或传播艾滋病病人或感染者的姓名、地址等信息。

3. 提倡人性化服务,坚持以人为本的理念,一切制度、措施、职业行为均以病人的合理需要为根本,并最大限度地满足其治病以外的要求,使其有温馨感、亲情感,以便早日康复。

4. 有私密性的诊疗环境。门诊就诊时宜一人一诊室,就诊时防止其他病人及家属围观。

5. 对病人进行躯体检查、操作时提供保护隐私的措施,如使用床帘、屏风。

6. 多人病室各病床之间应有间隔设施。

7. 医务人员获知的病人隐私,不得泄露和使用。

8. 病人病历资料的查阅,应根据卫生健康委和国家中医药管理局制定的《医疗机构病历管理规定》执行。

9. 医院宜提供私密的医患沟通及知情告知场所。不得在公共场所谈论病人病情、知情告知。

10. 男性医务人员为女病人检查时,必须要有其他女性在场。

11. 在临床教学中需要病人配合时,应及时跟病人沟通解释并征得病人同意。

12. 进行隐私部位相关的检查治疗时,医务人员在未事先征得其同意的情况下,严禁见习生介入。

13. 设定计算机权限,不同等级的人员拥有不同的信息权限。

14. 使用完电脑终端后要及时退出界面。

第十三节 消毒隔离制度

一、目 的

有效预防和控制医院内感染。

二、适用范围

设有护理岗位的有关科室。

三、要 求

(一)人员管理

1. 各护理单元设立医院内感染监控护士,检查督促本部门消毒隔离工作。

2. 协助医院感染科监督、指导护理人员严格执行消毒、灭菌、隔离、一次性医疗用品管理等制度。

3. 护理人员在岗时要着装整洁,符合院感控制要求,不戴戒指,手部指甲长度不应超过指尖,手部不涂抹彩色指甲油。

4. 护理人员必须遵守消毒灭菌原则,了解消毒剂的性能、作用、使用方法,以及影响灭菌或消毒效果的因素等,配置时注意有效浓度,并定期监测。

(二)标准预防

1. 进行有可能接触到病人血液、体液的诊疗、护理、清洁等工作时,应戴清洁手套;操作完毕,脱去手套后立即洗手或进行手卫生。

2. 在护理操作过程中,若有可能发生血液、体液飞溅到面部时,则应戴医用外科口罩、防护眼镜或防护面罩;若有可能发生血液、体液大面积飞溅或污染身体时,则应穿戴防渗透的隔离衣或围裙。

3. 在进行导管置入等侵袭性操作时,应戴医用外科口罩等医用防护用品,并保证光线充足。

4. 使用后针头不应回套针帽,确需回套针帽应单手操作或使用器械辅助;不应用手直接接触污染的针头、刀片等锐器。废弃的锐器应直接放入耐刺、防渗漏的专用锐器盒中;重复使用的锐器,应放在防刺的容器内密闭运输和处理。

5. 接触病人黏膜或破损的皮肤时,应戴无菌手套。

6. 应密封运送被血液、体液、分泌物、排泄物污染的被服。

7. 有呼吸道症状(如咳嗽、鼻塞、流涕等)的病人、探视者、医务人员等应采取呼吸道卫生(咳嗽礼仪)相关感染控制措施。

(三)手卫生

1. 应配备符合要求的设施,包括洗手池、清洁剂、干手设施如干手纸巾、速干手消毒剂等,设施位置应方便医务人员、病人和陪护人员使用;应有醒目、正确的手卫生标识,包括洗手流程图或洗手图示等。

2. 清洁剂、速干手消毒剂宜为一次性包装。

3. 医务人员手卫生要求按照《医院隔离技术规范》(WS/T 313—2009)实施。

(四)清洁与消毒

1. 应保持病区内环境整洁、干燥、无卫生死角。

2. 应按照《消毒管理办法》，执行医疗器械、器具的消毒工作技术规范，所使用物品应达到以下要求。

(1)进入人体无菌组织、器官、腔隙，或接触人体破损皮肤、破损黏膜、组织的诊疗器械、器具和物品应进行灭菌。

(2)接触完整皮肤、完整黏膜的诊疗器械、器具和物品应进行消毒。

(3)各种用于注射、穿刺、采血等有创操作的医疗器具应一用一灭菌。

(4)使用的消毒剂、消毒器械、一次性医疗器械和器具应符合国家有关规定。

(5)一次性使用的医疗器械、器具应一次性使用。

3. 诊疗用品的清洁与消毒要求如下。

(1)重复使用的器械、器具和物品如碗盘、治疗碗等，应遵循《医院消毒供应中心第1—3部分》(WS 310—2016)的规定进行清洗、消毒或灭菌；接触完整皮肤的医疗器械器具如听诊器、监护仪导联、血压计袖带等应保持清洁，遇有污染应先清洁，后采用中、低效的消毒剂进行消毒。

(2)体温计用后使用高效消毒剂采取两步法消毒(一次一用或专人专用)，有条件的医院建议取消水银体温计，采用耳温仪等仪器测量体温。

(3)湿化水、湿化瓶、呼吸机管路、呼吸机等的清洁、消毒与更换，应遵循有关规定。

(4)治疗车上物品应摆放有序，上层放置清洁与无菌物品，下层放置使用后物品；治疗车应配备速干手消毒剂，每天进行清洁与消毒，遇污染时随时进行清洁与消毒。

4. 病人生活卫生用品的清洁与消毒要求如下。

(1)生活用品如毛巾、面盆、痰盂(杯)、便器、餐饮具等，应保持清洁，个人专用，定期消毒；病人出院、转院或死亡后，应对其使用过的生活用品进行终末消毒。

(2)有条件的病区污物间可配置便器清洗消毒器。

(3)对传染病病人及其用物按照传染病管理的有关规定，采取相应的消毒、隔离和管理措施。

5. 床单位的清洁与消毒要求如下。

(1)应进行定期清洁和(或)消毒，遇污染应及时清洁与消毒；病人出院时应进行终末消毒。

(2)床单、被套、枕套等直接接触病人的床上用品，应一人一更换；病人住院时间超过1周的，应每周更换；被污染时应及时更换。更换后的用品应及时清洗与消毒。

(3)被芯、枕芯、褥子、病床隔帘、床垫等间接接触病人的床上用品，应定期清洗与消毒；被污染时应及时更换、清洗与消毒。

(4)使用后的被服不能在病室或走廊清点，应采用密闭式回收。

(5)以上消毒方法应合法、有效,其使用方法与注意事项应遵循产品的使用说明。

6. 环境与物体表面、地面的清洁与消毒要求如下。

(1)门诊、病房各室应定期通风换气,保持通风良好,发生呼吸道传染病(麻疹除外)时,应按规定进行空气消毒。具体参照《空气净化管理规范》(WS/T 368—2012)执行。

(2)物体表面(包括监护仪器、设备,室内用品如桌子、椅子、凳子、床头柜等的表面)应每天进行湿式清洁,保持清洁、干燥;当受到明显污染时,先用吸湿材料去除可见的污染物,然后再清洁和消毒。擦拭物体表面的布巾,不同病人之间、洁污区域之间应更换。

(3)感染高风险的部门如手术室、产房、导管室、骨髓移植病房、器官移植病房、重症监护病房、新生儿室、血液透析病房、烧伤病区、感染疾病科、口腔科、急诊等病房与部门的地面与物体表面,应保持清洁、干燥,每天进行消毒,如遇明显污染应随时进行去污、清洁与消毒。

(4)共用坐式便器每日用消毒擦巾擦抹坐板和盖板或用一次性坐便垫(各操作检查室床单位一床一套或一床一擦)。

(5)环境与物体表面,一般情况下先清洁、再消毒;当被病人血液、体液等污染时,应先去除污染物,再清洁与消毒。物体表面消毒方法同地面或采用1000~2000mg/L季铵盐类消毒液擦拭。

(6)地面无明显污染时,可采用湿式清洁。当地面被病人血液、体液等明显污染时,应先用吸湿材料去除可见的污染物,再清洁和消毒。地面消毒采用400~700mg/L有效氯的含氯消毒液擦拭,作用30min。

(7)擦拭地面的地巾不同病房及区域之间应更换,用后集中清洗、消毒,干燥保存。

7. 隔离要求如下。

(1)应根据疾病传播途径的不同,采取接触隔离、飞沫隔离或空气隔离措施,标识应正确、醒目。

(2)除确诊为同种病原体感染者外,隔离的确诊或疑似传染病病人或隔离的非传染病感染者,均应安置在单人隔离房间。

(3)隔离病人的物品应专人专用,定期清洁与消毒,病人出院、转院或死亡后应进行终末消毒。

(4)接触隔离病人的工作人员,应按照隔离要求,穿戴相应的隔离防护用品,如穿隔离衣、戴医用外科口罩、手套等,并进行手卫生。

(5)呼吸机相关性肺炎、导管相关血流感染、导尿管相关泌尿道感染、手术部位感染、多重耐药菌感染等的预防与控制应遵循有关标准的规定。

8. 消毒物品与无菌物品的管理要求如下。

(1)抽出的药液和配置好的静脉输注用无菌液体,放置时间不应超过2h;启封抽吸的各种溶媒,放置时间不应超过24h。

(2)无菌棉球、纱布的灭菌包装一经打开,使用时间不应超过24h;干罐储存无菌持物钳使用时间不应超过4h。

(3)碘伏、复合碘消毒剂、季铵盐类、氯已定类、碘酊、醇类皮肤消毒剂应注明开瓶日期或失效日期,开瓶后的有效期应遵循产品的使用说明,无明确规定使用期限的应根据使用频次、环境温湿度等因素确定使用期限,确保微生物污染指数低于100CFU/mL。连续使用最长不应超过7d;对于性能不稳定的消毒剂如含氯消毒剂,配置后使用时间不应超过24h。

(4)无菌物品包装正确,操作符合无菌原则。按灭菌日期依次放入专柜,过期物品不得使用。

(5)可重复使用物品按规范清洁、消毒、灭菌(送消毒供应中心),一次性物品严禁重复使用。

9. 医疗废物的处理要求如下。

(1)医疗废物的管理应遵循《医疗废物管理条例》及其配套文件的要求,正确分类与收集,感染性医疗废物置于黄色废物袋内,锐器置于锐器盒内。

(2)医疗废物容器应符合要求,不遗洒;标识明显、正确,医疗废物不应超过包装物或容器容量的3/4。应使用有效的封口方式,封闭包装物或容器。

(3)隔离的(疑似)传染病病人或隔离的非传染病感染病人产生的医疗废物应使用双层包装物包装,并及时密封。

(4)应与医院内转运人员做好交接登记并双签名,记录应保存3年。

各重点科室及其他部门的消毒隔离管理参照《病区医院感染管理规范》(WS/T 510—2016)条文执行。

第十四节　信息安全管理制度

一、目　的

保障病人诊疗信息收集、储存、使用、传输、处理、发布等全流程的安全。

二、适用范围

医院所有医疗护理场所。

三、要　求

1. 医院应依法依规建立覆盖病人诊疗信息管理全流程的制度和技术保障体系,完善组织架构,明确管理部门,落实信息安全等级保护等有关规定。

2. 使用病人信息应遵循合法、依规、正当、必要原则,不得泄露、出售、毁损、丢失病人诊疗信息。

3. 确保病人诊疗/护理信息管理全流程的安全性、真实性、连续性、完整性、稳定性、时效性、可溯源性。

4. 制定病人诊疗/护理信息应急预案,护士知晓紧急处理流程。

第五章

临床科室护理管理要求

第一节　普通病房护理管理要求

一、设置与布局

病房分病室和辅助用房两部分。病室有普通病室和危重病室。辅助用房有输液准备室、治疗室、换药室、医生办公室、护士办公室、示教室、更衣室、医务人员值班室、配膳室、盥洗室、浴室、卫生间、库房、家属会客室、污物间等。

每个病房设40～50张床位为宜。要求布局合理，通风、采光良好，符合医院感染管理要求，应设有适于隔离的房间和手卫生设施。应有冷暖气设备及呼叫系统。有条件的医院设中心吸引、供氧系统。

病室设置可分单人、双人、多人病室。设独立卫生间、壁柜。房间色调柔和，温度22～24℃，湿度以50%～60%为宜。床间距离1m以上。多人房间床间距应大于0.8m，两床之间设活动的隔离床帘，便于保护病人隐私。有条件的医院可增设电视机、电冰箱、电话机、会客区等。病区走廊应宽敞，有扶栏。

床单位配置有轮摇床、床上用品、床头柜、床上桌、床旁椅、床头灯、床边设备带、电源插座、床号标记等。

二、人员配备

至少设护士长1名。普通病房必须配备足够数量、受过专门训练、有明确资质及岗位技术能力要求的护士。护士人数与床位数之比≥0.4∶1，普通病房日间每位护士平均负责病人数≤8，根据床位数和工作量合理配置夜班护士人数。特级、一级护理病人平均比例≥60%的病房，护士人数与床位数之比≥0.6∶1。特级、一级护理病人平均比例为某病房特级、一级护理病人日平均人数与该病房病人日平均总人数的比值。有条件的医院可合理配备护理员。

三、管理要求

病房管理体现以病人为中心的管理宗旨。要求安全、整洁、舒适、安静，禁止吸烟。护士长全面负责病房的管理工作,定期进行行政查房,持续提高病房管理品质。

(一)安全要求

1. 病区走廊和卫生间安装扶手,便于病人行走或如厕时使用。

2. 在病人活动区和跌倒的高危地点张贴防跌倒标识。地面保持清洁、干燥,防止人员滑倒。病区设有必要的安全设备,如护栏、保护具、呼叫系统等。对年老、年幼、昏迷、精神异常的病人应有相应的安全措施,对躁动病人应使用保护具,严加看护。

3. 配餐间房门上锁管理,热水瓶等物品放入柜内,防止发生不安全事件。

4. 病室门和卫生间的房门锁需要特殊处理,紧急情况下任何钥匙都能顺利打开。窗户安装防坠楼锁扣或设定开窗角度<30°的安全窗,严防坠楼事件发生。

5. 预防和消除一切不安全因素,加强易燃、易爆物品、电器、设备、氧气、危化品等的安全管理;定期检查防火设备、楼梯、过道及消防通道等是否通畅,消防栓口严禁堆放杂物。使用氧气做到四防(防热、防火、防油、防震);病房(室)内不可使用非医院配置的大功率电器,不准使用明火。

6. 加强病区药品管理,各类药品管理应符合要求。各种急救设备、物品、药品应处于备用状态,由专人管理,定位放置,便于取用,并应定期检查、清洁、保养、维修,保持性能良好。抢救设备完好率应为100%。病区仪器、设备未经护士长同意不得随意外借、挪移。

7. 向病人或家属进行防火、防盗、控烟等安全教育,不携带贵重物品及大量现金,保管好自带物品,防止遗失,自觉遵守医院规章制度,爱护公物。

8. 住院病人不允许离开医院,如不听劝阻,执意外出者,须签署外出告知书。

(二)整洁要求

1. 统一病室陈设,室内物品和床单位应整齐,病床相距均等,位置固定,不得任意搬动。

2. 保持病房卫生清洁,达到六无(无污迹、无蜘蛛网、卫生间及大小便器清洁无臭味、室内无卫生死角、地面干燥无积水、水槽下无物品放置)。

3. 床头柜物品按病人需求及使用方便放置,台面放水杯和需经常使用的物品,床底不放杂物。

4. 治疗室、换药室、办公室等场所保持整洁,物品定位管理,公共区域内不可存放私人物品。

5. 病区使用医院统一标识、指示、警示牌,各种标识应醒目、清晰、明确,使用规范。

6. 遵循国家《病区医院感染管理规范》(WS/T 510—2016)及相关法律、法规的要求,加强医院感染管理,严格执行标准预防及手卫生规范,对特殊感染病人进行隔离。

(三)舒适要求

1. 保持病室温、湿度适宜,保持病室通风,禁止吸烟。

2. 病人床铺应保持整洁、平整、松软、干燥;卧床病人应穿病号服,定时更换,保持清洁。

3. 病人休息和进餐时间尽量减少治疗,避免影响病人休息和进餐。

4. 护理人员应多关心病人,及时协助卧床病人取舒适的体位,努力营造和谐温暖的护患关系。

（四）安静要求

1. 认真执行医院探视陪伴管理制度，做好相应的管理工作。入院时向病人及家属做好入院介绍，并由病人或家属签字确认，取得病人及家属的配合，共同做好病房管理工作。

2. 避免产生噪声，护士应穿软底鞋，工作人员和探视人员做到"四轻"（走路轻、说话轻、开关门窗轻、操作轻）；推车的轮轴定时加润滑油。所有监护设备报警声音、呼叫铃声等都可能是噪声的来源，需适时调控。

第二节 感染科病房的护理管理要求

感染科病房建筑布局应符合医院卫生学要求，并应具备隔离预防的功能，区域划分应明确，标识应清楚。应根据国家的有关法规，结合本医院的实际情况，制定隔离预防制度并实施，隔离的实施应遵循"标准预防"和"基于疾病传播途径的特殊预防"原则。加强传染病病人的管理，加强医务人员的隔离和防护知识的培训。根据隔离原则，目前感染科病房分为呼吸道传染病病房和其他感染性疾病病房，其中高传染性并以空气传播为主的疾病，以及新发突发传染病建议收治在负压病房，分别有不同的护理管理要求。

一、呼吸道传染病病房

适用于收治经呼吸道传播疾病的病人包括飞沫隔离和空气隔离病人。

（一）设置和布局

1. 应设在相对独立的区域，划分出清洁区、潜在污染区和污染区，设立两通道和三区之间的缓冲间。缓冲间两侧的门不应同时开启，以减少区域之间的空气流通。

2. 病室内有良好的通风设施。或进行空气消毒，收治空气隔离病人的病房应做好空气消毒。

3. 应配备适量非接触性洗手设施和手部消毒装置。

（二）人员配备

参见普通病房人员配备要求。

（三）管理要求

1. 隔离要求

（1）应严格执行服务流程和三区管理。各区之间界限清楚，标识明显。

（2）在标准预防的基础上，根据飞沫、空气传播疾病的特点，采取隔离与预防措施。

（3）以单间隔离为宜。当条件受限时，确诊的同种病原体感染的病人可安置于同一病室，两床间距不小于1.1m。空气隔离病人床间距不小于1.2m。疑似病人应单独安置。

（4）医生开飞沫隔离医嘱，护士做好粉红色的隔离标志，包括病历、病床和病室。符合解除隔离条件时，开停止医嘱。

（5）医生开空气隔离医嘱，护士做好黄色的隔离标志，包括病历、病床和病室。符合解除隔离条件时，开停止医嘱。

（6）病人病情允许，应佩戴外科口罩，并按要求及时更换。应限制病人的活动范围。

（7）飞沫隔离时，病人之间、病人和探视者之间相隔距离在1m以上，探视者应佩戴外科口罩。空气隔离时，禁止探视，如必须探视，则探视人员应做好防护。

（8）病人确认转运时，应告知接诊医疗机构或接诊医疗机构相关部门的工作人员，医务人员做好防护。

2. 医务人员防护用品的使用

（1）飞沫隔离病人近距离（1米以内）接触，应戴帽子、医用防护口罩；进行可能产生喷溅的诊疗操作时，应戴护目镜或防护面罩，穿防护服。

（2）进入确诊或疑似空气传播疾病病人房间时，应佩戴医用防护口罩或呼吸器；根据暴露级别选戴帽子、手套、护目镜或防护面罩，穿隔离衣。

（3）接触病人的血液、体液、分泌物、排泄物、呕吐物及污染物品时，应戴清洁手套。离开隔离病室前、接触污染物品后应摘除手套，洗手或手消毒；手上有伤口时，应戴双层手套。

（4）工作人员个人防护用品使用的具体要求和穿脱个人防护用品的流程与操作应遵循《医院隔离技术规范》（WS/T 311—2009）的要求，确保医用防护口罩在安全区域最后脱卸。

3. 仪器设备

（1）一般的医疗仪器如听诊器、体温表、血压计等应专人专用，用后应清洁、消毒。

（2）不能专人专用的物品如轮椅、平车，每次使用后应清洁、消毒备用。

4. 物品表面

（1）病人周围物品、环境，如床头柜、床、凳子等，需每天定期用消毒液或消毒湿巾擦拭消毒，每天至少清洁并消毒2次，被污染随时去污消毒。地面需每天用消毒液湿地拖擦，拖布分区使用，用后清洗、消毒、干燥后备用。

（2）病人使用过的医疗物品，应做好消毒工作，具体如下。

1）无肉眼可见血液、体液污染时，应先清洁，再用消毒液消毒。

2）有肉眼可见的血液、体液污染的区域，应先去除污染物，再清洁、消毒。

（3）出院病人应做好终末消毒，具体如下。

1）病人使用过的物品彻底清除污物后用消毒溶液擦拭。

2）病室内消毒可选用以下方法：紫外线灯照射消毒、空气消毒机消毒、化学消毒。床单位用床单位消毒机消毒，所有物品必须单独处理。

3）甲类传染病病人用过的物品应焚毁。

5. 医疗废物

（1）工作人员使用后的一次性个人防护用品应遵循《医疗废物管理条例》的要求处置。

（2）呼吸道传染病病人产生的生活垃圾按医疗废物处理。

（3）医疗废物放入双层黄色垃圾袋不能超过包装物或者容器的3/4，袋口用鹅颈法扎紧后，贴上医疗废物的标识，用防渗漏的密闭容器运送。

（4）锐器必须放入锐器盒。

（5）污物袋及时清运，运送时防止丢失、泄露、扩散和直接接触身体。运送垃圾应通过专门的货梯。

二、负压病房

适用于收治高传染性,并以空气传播为主的疾病以及新发突发传染病的病人。

(一)设置和布局

1. 应设病室及缓冲间,通过缓冲间与病区走廊相连。病室采用负压通风,上送风、下排风;病室内送风口应远离排风口,排风口应置于病床床头附近,排风口下缘靠近地面但应高于地面10cm。门窗应保持关闭。病室与外界压力差宜为-30Pa,缓冲间与外界压力差宜为-15Pa。

2. 病室送风和排风管道上宜设置压力开关型的定风量阀,使病室的送风量、排风量不受风管压力波动的影响。

3. 设置压差传感器,用来检测负压值,维持合理负压,每天监测并记录各室负压值。

4. 病室空气高效过滤,新风机组应设专人管理,定期检查,保持清洁。

5. 负压病室内应设置独立卫生间,配备适量非接触性洗手设施和卫浴设施。配备室内对讲设备。

(二)人员配备

参见普通病房人员配备要求。

(三)管理要求

1. 隔离要求

(1)在标准预防的基础上,根据空气传播疾病的特点,采取隔离与预防措施。

(2)单间隔离。

(3)医生开空气隔离医嘱,护士做好黄色的隔离标志,包括病历、病床和病室。符合解除隔离条件时,开停止医嘱。

(4)病人病情允许,应戴外科口罩,并定期更换。应限制病人到病室外活动。

(5)禁止探视。

2. 医务人员防护用品的使用

(1)医务人员应经过专门的培训,掌握正确的防护技术后,方可进入隔离病区。

(2)应严格按防护规定着装。不同区域穿不同服装,且服装颜色应有区别或有明显标志。

(3)进入办公区着长袖工作服、鞋套。进入病区戴一次性帽子,戴医用防护口罩,穿防护服,戴手套。进行近距离操作或可能产生喷溅的诊疗操作,如吸痰、气管插管等时,应戴防护眼罩或防护面屏。

(4)医用防护口罩可持续使用6~8h,如遇血液、体液污染或潮湿时,应随时更换。佩戴前需通过密闭性试验。

(5)医务人员下班前应沐浴、更衣后,再离开隔离区。

3. 仪器设备

参见呼吸道传染病病房管理要求。

4. 物品表面

参见呼吸道传染病病房管理要求。

5. 医疗废物

参见呼吸道传染病病房管理要求。

三、其他感染性疾病病房

适用于收治主要经接触传播疾病的病人。

(一)设置和布局

1. 感染性疾病病房的设置要相对独立,远离儿科病房、重症监护病房和生活区。设置单独入、出口和入、出院处理室。

2. 中小型医院可在建筑物的一端设立感染性疾病病房。

3. 病房应通风良好,自然通风或安装通风设施,以保证病房内空气清新。

4. 应配备适量非接触性洗手设施和手部消毒装置。

(二)人员配备

参见普通病房人员配备要求。

(三)管理要求

1. 隔离要求

(1)在标准预防的基础上,根据接触传播疾病的特点,采取隔离与预防措施。

(2)应分区明确,标识清楚。

(3)以单间隔离为宜,当条件受限时,同病种收治或床边隔离;每间病室不应超过4人,病床间距不少于1.1m。

(4)医生开接触隔离医嘱,护士做好蓝色的隔离标志,包括病历、病床和病室。符合解除隔离条件时,开停止医嘱。

(5)限制人员的进出,严格执行探视制度。

(6)减少转运,如需转运,应采取有效措施减少对其他病人、医务人员和环境表面的污染。转运前先通知接收部门做好隔离准备。转运结束做好相应的消毒工作。

(7)不同的疾病有不同的隔离期,按医嘱进行隔离和解除隔离。

2. 医务人员防护用品的使用

(1)一般诊疗活动,可佩戴医用外科口罩。

(2)在进行诊疗、护理操作过程中可能发生病人血液、体液、分泌物等喷溅时,要佩戴护目镜或防护面罩。

(3)接触病人的血液、体液、分泌物、排泄物、呕吐物及污染物品时,应戴清洁手套。离开隔离病室前,接触污染物品后应摘除手套,洗手或手消毒;手上有伤口时应戴双层手套。

(4)进入隔离病室,从事可能污染工作服的操作时应穿隔离衣;离开病室前,脱下隔离衣,按要求悬挂,每天清洗和消毒;或使用一次性隔离衣,用后按医疗废物管理要求进行处置。

(5)接触甲类或按甲类传染病管理的病人时,应穿防护服,离开病室前,脱去防护服,按医疗废物管理要求进行处置。

3．仪器设备

（1）一般的医疗仪器如听诊器、体温表、血压计等应专人专用，用后应清洁、消毒。

（2）不能专人专用的物品如轮椅、平车，每次使用后应清洁、消毒备用。

（3）血标本采集和输液使用安全型产品。

4．物品表面

（1）病人周围物品、环境，如床头柜、床、凳子等，需每天用消毒液或消毒湿巾擦拭消毒1～2次，每天至少清洁并消毒2次，被污染时去污消毒。地面需每天用消毒液湿地拖擦，拖布应分区使用，清洗、消毒、干燥后备用。

（2）病人使用过的医疗物品，做好消毒工作，具体如下。

1）无肉眼可见血液、体液污染时，应先清洁，再用消毒液消毒。

2）有肉眼可见的血液、体液污染的区域，应先去除污染物，再清洁、消毒。

3）对于朊病毒、气性坏疽和突发不明原因的传染病病原体感染的病人，尽量使用一次性医疗器械；诊疗器械、器具和物品必需重复使用时，使用后应双层封闭包装并标明感染性疾病名称，立即通知消毒供应中心，放入单独转运箱回收处理。病人使用过的床单、被罩、衣物建议报损，需重复使用时双层封闭包装，标识清晰，先消毒后清洗。

（3）出院病人应做好终末消毒，具体如下。

1）病人使用过的物品彻底清除污物后用消毒溶液擦拭。

2）病室内消毒可选用以下方法：紫外线灯照射消毒、空气消毒机消毒、化学消毒，床单位用床单位消毒机消毒，所有物品必须单独处理。

3）甲类传染病病人用过的物品应焚毁。

5．医疗废物

（1）感染性疾病病人产生的生活垃圾按医疗废物处理。

（2）医疗废物放入双层黄色垃圾袋，不能超过包装物或者容器的3/4，袋口用鹅颈法扎紧后，贴上医疗废物的标识，用防渗漏的密闭容器运送。

（3）特殊感染废物除用以上的方法处理外，还应在包装袋外贴有明显的"特殊感染"标识。特殊感染包括气性坏疽、炭疽、朊毒体以及特殊病原体（如艾滋病病毒、结核分枝杆菌、新型布尼亚病毒等）所致感染，以及突发不明原因传染病病原体所致感染。气性坏疽、炭疽、朊毒体感染应同时注明病原体名称。

（4）锐器必须放入锐器盒。

（5）污物袋及时清运，运送时防止去失、泄露、扩散和直接接触身体。运送垃圾应通过专门的货梯。

第三节　产科病房护理管理要求

一、设置与布局

产科病房分病室和辅助用房两部分。病室为普通病室、危重病室。辅助用房有输液准备室、治疗室、换药室、医生办公室、护士办公室、示教室、更衣室、医务人员值班室、配膳室、盥洗室、浴室、新生儿游泳中心、卫生间、库房、家属会客室、污物间等。

每个病房设40～50张床位为宜,要求布局合理,通风、采光良好,符合医院感染管理要求。病区走廊宽敞,有扶栏,有冷暖气设备及呼叫系统。有条件的医院设中心吸引、供氧系统。

病室设置单人、双人、三人、多人病室,设独立卫生间、壁柜。房间色调柔和,以温度24～26℃,湿度50%～60%为宜,床间距离1m以上。多人间床间距大于0.8m,两床之间设活动的围帘,便于保护病人隐私。有条件的医院可增设电视机、电冰箱、电话机、会客区等。

床单位配置有轮摇床、床上用品、床头柜、床上桌、婴儿床、床旁椅、床头灯、电源插座、床号标记等。

病区应建立完善的通信系统、网络、临床信息管理系统和呼叫系统。有条件的医院可装备新生儿报警系统,以保障新生儿安全。

二、人员配备

至少设护士长1名,产科病房必须配备足够数量、受过专门训练、有明确的资质及岗位技术能力要求的护士。产科病房护士人数与床位数之比≥0.4:1;母婴同室病区护士人数与床位数之比≥0.6:1,护士结构梯队合理。根据实际需要配置一定的辅助人员:应配备一定数量的助理护士,协助护士完成基础护理、生活护理及部分母乳喂养工作;配备一定数量的卫生工作人员,负责转运、护送病人检查等,并实施全程服务。

三、管理要求

病房管理体现以人为中心的管理宗旨。要求安全、整洁、舒适、安静,禁止吸烟。实行24h母婴同室(新生儿入室条件为1～5min新生儿Apgar评分≥8分;体重≥2300g;孕周≥36周;不影响母乳喂养的非严重畸形儿;其他高危新生儿经治疗后符合出院标准者),严格执行母乳喂养管理制度,认真落实产科各项护理常规;严格遵守各项操作规程。护士长全面负责病房的管理工作,定期进行行政查房,持续提高病房管理品质。

(一)安全要求

1. 走廊和卫生间安装扶手,便于孕产妇行走或如厕时使用。

2. 在孕产妇活动区和跌倒的高危地点张贴防跌倒标识。地面保持清洁、干燥,防止人员滑倒。病区有必要的安全设备,如护栏、保护具、呼叫系统等。

3. 配餐间房门上锁管理,热水瓶等物品放入柜内,防止孕产妇发生不安全事件。

4. 病室门和卫生间的房门锁需要特殊处理,紧急情况下任何钥匙都能顺利打开。窗户安装防坠楼锁扣或设定开窗角度<30°的安全窗,严防坠楼事件发生。

5. 预防和消除一切不安全因素,加强易燃、易爆物品、电器、设备、氧气、危化品等的安全管理;定期检查防火设备,楼梯及消防通道等保持通畅,消防栓口严禁堆放杂物。使用氧气做到四防(防热、防火、防油、防震);病房(室)内不可使用非医院配置的大功率电器,不准使用明火。

6. 加强病区药品管理,各类药品管理应符合要求。各种急救设备、物品、药品应处于备用状态,由专人管理,定位放置,便于取用,定期检查、清洁、保养、维修,保持性能良好,抢救设备完好率应为100%。病区仪器、设备未经护士长同意不得随意外借、挪移。

7. 向孕产妇或家属进行防火、防盗、控烟等的安全教育;不携带贵重物品及大量现金,保管好自带物品,防止遗失;自觉遵守医院规章制度,爱护公物。

8. 住院孕产妇不允许离开医院,如不听劝阻、执意外出者,须签署外出告知书。

(二)整洁要求

1. 母婴同室病室陈设统一,室内物品和床单位摆放整齐,位置固定,病床相距均等,婴儿床放置于病床的床尾,不得随意搬动。

2. 保持病房清洁,达到六无(无污迹、无蜘蛛网、卫生间及大小便器清洁无臭味、室内无卫生死角、地面干燥无积水、水槽下无物品放置)。

3. 床头柜物品根据病人需求及使用方便放置,台面放水杯和需常使用的物品,床底不放杂物。

4. 治疗室、换药室、办公室等场所保持整洁,物品定位管理,公共区域内不可存放私人物品。

5. 病区使用医院统一标识、指示、警示牌,各种标识应醒目、清晰、明确,使用规范。

6. 遵循国家《病区医院感染管理规范》及相关法律法规的要求,加强医院感染管理,严格执行标准预防及手卫生规范,对特殊感染病人进行隔离。

(三)舒适要求

1. 保持病室温、湿度适宜,保持病室通风,禁止吸烟。

2. 病人床铺应保持整洁、平整、松软、干燥;卧床孕产妇应穿病号服,定时更换,保持清洁。

3. 病人休息和进餐时间尽量减少治疗,避免影响病人休息和进餐。

4. 护理人员应多关心病人,及时协助卧床病人取舒适的体位,努力营造和谐温暖的护患关系。

(四)安静要求

1. 认真执行医院探视陪伴管理制度,做好相应的管理工作,入院时向孕产妇及家属做好入院介绍,并由孕产妇或家属签字确认,取得孕产妇及家属的配合,共同做好病房管理工作。

2. 避免产生噪声,护士穿软底鞋,工作人员和探视人员做到"四轻"(走路轻、说话轻、开关门窗轻、操作轻);推车的轮轴定时加润滑油。所有监护设备报警声音、呼叫铃声等都可能是噪声来源,需适时调控。

(五)新生儿安全管理

1. 严格做好新生儿身份核查及识别工作:在新生儿入院、出院及进行各项操作前后均应严格核对母亲姓名、婴儿胸牌、腕带、实际性别。

2. 向产妇及家属做好婴儿安全知识宣教:新生儿必须远离热源(如热水瓶、开水杯等),禁用热水袋;不可将新生儿单独留在病房或交由陌生人照看;新生儿除哺乳及保暖等需要外应单独睡在婴儿床上;接触婴儿前需洗手;防止碰撞。

3. 按母婴同室新生儿医院感染管理要求落实各项消毒隔离工作。

4. 备有新生儿应急处理用物,如洗耳球、新生儿呼吸皮囊,且应班班清点,定期检查,保持性能良好。

5. 严格落实新生儿疫苗接种与保存管理制度。

6. 母婴同室婴儿沐浴间采用恒温水控制系统。

第四节　儿科普通病房护理管理要求

一、设置与布局

病房分病室和辅助用房两部分。病室有普通病室、重病室,辅助用房有输液准备室、治疗室、换药室、儿童活动室、医生办公室、护士办公室、示教室、更衣室、医务人员值班室、配膳室、盥洗室、浴室、卫生间、库房、家属会客室、污物间等。

每个病房设40~50张床位为宜。要求布局合理,通风、采光良好,符合医院感染管理要求。应有冷暖气设备,病室温度维持在22~24℃,湿度维持在50%~60%,符合院内感染管理要求。同时设有中心吸引和中心供氧系统及呼叫系统。

病室可设置单人、双人、多人病室,房间色调宜柔和,设独立卫生间、壁柜。床间距离1m以上,两床之间设活动的围幔,便于保护患儿隐私并各自有活动的空间。有条件的医院可增设电视机、电冰箱、微波炉、儿童桌椅等。

危重病室配置可移动病床。床单位配置床上用品、床头柜、床旁椅、床头灯、电源插座、床号标记等。

二、人员配备

设护士长1名,儿科病房必须配备足够数量、受过专门训练、有明确的资质及岗位技术能力要求的护士。护士人数与床位数之比≥0.4∶1,每位护士平均负责病人数≤8。

三、管理要求

病房管理体现以患儿及家庭为中心的管理宗旨。要求安全、整洁、舒适、安静,禁止吸烟。护士长全面负责病房的管理工作,定期进行行政查房,持续提高病房管理品质。

(一)安全要求

1. 病室不宜全封闭,房门留有玻璃窗,有夜间照明设备。走廊宽敞,楼梯及过道不得堆放杂物,保持通畅。

2. 走廊应有扶栏,地面应保持清洁、干燥,在患儿活动区及跌倒高危地点张贴防跌倒标识。儿童床须有床栏杆,床栏无锐利突出部分,高度不低于60cm,栏杆之间距离<6.5cm;若要离开儿童床,则应及时拉上床栏。窗户安装防坠楼锁扣或设定开窗范围以小儿的头不能钻出为宜,严防坠楼事件发生。卫生洗浴设施配备应急呼叫及防滑扶手装备。躁动患儿应使用保护具,严加看护。外出检查应有人陪护,规范使用推车、轮椅。凡下地活动的患儿,不能单独到阳台或楼梯口玩耍,以防发生意外。

3. 医务人员使用的刀剪、针类、玻璃器皿等用毕,应立即取走,分类处理,防止利器割伤、扎伤及其他外伤;嘱咐患儿不要在房门附近玩耍或逗留,以免发生挤压伤。

4. 病室房门和卫生间房门的锁需特殊处理,紧急情况下任何钥匙都能顺利打开。

5. 预防和消除一切不安全因素,加强易燃、易爆物品,电器、设备、氧气、毒麻药品、精神药品的安全使用和管理,定期检查防火设备及安全通道,使用氧气做到四防(防热、防火、防油、防震);病室内不准使用任何家用电器,不准使用明火。

6. 各种急救设备、物品、药品应处于备用状态,由专人管理,定位放置,便于取用,定期检查、清洁、保养、维修,保持性能良好。抢救设备完好率应为100%。病区仪器、设备未经护士长同意不得随意外借、挪移。

7. 向患儿或家长进行防火、防盗的安全教育,不携带贵重物品及大量现金,保管好自带物品,防止遗失,爱护公物。不可让患儿随意进入开水间、配膳室取拿物品或玩弄热水瓶、热水杯,以防烫伤。热水瓶要归位放置。电源插座安装的位置要隐蔽,经常检查电器、设备、电线或插座是否有损坏或有漏电现象。

8. 住院患儿不允许离开医院,如家长不听劝阻,执意外出者,须签署外出告知书。

9. 患儿饮食符合疾病治疗,保证饮食安全。教育年长儿进餐时不能说笑打闹,告知家长切勿让患儿含食玩耍,以免跌倒时食物呛入气管。不让患儿玩纽扣、硬币等小物件,以防误入耳朵、鼻孔或气管内。

(二)整洁要求

1. 统一病室陈设,室内物品和床单位应整齐,病床相距均等,位置固定,不得任意搬动。

2. 保持病房卫生清洁,达到六无(无污迹、无蜘蛛网、卫生间及大小便器清洁无臭味、室内无卫生死角、地面干燥无积水、水槽下无物品放置)。

3. 床头柜物品按患儿需求及使用方便放置,台面上放水杯和需常使用的物品,床底不放杂物。

4. 治疗室、换药室、办公室等场所保持整洁,物品定位管理,公共区域内不可存放私人物品。

5. 病区使用医院统一标识、指示、警示牌,各种标识应醒目、清晰、明确,使用规范。病区走廊、各出入口、通道保持通畅和安全。

6. 遵循国家《病区医院感染管理规范》(2016)及相关法律法规的要求,加强医院感染管理,严格执行标准预防及手卫生规范,对特殊感染患儿进行隔离。

(三)舒适要求

1. 保持病室通风,病室醒目位置有禁止吸烟标识。

2. 患儿床铺应保持整洁、平整、松软、干燥,床单、被套每周至少更换1次。手术患儿应穿病号服,保持清洁。

3. 患儿休息和进餐时间尽量减少治疗,避免影响患儿休息和进餐。

(四)安静要求

1. 认真执行医院探视陪伴管理制度,做好相应的管理工作,入院时向患儿及家长做好入院介绍,并由家长签字确认,取得患儿及家长的配合,共同做好病房管理工作。

2. 避免产生噪声,护士穿软底鞋,工作人员和探视人员做到"四轻"(走路轻、说话轻、开关门窗轻、操作轻);推车的轮轴定时加润滑油。所有监护设备报警声音、呼叫铃声等都可能是噪声来源,需适时调控。

第五节　新生儿病房护理管理要求

新生儿病房的布局,设备、设施、专业人员设置及医院感染控制需符合《新生儿病室建设与管理指南(试行)》《医疗机构新生儿安全管理制度(试行)》等的基本要求。

一、设置与布局

1. 新生儿病室应当设置在相对独立的区域,与普通儿科病房分开,有独立的出入口和可以控制的环境,且应尽量靠近新生儿重症监护病房,以方便危重的患儿转运救治,如不需经过公共通道便能院内转运新生儿则更为理想。

2. 新生儿病室的建筑布局应当符合医院感染预防与控制的有关规定,做到洁污区域分开,功能流程合理。放置病床的医疗用房、医疗辅助用房、污物处理和医务人员生活辅助用房等相对独立,以减少彼此之间的干扰,控制医院感染。室内装饰必须遵循不产尘、不积尘、耐腐蚀、防潮防霉、容易清洁和符合防火要求的原则。

3. 新生儿病区内病室设置需满足诊疗需要,应包括普通病室,最好根据是否早产、感染、非感染、外科手术后的患儿等分区或分室设置,有条件的医院可设置家庭病室;同时至少设立1~2间隔离室,供多重耐药菌感染、呼吸道传染病、腹泻病等患儿隔离使用;其他还需有治疗室、操作室、光疗室(区)、入院处置室、新生儿沐浴间(区)、配奶间、超声检查室、库房、清洗消毒间、污物处理室、家长接待室、更衣室、医生办公室、示教室、值班室等。无陪新生儿病区尚需设置哺乳区或哺乳室。

4. 新生儿病室床位数应满足患儿医疗救治的需要，无陪护新生儿病室每床净使用面积不小于 $3m^2$，床间距不小于0.9m。有陪护病室建议为单人间，净使用面积不低于 $12m^2$。

5. 新生儿病室应有相对独立的冷暖气设备。病室内温度恒定在22～24℃，早产儿病室温度恒定在24～26℃，相对湿度为55%～65%，应有空气净化设施。如有单独设立的早产儿室，内部光线、噪声控制须符合早产儿发展性照顾的要求。

二、基本设备要求

每床配备完善的功能设备带，提供电源支持，同时病室内配备足够的氧气、负压吸引设备，有一定数量的压缩空气接口；医疗用电和生活照明用电电路分开；必须安装恒温水控制系统供新生儿沐浴。

1. 监测设备

新生儿病室应配备足够数量的心电监护仪、经皮血氧饱和度仪、氧浓度监测仪、血压计、便携式氧饱和度监测仪、微量血糖仪、经皮胆红素测定仪等，有条件的可配备床边血气分析仪、移动X线摄片机、B超仪等。

2. 治疗和抢救设备

新生儿病室应配备移动吸引装置、空气-氧气混合仪、雾化吸入设备、可摇高和轮子有制动装置的婴儿床、暖箱、远红外辐射床、蓝光治疗仪、足量输液泵及微量注射泵（至少有2台带蓄电池功能）、新生儿复苏皮囊与面罩、喉镜和气管导管、抢救车，有条件的可配备新生儿无创呼吸机等。

3. 辅助设备

新生儿病室应配备储奶冰箱、储药冰箱、婴儿磅秤、电子秤、药物振荡器等；每间病室、沐浴间等有温、湿度计，有条件的配备母乳冷冻冰箱、洗衣机等。

4. 消毒隔离设备

新生儿病室应配备消毒柜、床单位消毒机、移动紫外线车、必要的清洁和消毒设施，每个房间内至少设置1套非接触性洗手设施和手消毒装置。

5. 建立完善的内部通信系统、网络与临床信息管理系统、广播系统。建立和完善重症医学科与医技科室信息管理网。

6. 新生儿病室设施、仪器、设备等应定期检查、保养，保持性能良好。

三、人员配备

1. 新生儿病室应根据床位设置配备足够数量护士，人员梯队结构合理。护士人数与实际开放床位数之比≥0.6∶1，新生儿专业工作2年以上护士占50%以上。1名护士负责不超过6名普通患儿或3名重症患儿。

2. 新生儿病室护士长应由具备中级及以上专业技术职务任职资格，且有2年以上新生儿护理工作经验，有较强管理能力的护士担任。护士应相对固定，经过新生儿专业培训并考核合格,掌握新生儿疾病的护理理论与技能、新生儿心肺复苏等急救操作技术、新生儿病室医院感染预防与控制技术,能正确、熟练使用各种抢救设备等。

3. 新生儿病房实施责任制整体护理,逐渐推行以"家庭为中心"的优质护理服务。

4. 新生儿病室可根据实际需要配置其他辅助人员,如科室秘书、护理员等,均需经过相关培训并考核合格后方可上岗。

四、管理要求

建立健全并严格遵守各项规章制度、质量标准和相关护理常规技术规范,保证护理质量及安全。

1. 无陪伴新生儿病房实行封闭式管理,所有工作人员进出务必随手锁门。无关人员不得随意入内。病房出入口安装监控设备。

2. 建立严格查对制度,准确识别患儿身份,具体如下。

(1)每位患儿随身佩戴2条腕带,作为识别患儿身份的标识。

(2)实行唯一标识管理,使用腕带条码技术识别患儿身份,确保对正确的患儿实施正确的治疗护理与操作。

(3)完善关键流程,有完善的出入院管理和转科交接制度与流程,如急诊、手术室、新生儿重症监护病房(neonatal intensive care unit,NICU)与新生儿病室之间交接流程,入院、出院、检查时的患儿身份识别措施等。

3. 积极预防医院感染发生。建立并落实医院感染预防与控制相关规章制度和工作规范,并有培训、考核及监督。定期开展手卫生、物体表面、环境等必要的卫生学监测和新生儿医院感染目标性监测。

4. 防范与妥善处理意外事件的发生。落实跌倒、烫伤、呕吐物吸入窒息等预防措施,并注意防止严重静脉输液外渗、婴儿被盗、婴儿抱错等严重事件的发生。

5. 新生儿病室应加强消防安全管理,安全使用和妥善保管易燃、易爆设备、设施,加强消防安全检查,并做好工作人员消防安全教育与应急预案演练。

6. 建立健全早产儿发育支持照顾相关制度。营造适合早产儿生长发育所需的环境,依据发育支持照顾理论,对病房环境进行管理监控。每天有声音、光线强度监测并记录;对存在问题持续改进。

第六节 烧伤病房护理管理要求

一、设置与布局

1. 病区分病室和辅助用房两部分。病室分重症隔离病室(收治重度烧伤、特殊烧伤病人及特殊感染的病人)和一般隔离病室(收治中、小面积烧伤病人),二室应相对分隔。辅助用房有换药室、治疗室、配餐室、医疗废物处置室、贮藏室、探视接待区和办公室、厕所等。有条件的医院配备浸浴室、烧伤手术室及手术相关辅助用房。

2. 重症隔离病室一般放置特殊病床(如翻身床、空气气流悬浮床)；收治重度烧伤及特殊烧伤病人、特殊感染病人，病床床间距应不小于1.5m；配备有创/无创血压监测设备、呼吸机、气管插管、气管切开等器械包，氧气、吸引器等设备。有条件的医院可设单人间，使用面积为15~20m²，用于收治隔离病人。

3. 一般隔离病室可放置2~3张床，除有普通病房必须具备的设备外，还需配备翻身床、红外线理疗灯或红外线烧伤治疗机等。

4. 有条件的病房应设内外走廊，外走廊为探视通道及垃圾通道，内走廊为清洁物品、敷料及病人与工作人员进出的通道，以减少交叉感染。

5. 温湿度要求，具体如下。

(1)病室内应有冷暖气设备，要求室温冬季维持在30~32℃、夏季维持在28~30℃，同时应备有辐射床或远红外烧伤治疗机。

(2)病室内应备有除湿设备，保持室内相对湿度为40%~50%，以利于创面干燥，防止霉菌生长。

(3)病室内放置温湿度计，以便随时观察温湿度的变化，及时予以调整，且每班应有记录。

(4)病室内应有通风换气设备，使室内保持空气新鲜。

6.病床与房间面积之比，具体如下。

(1)一般中、小面积烧伤病人，在25m²的房间内设置2张床，必要时可放置3张床，床与床之间距离要求在1.5m以上，床与病室墙边距离为0.5m。

(2)严重烧伤病人应予以特别护理，有条件的可住单人间。

二、人员配备

根据收治病人特点、护理等级情况、床位使用率等配备足够数量、受过专门训练、有明确的资质及岗位技术能力要求的护士。病房护士人数与床位数之比≥0.4∶1；重症隔离病室护士人数与床位数之比≥2.5∶1。

三、管理要求

建立健全并严格遵守各项规章制度、岗位职责和相关技术规范、操作规程，保证医疗服务质量及医疗安全。加强质量控制和管理，指定专(兼)职人员负责护理质量和安全管理。

1. 参照普通病房护理管理要求。

2. 烧伤病区消毒隔离要求，具体如下。

(1)烧伤病区消毒隔离要求参见第四章第十三节消毒隔离制度。

(2)病人隔离要求如下。

1)重症病人隔离要求，具体如下。

a.病人进入清洁消毒后备用的重症隔离病室，进行严密监护。

b. 工作人员进入病室须换清洁的工作衣、口罩、帽子、鞋套,必要时加穿隔离衣,严格限制人员出入病室。

c. 严格执行手卫生制度,接触病人创面需戴无菌手套。

d. 病人使用的医疗用品固定专用。

2)一般病人隔离要求:适用于中、小面积烧伤病人。

a. 工作人员进入病室前,须穿工作衣,戴口罩、帽子、鞋套。

b. 每班更换工作衣,必要时操作前穿戴隔离衣。

c. 严格执行手卫生制度,接触病人创面需戴无菌手套。

3. 换药要求,具体如下。

(1)同一病室内的病人不可在同一时间内换药。

(2)接触特殊菌如炭疽、气性坏疽等感染的敷料,双层封装,按医疗废物处理。

(3)及时做好室内卫生和空气消毒。

4. 探视要求,具体如下。

重症隔离病室禁止陪护和探视;一般隔离病室限制探视和陪护。

第七节　精神科病房管理要求

一、设置与布局

病房分病室和辅助用房两部分。病室有普通病室、重点病人管理室、抢救室(或隔离室)。辅助用房有医生办公室、医生值班室、护士办公室、护士值班室、更衣室、配膳室、盥洗室、浴室、卫生间、库房、活动室、治疗室、处置室、污物洗涤间、示教室等。封闭病房设有病人物品保管室、家属会客室、餐厅等。

精神科病房床位≤60张为宜。要求布局合理,通风、采光良好,房间色调柔和,温湿度适宜,符合病人安全管理要求。

病室设置可分单人间、2～3人间和多人间。设独立卫生间、壁柜,床单位配置有普通床和轮摇床、床上用品、床头柜等。有条件的可增设电视机、电冰箱等。

二、人员配备

每个护理单元设护士长1名。护士人数与床位数之比≥1∶0.4。

三、管理要求

(一)封闭病房管理要求

1. 参照普通病房各项管理要求。

2. 严格执行病房安全管理制度,防止意外。进出病区大门及各室应随手锁门,钥匙妥善保管,所有窗户使用限位器。

3. 病人入病房,除携带日常用品外,禁止将危险品及贵重物品带入。病人衣物、食品根据需要与家属(或病人)点清,视病人的自理能力情况,留取必需物品,原则上由病区统一保管。

4. 病人按床号或饮食种类分桌用餐,治疗饮食病人应集中用餐。密切观察病人食饮情况。

5. 病人活动应按活动日程进行,除需要特别监护的重症病人或接受特殊治疗以及有躯体疾病需要卧床的病人外,应鼓励病人参加工娱疗活动。

6. 加强对各种康复技能的训练。积极培养病人的自我管理能力,提高应对疾病的技能。

7. 探视病人按探视制度执行,病情需要或特殊情况需征得经管医生同意后,在指定地点会客,家属不得在病室逗留,并做好会客后的安全检查等工作。

(二)半开放病房(室)管理要求

1. 参照普通病房各项管理要求。

2. 根据病人病情及家属意愿选择是否住院,并由病人所在医疗组经管医生决定,签署自愿住院同意书。

3. 携带日常用品,严禁把危险物品如剪刀、刀具等带入病房。

4. 病人入住半开放病室期间,医生根据病情开"陪护"医嘱并认真执行,包括老年精神科病人、综合医院精神科病房病人,并严格执行外出管理制度。

5. 医护人员应认真地向家属和陪护者介绍陪护制度及有关规章制度,并督促严格执行。

6. 按精神科分级护理要求对病人进行巡视,发现病人病情变化,如出现兴奋躁动、自杀倾向、住院不安心或其他影响周围环境及他人的情况,应建议医生将病人转至封闭式病房。

7. 精神科半开放病区(室)大门应设置门禁或设专人管理。病人外出,必须由医生评估并签字同意后,办理相关外出手续,在病人家属、监护人、指定的陪护人员、医院指定的工作人员带领下方能外出。

(三)开放病房管理要求

1. 参照普通病房各项管理要求。

2. 精神科的开放病区,收治自愿住院病人,签署自愿住院同意书,对病人实行开放管理。其收治范围为经医生对病人进行病情评估为无冲动、自杀、外逃等危险因素的精神障碍病人。

3. 病人住院期间必须有专人陪护,陪护人员可以是病人的监护人,也可以是监护人的委托人。若患方不履行陪护职责,建议医生根据具体情况转入封闭式病房治疗或作出院处理。

4. 按精神科分级护理要求对病人进行巡视,发现病人病情变化,如出现兴奋躁动、自杀倾向或其他影响周围环境及他人以及不安心住院的病人,建议医生必须转入封闭式病房。

5. 在作息时间允许范围内,病人(或在家属陪护下)可走出病房在医院区域范围内活动。

四、精神科分级护理制度

(一)特级护理

1. 分级依据

(1)精神症状危及自身和周围安全的病人(如有自杀、自伤、伤人、外逃等企图和行为及严重兴奋躁动的病人)。

(2)有意识障碍、严重药物反应、伴有严重躯体疾病、有生命危险的病人。

(3)处于癫痫持续状态的病人。

(4)处于木僵状态的病人。

(5)接受特殊治疗的病人,如无抽搐的电休克治疗等。

2. 实施要求

(1)安置在重点病人管理室,严密观察生命体征和病情变化,尤其是伴有躯体疾病的病人。

(2)根据医嘱,正确实施治疗、用药。

(3)对有自杀、自伤、伤人、外逃等企图和行为及严重兴奋躁动的病人,在医生评估的基础上每班进行相应的护理风险评估,了解病人的心理动态,对病人实施安全护理。

(4)做好基础护理,正确实施口腔护理、压力性损伤预防和护理、管路护理等,实施安全措施。

(5)需约束的病人做好保护性约束的护理,保持病人舒适和功能体位,按保护性约束制度执行。

(6)每班评估病情,实施床旁交接班,做好护理记录。

(二)一级护理

1. 分级依据

(1)精神症状明显的病人。

(2)有自杀、自伤、伤人、外逃意念,但无相应行动的病人。

(3)存在被害、自罪妄想及幻觉所致的异常行为的病人。

(4)生活不能自理(ADL评分≤40分)的病人。

(5)新入院的病人。

2. 实施要求

(1)安置重点病人管理室,每30~60分钟巡视一次病人,严密观察病情变化。

(2)根据医嘱,正确实施治疗、用药。

(3)病人以在重点病人管理室内活动为主,外出必须有人员陪护。

(4)对有自杀、自伤、冲动行为者予以约束时,应做好相应的安全护理和基础护理。

(5)对长期卧床生活不能自理者应做好基础护理,防止并发症。

(6)每天评估病情,实施床旁交接班并做好护理记录,随时记录病情变化。

（三）二级护理

1. 分级依据

（1）一级护理病人病情好转且稳定，精神症状不危害自己和他人，或仅有一般的躯体疾病。

（2）生活自理尚有一定困难需要给予协助的病人，或年老体弱、儿童病人等。

（3）有轻度自杀、出走的倾向，但能接受劝说且无行为者。

2. 实施要求

（1）安置在一般病室，生活物品可由病人自行管理。可在病室内自由活动，在工作人员或家属陪护下可参加各种户外活动。

（2）每2小时巡视一次病人，观察病人的病情变化。

（3）督促或协助病人进行生活护理，如梳洗、饮食、衣着、大小便等。

（4）有计划地安排病人参加工娱疗活动。

（5）进行针对性的健康教育，加强心理护理。

（6）护理记录每周1次，随时记录病情变化。

（四）三级护理

1. 分级依据

（1）症状缓解、病情稳定、等待出院的康复期病人。

（2）无自伤、自杀、冲动、出走危险的病人。

（3）自知力恢复者。

2. 实施要求

（1）安置在一般病室，可酌情实施开放管理。

（2）评估病情，了解病人出院前的心理状态，加强心理护理并帮助解决心理社会问题。

（3）加强各种康复技能训练，鼓励病人参加工娱疗活动，为出院恢复工作、学习等做适应性准备。

（4）护理记录每2周1次，随时记录病情变化。

五、病室安全制度

1. 严格执行交接班制度。新病人，有严重自杀、外逃、冲动毁物行为的病人，保护性约束病人，伴有严重躯体疾病病人应作重点交接班。

2. 封闭式/半开放式病房病人出入病区由工作人员清点人数，严防病人趁机出走或将危险物品带入病室。病人外出活动前，应对室外场所进行安全评估，消除不安全因素。

3. 按级别护理要求认真做好巡视，严密观察病情变化，做好三防工作（防自杀、外逃和冲动毁物），重点巡视高危跌倒、压力性损伤、噎食等病人，落实防范措施。

4. 加强病人晨晚间梳洗、洗澡、理发、刮胡须、修剪指（趾）甲等工作。

4. 封闭式管理病房病人吸烟应在指定地点，防止乱扔烟蒂引起火灾。

5. 进出治疗室、盥洗室、浴室、配餐室、更衣室、储藏室应随时锁门，消毒剂与剧毒药品定位放置并上锁,钥匙、剪刀、体温计、氧气筒、约束带等均应定量、定点放置,每班详细交接,一旦发现数目不符,应立即追查。

6. 安全大检查每周2次。检查范围为病室环境、床铺、褥垫、床头柜和病人活动场所、衣服口袋等;检查内容为病人是否藏有药品、金钱、绳索、刀剪、玻璃制品、打火机等限制物品,应对检查进行详细记录。

7. 加强对陪护、探视人员的管理和宣教,不得把危险品、限制物品带入病房,探视结束应做好安全检查。

六、保护性约束制度

1. 实施保护约束前,应与病人法定监护人签订"对病人进行保护性约束告知书"。做好沟通,取得监护人的理解和支持。

2. 遵医嘱实施保护性约束时,应按照保护约束操作常规执行,护理人员不得擅自约束病人。紧急情况下(遇病人自伤、伤人等)需保护约束病人,执行紧急保护约束流程。

3. 实施保护性约束时,工作人员应态度和蔼,做好解释工作,消除病人的恐惧情绪,避免动作粗暴。严禁用约束来惩罚病人。

4. 针对被约束病人,应定期做到"四送"(送饭、送水、送药、送便器),以保证水和营养的供给,保持床褥清洁干燥,防止压力性损伤发生。

5. 病人在保护约束期间应安置在重点管理室内或隔离室内,加强巡视,防止来自其他病人的袭击、伤害或为其解脱,避免发生意外。

6. 约束肢体必须始终处于功能位,约束松紧度应适宜,定时检查有无肢体发绀、红肿、约束部位皮肤情况、有无自行解脱现象,每2小时轮换松解1次。

7. 每30分钟巡视、评估并记录1次。

8. 应在床旁进行被约束病人的交接班,内容主要为病情、约束带数目、约束松紧度、肢体血液循环状态、床褥是否干燥清洁、基础护理落实情况等。

9. 被约束病人一旦症状有所改善或安静入睡,就应解除约束,并做好记录。

七、保管室制度

1. 病人入院时,护士应逐项检查、登记生活用品及衣服,并做好标记。必要时建立"存物登记本",收存与取物需双方签名,以备查证。严防违禁物品进入病房。

2. 贵重物品由护送人员清点签字带回,特殊情况由护士长签名留存。

3. 家属探视时带入的食品存放于食品柜内,每日由护士按时发放。应经常检查食品质量,及时处理变质食物,并做好与病人或家属的沟通。

4. 食品柜保持清洁、干净,食品放置有序。

5. 根据季节存放病人衣物,柜子内衣物叠放整齐,必要时与家属联系,调换衣服。

八、服药制度

1. 严格执行查对制度，做到准确无误。

2. 发药前准备好温开水。

3. 发药时核对病人住院号、姓名、腕带及药名，按次序发药，如有疑问及时核对，无误后再发放。

4. 发药时认真检查病人口腔、舌下、颊部和手指缝等处，证实药已咽下方可离开（对有催吐行为的病人，在旁观察15~30min再离开），防止藏药、吐药、丢药、蓄药造成意外和影响疗效。

5. 发药盘放于适当位置，严防病人抢药或倒翻药盘。

6. 对拒服药者，应进行说服解释工作；对躁动不合作者，应防止呛入气管，必要时按医嘱给予鼻饲服药，并做好相关告知。

7. 服药后注意观察病人的反应，发现异常立即报告医生，及时处理。

8. 服药完毕应清点用物，防止遗漏在病室。

九、封闭式病房探视制度

1. 探视时应有专人负责接待，耐心解答探视者的询问，有关医疗及预后等问题可咨询经管医生。

2. 检查探视者所带的物品、零食等，根据需要留下食物，交工作人员登记保管。

3. 随时了解探视动态，遇特殊情况应及时处理，必要时应暂停探视。

4. 做好家属宣教工作，不得私自交物品给病人，不得为其他病人代打电话或发信息。若为其他病人代打电话或发信息，需经管医生同意方可执行。

5. 一般应在规定时间、地点探视，不得任意进入病室（卧床者除外），如带病人离开病室，需经医生同意，办理相关手续，知晓注意事项，并应在规定的时间内返回病室。

6. 禁止探视人员带危险物品（各种凶器、锐利器、酒类以及易燃物等）入病室。

十、陪护制度

1. 按医嘱通知家属陪护。

2. 护理人员应向陪护者介绍病室有关制度、注意事项并督促执行。

3. 陪护者需24小时陪护时，不得私自将病人带出病区外，也不得擅自离开病人。若陪护者有事须暂时离开，则应与值班人员取得联系，不能将病人单独置于半封闭区域内。如需带病人离开病房，则必须经医生评估并签字同意，签署相关告知书后方可外出，病人的安全由陪护者负责并应在规定的时间内返回病房。

4. 陪护者不得携带贵重或危险物品进入病室，不得在病室内高声谈笑或议论病人病情、预后，不得随意睡在病人床上，不得逗弄病人取乐，不得为其他病人买东西或打电话等。

5. 未经医生许可，不得擅自请外院医生诊治和使用其他药物。半开放区陪护者如在院期间自己有用药,需对药品加强管理,应存放于护理站,避免病人误服导致意外。

6. 陪护者应遵守医院及病室制度,听从医务人员的指导,爱护公共财物,维护病室整洁。

7. 陪护者应经常注意病人情况,并提供心理支持。如病情有变化,则应及时向医务人员汇报。

8. 陪护者不能随意进入办公室、治疗室,不能擅自翻阅病历和其他医疗记录。

十一、病人开放制度

1. 根据精神科分级护理标准,确定开放级别。三级开放需先由病人、家属提出申请。

2. 严格执行开放标准,由经管医生开具医嘱并签订开放管理相关的协议书。

3. 病人外出需佩戴开放卡,明确返回时间,按时返回病室并进行安全检查。每日开放外、出及回病室时,工作人员一定要清点人数,一旦发现逃跑应立即追寻并及时报告。

4. 开放病人必须在规定范围内活动,不得擅自离院,禁止到不安全的地方活动,禁止将危险物品带入病房。禁止直接给其他病友带东西。

5. 设开放组长,并定期召集开放病人会议。教育病人应爱护院内花草树木及公共财物,病友间应团结互助,如发现异常情况应及时向医务人员反映。

6. 开放期间病人病情变化或有违反规定行为时,各级医务人员应及时终止开放,并采取措施。

7. 开放级别及要求

一级开放:在规定区域内由工作人员组织并带领活动,活动范围如工疗室、花园等。

二级开放:①在规定时间由病人组长带领,到病房外自由活动。②在工作人员带领下,到院外参加集体活动。③在监护人员陪同下外出活动。

三级开放:在规定时间内,可单独到病房外自由活动。

十二、戒毒病房管理规定

1. 住院病人在脱毒期间一律采用全封闭式管理,不留陪客,不准探视与会客,终止通信联系,停止一切社交活动,保证在完全隔离的情况下脱毒。

2. 病人必须持本人身份证登记后方能入院,入院时一律进行安全检查,凡发现携带毒品、吸毒工具者,当即没收并交有关部门处理;危险物品及各种通信工具由家属带回,或暂由病房登记保管,在出院时退还;住院期间进行定期或不定期安全检查。

3. 协助医生对新入院病人进行严格的躯体检查,包括口腔、义齿、鼻腔、耳道、头发、腋下、指(趾)缝、脚掌、腹股沟等处,检查时必须有两名工作人员在场,必要时检查直肠和阴道(指已婚女性并请妇产科会诊检查)并填写体格检查表。

4. 严禁非工作人员进入病区,禁止任何人向病人递送物品,凡住院期间所必需的生活用品一律由病房代购供应。

5. 病房设置规范,男女病室分开,保持病室内安静、整齐、清洁、安全,禁止擅自移动病室内设施。

6. 病人的娱乐活动一律在病区规定地点进行,禁止在病室内聚众赌博。

7. 按护理级别对病人进行巡视,确保病人在工作人员的监护及帮助下脱毒。

8. 对不配合治疗、不服从管理,经说服教育无效者,医院可对其作自动出院处理。

9. 凡发现在医院内偷吸毒品、贩卖毒品或送人毒品者,除没收毒品外,还应将当事人送交公安部门处理。

10. 康复期(3个月)治疗病人,需经病房批准,在工作人员的严密组织监护下,方能外出在院内活动。

十三、戒毒病房安全管理制度

1. 病人需凭身份证办理住院手续,并签订戒毒病房住院告知书。

2. 病人入院由两名工作人员进行全面安全检查,更换院服。必备日用品须严格检查后方可带入。

3. 严禁将毒品、电器及危险物品带入病房。饮食用品一律由病区统一定期购买。

4. 每日进行安全检查,严防毒品及危险品流入病房,发现危险物品及时处理,如有偷吸毒品者,交公安部门处理。

5. 病区办公室、治疗室、药房、配餐室、储藏室等应随手关闭,禁止病人进入。

6. 工作所需的危险物品应定数量、定点放置,有详细的交接记录。

7. 病房各种设施定期检查,及时维修,禁止擅自移动设施和调动床位。

8. 氧气筒以及取暖设施等使用时有专人管理,室内禁止吸烟,防止火灾、爆炸等意外。

9. 病区实行封闭管理,除本病区工作人员及相关职能科室人员因工作需要进入病区外,其他人员一律禁止入内。

10. 对冲动、不合作者,影响治疗或干扰病室正常秩序的病人及时采取有效措施。

第六章

特殊科室护理管理要求

第一节 急诊科护理管理要求

急诊科是医院急症诊疗的首诊场所,也是社会医疗服务体系的重要组成部分。急诊科24h开放,承担来院急诊病人的紧急诊疗服务,为病人及时获得后续的专科诊疗提供支持和保障。

一、设置与布局

(一)设置要求

急诊科应有与医院级别、功能和任务相适应的场所、设施、设备、药品和技术力量,以保障急诊工作及时有效开展。急诊科设置与布局要以方便病人就诊治疗、符合急诊救治流程为原则,同时又要有利于医院感染的预防和控制。

急诊科应设在医院内便于病人迅速到达的区域,并临近大型影像检查等急诊医疗依赖较强的部门;应有醒目的路标和标识,以方便和引导病人就诊,与手术室、重症监护病房等相连接的院内紧急救治绿色通道标识应当清楚明显;出入口应通畅,设有无障碍通道,方便轮椅、平车出入,并设有救护车通道和专用停靠处;有条件的医院可分设普通急诊病人、危重伤病病人和救护车出入通道。

急诊科应当明亮,通风良好,门应足够大,候诊区应宽敞,通道和各室应宽敞,就诊流程便捷通畅,建筑格局和设施应当符合医院感染管理的要求。儿科急诊应当根据儿童的特点,提供适合患儿的就诊环境。

急诊科应设有急诊通信(电话、传呼、对讲机)装置,有条件的医院可建立急诊临床信息系统,为医疗、护理、感染控制、医技、保障和保卫等部门及时提供信息,并逐步实现与卫生行政部门和院前急救信息系统的有效衔接,保障病人医疗的连贯性。

(二)布局要求

急诊科应设医疗区和支持区,医疗区包括预检分诊处、诊疗区、治疗室、处置室、抢救室、观察室、清创室、急诊监护室等;支持区包括挂号、收费、各类辅助检查部门、母婴室、药房和安全保卫等部门。医疗区和支持区布局应合理,以缩短急诊检查和抢救半径。

1. 预检分诊处　预检分诊处需设置在急诊区域明显的位置，一般设在急诊科入口处，与挂号处相邻，面向候诊区，连接治疗区，并有明显标志。预检分诊护士根据预检分诊制度进行有效分诊，经分诊后的病人就近进入相应的诊疗区域。预检分诊处应有宽敞的空间、充足的光线，配有保护病人隐私设备、通信设施、紧急报警系统、电脑（或病人就诊登记本）、候诊椅以及转运病人的工具等，还需备有各种常用检查器材。

2. 诊疗室　应当根据需要设内科、外科、妇产科、眼科、耳鼻喉科、口腔科、皮肤科等诊疗室。每个诊疗室应设单独房间，配备带有遮隔措施的诊察床和临床常用检查器械，有条件的医院可配备中心供氧和吸引装置、电脑、打印机等。

3. 抢救室　抢救室应临近急诊预检分诊处，根据需要设置相应数量的抢救床。抢救床位占各级医院总床位数的百分比（含急诊ICU）分别为三级甲等≥1.5%；三级乙等≥1.2%；二级医院≥1.0%。每床净使用面积不小于12m²。抢救室内应备有急救药品、器械及心肺复苏、心电监护等设备，并应具有施行紧急外科处置的功能。急诊病人在抢救室留置时间原则上不超过24h。

4. 急诊重症监护室　急诊重症监护室应临近急诊抢救室，自成一区，相互间有垂直或水平交通，三级甲等床位数不少于10张，三级乙等床位数不少于5张。内部结构和设备参照重症监护室要求，护士人数与床位数之比为（2.5～2.8）∶1。

5. 观察室　观察室应根据急诊病人流量和专业特点设置观察床，收住需要在急诊临时观察的病人。急诊病人留观时间原则上不超过72h。设有单独医生办公室、护士站、治疗室、观察病室等，基本设置与普通病房相同。

6. 清创室　清创室室内光线应充足，空气流通，有冷暖气设备，分清洁区和污染区，并有明显标志。配有无影灯、简易手术床、供氧和吸引装置、器械柜、清创缝合、换药用物、污物桶、洗手池等。各种药品分类放置，无菌物品按消毒规范要求专柜放置。

7. 急诊输液室　急诊输液室根据医院急诊就诊人数配置输液区和治疗区。输液区配备相应数量的输液椅（床）、供氧、吸引装置，备有抢救药品、器材和治疗用物。

二、基本设备及药品配置要求

（一）仪器设备

急诊科应配备心电图机、心脏起搏器、除颤仪、心脏复苏机、简易呼吸器、呼吸机、心电监护仪、中央监护系统、负压吸引器（有中心负压吸引可不配备）、给氧设备（中心供氧的急诊科可配备便携式氧气瓶）、洗胃机，急救搬动、转运器械，各种基本手术器械等。三级综合医院还应配备便携式超声仪和床旁X线机，有需求的医院还可配备血液净化设备和快速床旁检验设备。

（二）抢救室急救药品

抢救室急救药品应配备有心脏复苏药物、血管活性药、利尿及脱水药、抗心律失常药、镇静止惊药、止痛药、解热药、止血药、常见中毒的解毒药、平喘药、纠正水电解质酸碱失衡类药、各种静脉补液液体、局部麻醉药、激素类药物等。

三、人员配备

急诊科必须根据每日就诊人次、病种和急诊科医疗、教学需求等配备足够数量、受过专门训练、有明确资质及岗位技术能力要求的护士。

1. 综合医院急诊科护士长应有主管护师以上任职资格,在急诊护理领域工作5年以上,有一定管理能力,负责本科的护理管理工作。

2. 急诊科应有相对固定的急诊护士,且不少于在岗护士的75%,急诊预检护士要求有3年以上急诊临床护理工作经验,护士结构梯队应合理。急诊护士经规范化培训考核合格,掌握急诊、危重症病人的常见急救护理技能,能配合常见急救操作,熟悉急诊护理工作内涵与流程,并定期接受急救技能培训。培训间隔时间原则上不超过2年。

3. 急诊科可根据实际需要配置行政管理和其他辅助人员,应配备一定数量的卫生工作人员,负责护送病人检查、住院等,以减少中间环节,并实施全程服务。

4. 急诊护士应掌握的技术和技能包括急诊护理工作内涵及流程,急诊预检分诊;急诊科内的医院感染预防与控制原则;常见危重症的急救护理;创伤病人的急救护理;急诊、危重症病人的监护技术及急救护理操作技术;急诊各种抢救设备、物品及药品的应用和管理;急诊病人的心理护理要点及沟通技巧;突发事件和群体伤的急诊急救配合、协调和管理等。

四、管理要求

1. 建立健全并严格遵守各项规章制度、岗位职责和相关技术规范、操作规程,保证医疗服务质量及医疗安全。加强质量控制和管理,指定专(兼)职人员负责护理质量和安全管理。

2. 根据急诊医疗工作制度与诊疗规范的要求,在规定时间内完成急救诊疗工作。实行首问负责制,不得以任何理由拒绝或推诿急诊病人;对危重急诊病人按照"先及时救治,后补交费用"的原则救治,确保急诊救治及时有效。

3. 制定并严格执行分诊程序及预检分诊原则,按病人的疾病危险程度进行有效分诊,对可能危及生命安全的病人应立即实施抢救。挂号、化验、药房、收费等窗口应有抢救病人优先的措施。

4. 设立针对不同病情急诊病人的停留区域,保证抢救室危重症病人生命体征稳定后能及时转出,以保持足够空间便于应对突来的其他危重症病人。

5. 常备的抢救药品应定期检查和更换,有专人管理,保证药品在有效期内。麻醉药品和精神药品等特殊药品,应按照国家有关规定管理。

6. 对抢救设备进行定期检查和维护,在有效期内使用,保证设备完好率达到100%,并合理摆放,有序管理。急救设备处于应急备用状态,有应急调配机制。

7. 急诊科医护人员应当按病历书写有关规定书写医疗文书,确保每一位急诊病人都有急诊病历,记录诊疗的全过程和病人去向。

8. 遵循国家《病区医院感染管理办法》(2016)及相关法律法规,加强医院感染管理,严格执行标准预防及手卫生规范,并对特殊感染病人进行隔离。

9. 在实施重大抢救时,特别是在应对突发公共卫生事件或群体灾害事件时,应按规定及时报告医院相关部门,医院根据情况启动相应的应急预案。

第二节　重症监护病房护理管理要求

重症监护病房以综合性重症病人救治为重点,独立设置,床位向全院开放,负责对危重病人提供及时、全面、系统、持续、严密的监护和救治。应具备与其功能和任务相适应的场所、设施、必要的监测和治疗设备,以满足危重症病人的救治需要。

一、设置与布局

1. 重症监护病房的整体布局应该保证医疗区域、辅助用房、污物处理和医务人员生活辅助用房区域等有相对的独立性,以减少彼此之间的干扰,控制医院感染。同时,重症监护病房应接近手术室、医学影像学科、检验科、输血科(血库)、药房等,方便病人转运、检查和治疗。

2. 建筑应有合理的包括人员流动和物流在内的医疗流向,有条件的医院可以设置不同的进出通道。并能提供医护人员便利的观察条件和在必要时尽快接触病人的通道。每床使用面积不小于15m²,床间距大于1m;每个病区最少配备一个单间病房,使用面积不小于18m²,用于收治隔离病人。

3. 病区具备良好的通风、采光条件。医疗区域内的温度应维持在(24±1.5)℃。有足够的非接触性洗手设施和手部消毒装置,单间每床1套,开放式病床每2床至少1套。

4. 根据专科来源和卫生行政部门的要求,重症医学科应配备负压隔离病房1～2间。

5. 重症监护病房应建立完善的内部通信系统、网络与临床信息管理系统等。

二、基本设备要求

1. 每床配备完善的功能设备带或功能架,提供电、氧气、压缩空气和负压吸引等功能支持。每张监护病床装配12个以上电源插座,氧气接口、压缩空气接口和负压吸引接口各2个以上。

2. 医疗用电和生活照明用电线路分开,应有备用的不间断电力系统和漏电保护装置,每个床位的电源应该是独立的反馈电路供应。

3. 每床配备床旁监护系统,进行心电、血压、经皮血氧饱和度、有创压力监测等基本生命体征监护。为便于安全转运病人,每个重症监护病房至少应配备1台便携式监护仪。

4. 三级综合医院的重症监护病房原则上应该每床配备1台呼吸机,二级综合医院的重症监护病房可根据实际需要配备适当数量的呼吸机。每床配备简易呼吸器。为便于安全转运病人,每个重症监护病房至少应有1台便携式呼吸机。

5. 每床均应配备输液泵和微量注射泵,其中微量注射泵原则上每床4通道及以上。另配备一定数量的肠内营养输注泵。

6. 应配备适合的病床和防压力性损伤床垫。

7. 其他必配设备包括心电图机、血气分析仪、除颤仪、心肺复苏抢救装备车（车上备有喉镜、气管导管、各种管道接头、急救药品以及其他抢救用具等）、纤维支气管镜、升降温设备等。三级医院必须配置血液净化装置、血流动力学与氧代谢监测设备。

三、人员配备

重症监护病房必须配备足够数量、受过专门训练、有明确资质及符合岗位技术能力要求的护士。护士人数与床位数之比≥2.5∶1；可以根据需要配备适当数量的医疗辅助人员，有条件的医院还可配备相关的设备技术与维修人员。

1. 护士长应有中级以上专业技术职务任职资格，在重症监护领域工作3年以上，有一定管理能力，负责本科的护理管理工作。

2. 护士应接受过严格的专业理论和技术培训并考核合格。应掌握重症监护的专业技术包括氧疗技术，气道管理和人工呼吸机监护技术，循环系统血流动力学监测，心电监测及除颤技术，血液净化技术，水、电解质及酸碱平衡监测技术，输液泵的临床应用和护理，外科各类导管的护理，胸部物理治疗技术，重症病人营养支持技术，危重症病人抢救配合技术等。除应掌握重症监护的专业技术外，应具备各系统疾病重症病人的护理、重症监护病房的医院感染预防与控制、重症病人的疼痛管理、重症病人的心理护理等能力。

四、管理要求

1. 建立健全并严格遵守各项规章制度、岗位职责和相关技术规范、操作规程，保证医疗服务质量及医疗安全。加强质量控制和管理，指定专（兼）职人员负责护理质量和安全管理。

2. 医院相关科室应有足够的技术支持能力，能随时为重症监护病房提供床旁B超、血液净化、X线摄片等影像学以及生化和细菌学等实验室检查。

3. 病床数量应符合医院功能任务和实际收治重症病人的需要，三级综合医院重症监护病房床位数为医院病床总数的2%～8%，床位使用率以75%为宜；若全年床位平均使用率超过85%时，则应该适度扩大规模。每天至少应保留1张空床以备应急使用。

4. 加强医院感染管理，严格执行手卫生规范及对特殊感染病人的隔离。严格执行预防和控制呼吸机相关性肺炎、导管相关性血行感染、导尿管相关性尿路感染的各项措施，加强耐药菌感染管理，对感染及其高危因素实行监控。

5. 对感染病人应依据病原体传播途径实施相应的隔离措施，对经空气传播疾病病人应安置于负压病房进行隔离治疗。

6. 严格限制非医务人员的探访，确需探访的，应落实隔离措施，并遵循医院感染预防控制的相关规定。

7. 重症监护病房装饰必须遵循不产尘、不积尘、耐腐蚀、防潮防霉、防静电、容易清洁和符合防火要求的原则。

第三节　儿童重症监护病房护理管理要求

儿童重症监护病房（pediatric intensive care unit，PICU）的布局、设备设施、专业人员设置及医院感染控制需符合《重症医学科建设与管理指南（试行）》的基本要求。应有与其功能和任务相适应的场所、设施、必要的监测和治疗设备，有足够的技术支持能力，以满足危重症患儿的救治需要。PICU实行相应的分级建设，即在不同级别的行政区域建设不同层次的PICU，通过有序的转诊体系，构建完善的区域性儿童重症救治网络。各个层级的PICU应严格按照其定义的技术条件与能力，开展区域性重症儿童转诊救治工作，以保证每个危重症儿童都能得到第一时间救护。

一、设置与布局

1. 儿童重症监护室应设置在方便患儿转运、检查和治疗的区域，并应接近主要服务对象病区、手术室、影像学科、化验室和输血科（血库）等，如水平方向无法实现邻近，则应考虑楼上楼下的垂直邻近。

2. 重症监护室的整体布局应保证医疗区域、辅助用房区域、污物处理区域和医务人员生活区域等有相对的独立性，应设置多个通道，便于工作人员、住院患儿、保障物资、污物废物的进出，以减少彼此之间的互相干扰，有利于感染的控制。

3. 重症监护室应具备良好的通风、采光条件，有条件的医院可装配空气调节及净化设备，以独立控制室内的温湿度。医疗区域内的温度应维持在（24±1.5）℃，湿度为50%～60%。每个单间的空气调节系统可独立控制。有足够的非接触性洗手设施和手消毒装置，单间每床1套，开放式病床每2床至少1套。

4. 每张病床的占地面积为15～18m²；至少配备一个单间病房。根据患儿专科来源和卫生行政部门的要求配备负压病房1～2间。

5. 辅助用房包括医生办公室、工作人员休息室、医护值班室、配奶间、中央工作站、治疗室、配药室、仪器室、更衣室、污物处理室、盥洗室等。有条件的重症监护室可配置其他辅助用房，包括示教室、家属接待室、实验室、营养准备室等。辅助用房面积与病房面积之比＞1.5∶1。

6. 儿科重症监护室建筑装饰必须遵循不产尘、不积尘、耐腐蚀、防潮防霉、防静电、容易清洁和符合防火要求的总原则。地面覆盖物、墙壁和天花板应该尽量采用高吸音的建筑材料，增设一些儿科卡通图案和儿科元素。

7. 各类仪器的报警声（如呼吸机、监护仪等）、电话铃声等在不影响正常工作的情况下，尽可能降低音量。根据国际噪声协会的建议，重症监护室白天的噪声最好不要超过45分贝，傍晚不超过40分贝，夜晚不超过20分贝。

二、基本设备要求

(一)基础设备

1. 每床配备完善的功能设备带或功能架,提供电、氧气、压缩空气和负压吸引等功能支持。每张监护床装配12个以上电源插座,氧气接口、压缩空气接口和负压吸引接口各2个以上。

2. 医疗用电和生活照明用电线路分开。应有备用的不间断电力系统和漏电保护装置,每个电路插座都应在主面板上有独立的电路短路器,每个床位的电源应该是独立的反馈电路供应。

(二)监护设备

每床配备床旁监护系统,进行心率、呼吸、血压、经皮血氧饱和度、有创压力监测等基本生命体征监护。为便于安全转运患儿,每个监护室单元至少配备便携式监护仪、呼吸机、吸引器。

(三)治疗设备

1. 每3张监护床配备不少于2台常频呼吸机、1台持续气道正压给氧仪(continuous positive airway pressure,CPAP)或双水平气道正压给氧仪(bilevle positive airway pressure, BIPAP)。每床配备简易呼吸器(复苏呼吸皮囊)。

2. 每床均应配备输液泵和微量注射泵,其中微量注射泵每床4通道及以上。另配备一定数量的肠内营养输注泵。

3. 应配备适合监护室使用的病床,根据需要配备辐射床、保温箱、防压力性损伤床垫等。

4. 其他设备包括心电图机、血气分析仪、除颤仪、胸部排痰仪、心肺复苏抢救装备车(车上备有喉镜、气管导管、各种管道接头、急救药品以及其他抢救用具等)、体外起搏器、纤维支气管镜、电子升降温设备、呼气末二氧化碳监测仪等。三级医院必须配置血液净化装置、体外循环设备、血流动力学与氧代谢监测设备。

(四)信息系统

医院必须有足够的设备,随时为监护室提供床旁影像设备、生化和细菌学等检查。还应配备完整的文字和图像处理网络系统设备,保障信息正常疏通。建立完善的内部通信系统、网络与临床信息管理系统、广播系统。建立和完善重症医学科与医技科室信息管理网。

(五)其他设备

除上述必配设备外,有条件的医院视需要可选配以下设备,包括简易生化仪和乳酸分析仪;闭路电视探视系统,每床一个成像探头;脑电双频指数监护仪、输液加温设备、胃黏膜二氧化碳张力与pH测定仪、床边脑电图和颅内压监测设备、主动脉内球囊反搏器和左心辅助循环装置、防止下肢深静脉血栓发生的反搏处理仪器等。

三、人员配备

儿童重症监护病房必须配备足够数量、受过专门训练、有明确的资质及岗位技术能力要求的护士。护士人数与床位数之比≥2.5:1;可以根据需要配备适当数量的医疗辅助人员,如呼吸治疗师、临床药师、临床营养师、心理咨询师、儿童治疗性游戏专家等;有条件的医院可配备相关的专职设备技术与维修人员。

1. 护士长应有中级以上专业技术职务任职资格,在该领域工作3年以上,有一定管理能力,负责本科的护理管理工作。

2. 护士应经过严格的专业理论和技术培训并考核合格。应掌握的重症监护的专业技术包括输液泵的临床应用和护理,外科各类导管的护理,氧疗技术,气道管理和人工呼吸机监护技术,循环系统血流动力学监测,心电监测及除颤技术,血液净化技术,水、电解质及酸碱平衡监测技术,胸部物理治疗技术,重症病人营养支持技术,危重症患儿抢救配合技术等。除掌握重症监护的专业技术外,还应具备各系统疾病重症患儿的护理、重症监护病房的医院感染预防与控制、重症患儿的疼痛管理、重症监护患儿的心理护理等能力。

四、管理要求

(一)患儿安全

1. 制定统一的收治/转出PICU标准,将重症医学科救治对象限于急性发作或急骤变化并危及生命的患儿而非慢性消耗性疾病及肿瘤的终末状态。相对固定的、高质量的护理队伍是重症患儿病情动态观察、评估的第一道防线,保证最低限护士人数与床位数之比是保证患儿安全的基石。病床数量应符合医院功能任务和医院等级实际收治患儿的需要,应达所在医院儿童病床数的5%以上。床位使用率以80%~85%为宜,全年平均床位使用率超过85%时,应该适度扩大规模。

2. 严格执行查对制度及转科交接制度,在实施治疗护理、操作、转运时准确识别患儿身份。

3. 积极防范不良事件的发生,有跌倒、烫伤、压力性损伤、呕吐物吸入窒息风险评估和预防干预措施,发生不良事件应及时上报并妥善处理。

4. 有完善的无陪病房消防安全管理制度及应急预案。消防通道通畅,防火器材(灭火器、消火栓)完好,防火区域隔离符合规范要求。根据消防安全要求,全科室人员定期进行消防演练并记录。

(二)感染监控管理

1. 严格限制非医务人员的探访,确需探访应穿隔离衣,并遵循医院感染预防控制的有关规定。

2. 加强医院感染管理,严格执行手卫生规范及对特殊感染患儿的隔离。严格执行预防和控制呼吸机相关性肺炎、导管相关性血行感染、导尿管相关性尿路感染的各项措施,加强耐药菌感染管理,对感染及其高危因素实行监控。

3. 对感染患儿,应当依据病原体传播途径实施相应的隔离措施,对经空气传播的感染性疾病患儿应当安置在负压病房进行隔离治疗。

4. 每季度有对消毒液、手卫生、物品表面、环境等指标的监测数据。年度总结科室院内感染发生情况,有整改意见并有书面记录。

(三)特殊药物的管理

新生儿病室应有专门区域放置急救设备、急救药品和物品,且区域有明显标识。有急救设备、药品和物品的清单和基数。

第四节 新生儿重症监护室护理管理要求

新生儿重症监护室(neonatal intensive care unit,NICU)的布局、设备设施、专业人员设置及医院感染控制,需符合《重症医学科建设与管理指南(试行)》《新生儿病室建设与管理指南(试行)》和《医疗机构新生儿安全管理制度(试行)》的基本要求。NICU应根据医院的功能任务、实际收治患儿需要、服务条款、空间利用率、预计床位需求、人力资源需求和其他相关的基本信息进行设计。设计策略在充分考虑实现项目目标,解决临床医疗、学科发展、医学教育和婴儿、家庭、工作人员的社会需要后,应同时根据实际需要保持灵活性和创造性。

一、设置与布局

NICU为独立病区,所处的位置应以邻近新生儿病室、产房、手术室、急诊室为宜。NICU内部划分为治疗空间和辅助空间。治疗空间根据需要划分为重症监护区、早产儿室、隔离室、出院过渡室、手术室、治疗室、奶库/配奶间、沐浴间、家庭护理区等。辅助空间根据服务项目划分为接待区、办公区、库房、污物处理间、员工生活区等。各功能区建筑布局应符合医院感染预防与控制的有关规定,做到洁污区域分开,工作人员通道和患儿通道分离,功能流程合理。

室内装饰必须遵循不产尘、不积尘、耐腐蚀、防潮防霉、防静电、容易清洁和符合防火要求的原则。采取适宜的空气净化措施,使室内空气质量达到《医院空气净化管理规范》(WS/T 368—2012)中规定的环境要求:治疗空间达到Ⅱ类环境,辅助空间达到Ⅲ类环境。如有单独设立的早产儿室,内部光线、噪声控制须符合早产儿发展性照顾的要求。早产儿病室温度应为24~26℃,足月新生儿病室温度为22~24℃;湿度为55%~65%,有冷暖气设备。

NICU床位数和占地面积须根据医院总床位数、新生儿病人数量、病人来源、疾病谱、平均住院天数、病人流动量以及开展的业务等因素来确定。根据《三级儿童医院评审标准(2011年版)实施细则》,NICU床位占新生儿病房的20%以上,且每年度根据需求对NICU床位数进行评估,以满足危重患儿诊治需求。

病室内每床净使用面积抢救单元不小于6m²,其他床位不小于3m²,床间距不小于0.9m;最少配备一个单间病房,用于收治隔离病人。病房内的过道宽度至少为1.5m,以保证医疗设备通过。

二、基本设备要求

NICU病房的设备、药品配置应符合《重症医学科建设与管理指南(试行)》的要求,并应加强管理,保持设备完好、备用状态。

(一)基础设备

1. 每床配备完善的功能设备带或吊塔,提供电、氧气、压缩空气和负压吸引等接口。每张监护病床装配12个以上电源插座,氧气接口、压缩空气接口、负压吸引接口各2个以上。

2. 医疗用电和生活照明用电线路分开。每个床位的电源应该是独立的反馈电路供应,应有备用的不间断电力系统和漏电保护装置,每个电路插座都应在主面板上有独立的电路短路器。必须安装恒温水控制系统供新生儿沐浴。

(二)监护设备

每床配备床旁监护系统,可进行心电、血压、经皮血氧饱和度仪、有创压力监测等基本生命体征监护,有条件的医院可设立中央监护站。为便于安全转运患儿,NICU应至少配备1台便携式监护仪、呼吸机、吸引器。

(三)治疗设备

每个监护床单元需要标准配置输液泵(配备适量带蓄电功能)、经皮血氧饱和度仪/心肺监护仪、氧气表、负压表、远红外辐射床/暖箱、空气–氧气混合仪吸氧设备、呼吸机、复苏皮囊等。病房配置一定数量的无创CPAP辅助通气设备、喉镜,并配备床边X光摄片机、超声仪、心电图机、消毒柜、储奶冰箱等。根据开展的业务内容配备除颤仪、血流动力学与氧代谢监测设备、变温毯、纤维支气管镜、NO吸入设备、血液净化装置、体外循环系统、危重新生儿转运暖箱等设备。

(四)新生儿急救药品和物品配置齐全

NICU应有专门区域放置急救设备、急救药品和物品,且区域有明显标识。有急救设备、药品和物品的清单和基数。

(五)信息系统

建立完善的内部通信系统、网络与临床信息管理系统、广播系统。建立完善的重症医学科与医技科室信息管理网。

三、人员配备

根据NICU规模配备医护人员,确保正常医疗护理工作的顺利进行。可以根据需要配备适当数量的医疗辅助人员,有条件的医院还可配备相关的设备技术与维修人员。

1. 护士长具应中级及以上专业技术职务任职资格,在该领域工作2年以上,有较强管理能力。

2. NICU护士人数与床位数之比≥1.5:1。所有护理人员均应参加NICU岗前培训,考核合格后方能独立上岗。

3. NICU护士应熟练掌握暖箱、辐射抢救台、微量输液泵以及生命体征监护仪等设备的操作;危重新生儿和早产儿护理、经外周静脉穿刺的中心静脉导管(peripherally inserted central cathether line insertion,PICC)维护技术等专科护理技术;能开展危重患儿基础护理、血流动力学监测、机械通气应用、危重症评估、循环氧合技术、肝肾功能支持、胃肠功能支持、营养支持、内环境监测等重症监护技术。能够熟练、正确使用各种抢救设备,熟练掌握新生儿心肺复苏技术。

4. 新生儿病室可根据实际需要配置其他辅助人员如专职技术人员,经过培训并考核合格后录用。

四、管理要求

(一)新生儿安全管理制度

1. 严格执行查对制度,准确识别患儿身份,具体如下。

(1)每位患儿随身佩戴2条腕带,作为识别患儿身份的标识。

(2)实行唯一标识管理,使用腕带条码技术识别患儿身份,确保对正确的患儿实施正确的治疗护理与操作。

(3)完善关键流程的患儿识别措施,对NICU出入院、转科、手术等重点环节有严格规范的工作流程,建立健全的转科交接登记制度。

2. 防范与妥善处理意外事件的发生。有跌倒、烫伤、压力性损伤、呕吐物吸入窒息风险评估和预防干预措施,并注意防止砸伤、婴儿被盗等事件发生。有新生儿护理专项质量管理标准、安全管理制度并落实到位。

3. 建立NICU感染预防与控制管理制度及工作规范,并有培训、考核及监督,具体如下。

(1)有高危新生儿、疑似传染病、传染病患儿消毒隔离制度,并采取隔离措施,标识清晰。

(2)进行必要的医院感染目标性监测。对下呼吸道、手术部位等主要部位感染以及导尿管相关尿路、血管导管相关血流等感染有具体预防控制措施。实行呼吸机相关性肺炎、导管所致血行性感染、留置导尿管所致泌尿系感染等的目标监测。每季度开展常规监测,如环境卫生学监测,物体表面、空气、医务人员手等采样监测,消毒液浓度、紫外线灯的强度监测。对消毒液、手卫生、物品表面、环境等指标每季度有监测数据。

4. 制定新生儿暖箱、配奶间、奶瓶、奶嘴、沐浴间的清洁消毒规范。暖箱定期清洁更换,停用暖箱后彻底清洁、消毒。奶瓶、奶嘴一人一用,每次更换,及时清洗并集中消毒。消毒后的奶瓶、奶嘴每月采样做生物学监测并记录。清洁配奶间环境、储奶冰箱;冰箱冷藏室温度控制在2~8℃,母乳冷冻冰箱温度控制在-20℃,日班、晚班监测温度并记录。

(二)母乳喂养相关制度

建立母乳喂养相关制度和措施,宣传和促进母乳喂养。定期进行母乳喂养知识宣教。护士掌握母乳喂养相关知识和技能、常见问题、处理方法,具备指导哺乳的能力。对家长实施母乳喂养相关知识和技能的指导,家长掌握并效果良好。提供实现母乳喂养的环境及条件,母婴分离时鼓励家长送母乳。采用各种举措及时收集、喂哺新鲜挤出的初乳,提高早产儿母乳喂养率。

（三）推行"以家庭为中心"的护理模式

无陪病房需有家长探视制度。在遵循NICU消毒隔离规范的前提下，推行"以家庭为中心"的优质护理服务。促进家长掌握必要的照顾患儿的知识与技能，帮助家长有效地、持续地参与患儿的护理。促进亲子交流，运用不同的形式提供家长信息：口头、文字、录像等，促进护患合作关系的建立。提供延续性护理，为家长提供出院前健康教育和家庭健康教育资料。

（四）早产儿发育支持照顾相关制度

营造适合早产儿生长发育所需的环境，依据发育支持照顾理论，对病房环境进行管理监控。每天有声音、光线强度监测并记录；对存在问题进行持续改进。

第五节　手术部（室）护理管理要求

为加强手术部（室）护理质量管理，规范手术部（室）护理管理工作，提高护理质量，保障医疗安全，有效预防和控制外科手术部位感染，应制定手术部（室）护理管理要求规范。

一、设置与布局

1. 医院手术部（室）应具备与医院等级、功能和任务相适应的场所、设施、仪器设备、手术器械、相关医疗用品，保障手术工作安全、及时、有效地开展。

2. 手术部（室）应设在医院内便于接送手术病人的区域，宜临近重症医学科、临床手术科室、病理科、输血科（血库）、消毒供应中心等部门。医院应设立急诊手术病人绿色通道。

3. 手术部（室）的建筑布局应当遵循医院感染预防与控制的原则，做到布局合理、分区明确、标识清楚、符合功能流程合理和洁污区域分明。手术部（室）分为限制区（具有空气净化设施的又称为洁净区）、半限制区（准洁净区）、非限制区（非洁净区）。限制区可设手术间、洗手间、无菌物品间、仪器室、贮药室、应急消毒间等。半限制区可设术前准备室、器械敷料室、标本间、污物处理间、麻醉恢复室、办公室、值班室、休息室、示教室、家属谈话间等。非限制区可设餐厅、更衣室、卫生间等。手术部（室）应设有工作人员出入通道、手术病人出入通道、物流通道，物流需做到洁污分开，流向合理。

4. 手术间的数量应根据医院手术科室的床位数及手术量进行设置，满足医院日常手术工作的需要。手术间的面积应根据手术大小和各种手术设备仪器所需空间而定，一般手术间以40㎡为宜，骨科、神经外科手术间以40~46㎡为宜，心脏手术间以54㎡为宜，特殊手术间应为65~75㎡或更大。

5. 手术间建筑装饰应遵循不产尘、不积尘、耐腐蚀、不开裂、防潮防霉、容易清洁、环保节能和符合防火要求的总原则。手术间不得设地漏。

6. 手术无影灯应根据手术要求和手术间尺寸进行配置，宜采用多头型手术床，长轴向应沿手术间长轴布置，台面中心点宜与手术间地面中心相对应。观片灯联数可按手术间大小类型配置，观片灯或终端显示屏应设置在主刀医生对面的墙上。

7. 洗手间设在两个手术间之间或清洁走廊内，洗手间内设有洗手池、感应式自动出水龙头或脚踏式水龙头、皂液及外科消毒洗手液、干手装置，并放置有时钟，便于计时。刷手水质应符合《生活饮用水卫生标准》(GB 5749—2020)要求，水温建议控制在32~38℃，不宜使用储箱水。

8. 洁净手术部的建筑布局、基本配备、净化标准和用房分级等应符合《医院洁净手术部建筑技术规范》(GB 50333—2013)，辅助用房应按规定分洁净和非洁净辅助用房，并设置在洁净和非洁净手术部的不同区域内。

二、基本设备要求

1. 手术部(室)内基本设施、仪器、设备、器械、耗材、常用药品等物品配备齐全，功能完好并处于备用状态。

2. 手术间提供双相电、氧气、压缩空气和负压吸引等功能支持。手术间装配电源插座数量适宜、氧气接口2个以上、压缩空气接口和负压吸引接口各2个以上。不同电压用电线路分开，每个手术间的电源应该是独立的反馈电路供应。手术部(室)应有备用的不间断电力系统和漏电保护装置。配备完善的功能设备吊塔或设备带。

3. 手术间内部设施、温控、湿控要求应符合环境卫生学要求。手术间不得采用民用空调，保持室内温度22~24℃，相对湿度40%~60%。洁净手术部由手术间控制屏控制手术间温湿度、净化、时间，设置过渡季节独立冷热源，做到既可以与医院联网使用，又可根据术者和病人要求单独控制、灵活启停。

4. 手术间仪器设备基本配备包括手术床、无影灯、高频电刀、麻醉机、心电监护仪、净化空调参数显示调控面板、计时器、医用气源装置、麻醉气体排放装置、电脑、电话、嵌入式药品柜、器械柜、麻醉柜、观片灯、记录板、悬挂式输液架、壁式加温箱、器械车、升降台、踏脚凳。

5. 应配备合适的手术转运床、体位垫、体温保护装置、血栓泵，配备除颤仪、抢救车等设备，有条件的医院可安装对讲系统和通信设施。

三、人员配备

1. 根据手术量及工作需要，配备足够数量的护理人员，人员梯队结构合理，明确各级护理人员的资质及岗位技术能力要求。手术部(室)工作经历2年以内护理人员数占护理人员总数比例≤20%，手术部(室)护理人员与手术间之比≥3:1。

2. 手术部(室)护士应接受岗位培训，并定期接受手术部(室)护理知识与技术的再培训，专业理论和技术培训考核应合格。

3. 手术部(室)护士长应有主管护师及以上专业技术职务任职资格和5年及以上手术部(室)工作经验，有一定的管理能力，负责本科的护理管理工作。

4. 根据工作需要，配备适当数量的辅助工作人员和设备技术人员。

5. 根据工作需要，配备一定数量的卫生工作人员与运送工作人员，负责手术间卫生与手术病人接送等，实施全程服务。

四、管理要求

1. 建立健全并严格遵守和执行各项规章制度、岗位职责以及相关护理技术规范和操作规程,保证护理服务的质量与安全。加强手术部(室)的质量过程和关键环节的监督管理,指定专(兼)职人员负责护理质量和安全管理。

2. 建立手术安全核查制度,与临床科室等有关部门共同实施,确保手术病人、部位、术式和用物正确。

3. 加强手术病人体位安全管理,安置合适体位,防止因体位不当造成手术病人皮肤、神经、肢体等损伤。

4. 建立并实施手术中安全用药制度,配备常用药品,加强特殊药品的管理,指定专人负责,防止用药差错。

5. 建立并实施手术物品清点制度,有效预防病人在手术过程中的意外伤害,保证病人安全。

6. 加强手术安全管理,妥善保管并安全使用易燃易爆设备、设施及气体等,有效预防病人在手术过程中的意外灼伤。

7. 建立并实施手术标本管理制度,规范标本的保存、登记、送检等流程。

8. 制定并完善各类突发事件应急预案和处置流程,快速有效应对意外事件,加强消防安全管理,提高防范风险的能力。

9. 根据手术分级管理制度安排手术及工作人员。

10. 手术部(室)工作人员应按照病历书写有关规定,规范书写医疗文书。

11. 仪器和设备定期进行质量检测,由专人负责维护和消毒,抢救物品有固定的存放地点。

12. 一次性医用耗材的管理和使用应有规范、有记录。

13. 与临床科室等有关部门应加强联系,密切合作,以病人为中心,保证病人围手术期各项工作的顺利进行。

14. 外科手术部位感染管理,具体如下。

(1)制定并完善外科手术部位感染预防与控制相关规章制度和工作规范,并严格落实。按照医院感染控制原则设置工作流程,降低手术部位感染的发生风险。

(2)手术部(室)应通过有效的医院感染监测、空气质量控制、环境清洁管理、医疗设备和手术器械的清洗、消毒、灭菌等措施,降低感染的发生风险。

(3)严格限制非手术人员进入手术部(室)。

(4)医务人员在实施手术过程中必须严格遵守无菌技术原则,手术人员应严格按照《医务人员手卫生规范》进行外科手消毒,实施标准预防。

(5)遵循国家《病区医院感染管理办法》(2016)及相关法律法规的要求使用手术器械、器具及物品,保证医疗安全。

(6)手术部(室)的工作区域应每24h清洁消毒1次。连台手术之间、当天手术全部完毕后,应对手术间及时进行清洁消毒处理。实施感染手术的手术间应严格按照医院感染控制的要求进行清洁消毒处理。

(7)按国家《医疗废物分类目录》分类处理医疗垃圾。医疗废物管理参见国家《医疗废物管理条例》。

(8)手术部(室)应与临床科室等有关部门共同实施病人手术部位感染的预防措施,包括正确准备皮肤、有效控制血糖、合理使用抗菌药物以及预防病人在手术过程中发生低体温等。

第六节　介入诊治中心(室)护理管理要求

一、设置与布局

介入诊治中心(室)是在X线血管造影机的导向下进行无菌治疗的部门。介入诊治中心(室)整体布局除了要符合手术室的无菌要求外,还要有适合X线机器工作的环境,一般可设在建筑物底层的一端或单独设置。依据外科手术室的要求严格划分为限制区、半限制区、非限制区,设置合理的通道。介入限制区包括手术间、内镜无菌物品放置间;半限制区包括控制室、洗手间、敷料器械准备间;非限制区包括清洗消毒室、候诊室、污物处理间、办公室、更衣室、医护人员生活辅助用房等。各类分区有序分割设置,标识清晰明确。配套完善的通信、网络系统,中央空调、全套消防设施及中心供氧、吸引系统等。有条件的医院可设置手术直播室,满足教学、观摩等需求。

(一)基本设施要求

介入诊治中心(室)出入口及各诊疗室、手术室均应为双开门设计,保障出入通畅,方便病人转运。介入手术室的建造应遵循不产尘、不积尘、耐腐蚀、不开裂、防潮防霉、容易清洁、环保节能和符合防火、防辐射要求的原则。

(1)有条件的医院可设咨询台,设在介入诊治中心(室)入口,引导标识醒目,方便病人识别。配备通信、网络系统,以便及时与各部门联络。

(2)等候区应明亮、安静、舒适,设有健康教育区域,有条件的医院可设置背景音乐播放装置。

(3)更衣室设在介入诊治中心(室)入口,工作人员工作服及工作鞋放置处、清洁区及污染区分开设置,标识明确,洗手设施完善。

(4)介入手术室应达到国家《医院消毒卫生标准》(GB 15982—2012)的Ⅰ类环境要求。室内应宽敞,使用面积为50~60m²,利于操作并减少室内X线散射量。室内设有空气净化设施,仅放置必备的设备及物品,如诊疗床、彩色多普勒超声诊断仪、手术器械台、心电监护仪、吊式无影灯、吊式铅屏、高压注射器、温湿度计、感应式手消净装置等。介入手术室一般分为超声介入手术室和放射介入手术室,其中放射介入手术室与控制室墙中间应设铅玻璃可视窗,便于控制室人员与手术医生的交流配合,并且设有专供手术医生洗手的洗手间,宜紧邻手术室,洗手间装备有脚踏式洗手池、冷热水龙头、擦手纸或感应吹干机等,手术医生洗手后直接进入手术室。

（5）设备间需通风、干燥，温度为20～25℃，湿度为40%～60%，避免因环境因素造成设备部件的损坏，影响设备的使用及寿命。

（6）内镜清洗消毒室应为一个独立的区域，配置内镜清洗消毒设备，具体设施及管理要求同内镜中心。

二、基本设备要求

介入诊治中心（室）应配备临床治疗与急救所必需的基本设备，包括主要大型设备如心血管造影机、高压注射器、移动式B超机、麻醉机、心电监护仪等，其他治疗设备如抢救车、除颤仪、简易呼吸器、吸引器、治疗车、急救药品及内镜清洗消毒设备（数量根据医院诊疗实际需求而定）、内镜储镜柜、防爆柜、必要的职业防护用品等。还应根据开展的介入治疗项目配置相应医疗设备。

三、人员配备

1. 介入诊治中心（室）应根据各家医院工作量配备足够数量、受过专门训练、有明确的资质及岗位技术能力要求的护士。介入诊治中心（室）护理人数与介入手术间之比≥2:1。

2. 护士经严格的专业理论和技术培训并考核合格，取得浙江省《辐射安全与防护培训合格证书》。掌握常见急救护理技能及内镜清洗消毒技术，熟悉介入诊治中心（室）护理工作内涵、流程及介入诊治中心（室）器械的名称、规格、用途等。

3. 有条件的医院可设置护士长（或护理组长）。

四、管理要求

1. 建立健全介入诊疗工作制度、介入手术室管理制度、各级各类人员规章制度、岗位职责和相关技术规范、操作规程，保证医疗服务质量；制定相关应急抢救流程，保障介入手术治疗安全。加强质量控制和管理，指定专（兼）职人员负责护理质量和安全管理，主管部门定期对介入诊疗、护理质量进行检查和管理。

2. 建立介入手术安全核查制度，与临床科室等有关部门共同实施，确保介入手术病人、部位、术式和用物正确。

3. 制定并完善各类突发事件应急预案和处置流程，以快速有效应对意外事件，加强消防安全管理，提高防范风险的能力。

4. 感染控制要求，具体如下。

（1）遵循国家《病区医院感染管理办法》（WS/T 510—2016）及相关法律法规的要求，加强医院感染管理，特殊感染病人应安排在最后进行介入手术，按医院相关要求落实消毒隔离措施。在介入手术过程中，工作人员应严格执行标准预防及手卫生规范，并做好个人防护措施。

（2）按国家《医疗废物分类目录》分类处理医疗垃圾。一般的医疗垃圾可参见国家《医疗废物管理条例》进行处置。每台手术后的医疗废物均按感染性医疗物规定处理,放入专用容器密封。

(3)手术间内物品摆放整齐,表面清洁无灰尘、无血迹,术前物品尽量准备齐全,手术后减少人员的走动。接台手术之间对手术室物品、环境进行清洁,有污染或可疑污染时进行消毒。定期进行空调过滤网清洁,每季度空气培养结果有记录可查。

5. 设备与耗材管理,具体如下。

(1)介入手术室内的专用仪器设备如血管造影机、高压注射器及相应的配套设备,应由放射科专业技术人员负责清洁、维护保养。

(2)使用的消毒剂、医疗器械、一次性医疗器械和器具应符合国家有关规定。各种耗材按型号和有效期的先后顺序分类存放于耗材柜内,耗材柜清洁、干燥、整齐,定期检查耗材有效期。高值耗材指定专人领取,出入库、使用、销毁等相关记录齐全,保证物账相符。

(3)所有的一次性耗材和诊疗器材统一由医院集中采购,产品必须有合格的相关证件,使用科室和个人不得私自采购,不得使用非正常途径采购的器材。高值耗材和植入性医用耗材使用后须在病人手术病历上粘贴专用的条形码,可追溯产品来源和使用。

6. 化学危险物品的贮存应依据国家《危险化学品安全管理条例》,放置在防爆柜内,专人负责,定量存放,定期检查。

7. 辐射防护要求,具体如下。

(1)介入诊治中心工作人员应接受专业技术、放射防护知识及有关规定的培训,在工作期间应佩戴个人放射计量仪,定期健康体检,并建立个人档案。

(2)放射诊疗工作应遵守医疗照射正当化和放射防护最优化的原则,手术间操作时紧闭射线防护门,防止意外照射。

(3)介入手术室出入口或其他适当位置,必须设有电离辐射警告标志和工作指示灯,当工作指示灯亮时,非工作人员和未按规定进行放射防护的工作人员禁止进入限制区。

(4)介入手术室需配备防护用品,如铅衣、铅围脖等,定期检测和更新。铅衣定点放置,专人管理,每件有编号,有效期为5年,每年检测2次,不合格的铅衣应弃用。铅衣按标准定点挂于专用铅衣架上,不可折叠或挤压,以防缩短使用寿命。

(5)主管部门定期对介入诊疗场所、设备、人员进行辐射水平的监测。

第七节 分娩室护理管理要求

一、设置与布局

1. 分娩室应与新生儿病室、手术室、母婴同室等相邻,形成相对独立的区域。布局合理,明确划分为非限制区、半限制区和限制区,各区之间用门隔开或有明显标志。应设有双通道,实施清洁与污染分流处理;单通道应具备污物就地消毒和包装的条件,污物经初步消毒处理运离洁净区。有条件的医院分娩室应设三条通道,即病人通道、工作人员通道、污物通道。分娩室应设有隔离待产室和隔离分娩室或两者合一,符合医院感染控制的要求,同时应设有至少一间能完成剖宫产急诊手术的分娩室或有通向手术室间的快速通道。

2. 建筑应有合理的包括人流和物流在内的医疗流向,物流方式合理。建筑装饰必须遵循不产尘、无污染源、防潮防霉、防滑、防静电、便于清洁与消毒、符合防火要求的原则。

3. 通风、采光良好,有控温、控湿功能,有空气净化或层流条件,医疗区域内的温度应维持在 24~26℃,分娩室温度维持在 26~28℃,相对湿度在 50%~60%。有足够的非接触性洗手设施和手部消毒装置。

4. 分娩区域独立面积≥80m²,设有待产室、分娩室,各分娩间面积≥20m²。有中心吸引、供氧系统。

5. 分娩室应有生活设施,包括独立卫生间;有条件的医院可配置淋浴房。

6. 分娩室应建立完善的通信系统、网络与临床信息管理系统等。

二、基本设备要求

分娩室的物品、药品和急救设备的配备须符合卫生行政部门规定的《母婴保健专项技术服务基本条件》《开展助产技术服务的医疗保健机构的基本条件》。各急救药品、设备配备齐全,处于应急备用状态。

1. 配备中心吸引、供氧系统。每床配备完善的功能设备带或功能架,提供电、氧气、压缩空气和负压吸引等功能支持。

2. 医疗用电和生活照明用电线路分开,应有备用的不间断电力系统和漏电保护装置。

3. 配备各种基本的助产技术所需诊疗物品、助产器械等。配备协助产妇活动的设施,包括助行车、分娩球等。

4. 应配备抢救车(车内备有开口器、压舌板、简易呼吸器、各种管道接头、急救药品以及其他抢救用具等)、输液泵和微量注射泵、简易吸引器、除颤仪、心电监护仪、负压吸引器、加温加热输血器、胎儿监护仪、新生儿复苏抢救用具。配备产后出血用具包,包括宫纱、气囊填塞器具等、应急灯等。三级医院产科还应配备呼吸机、B超机等。

三、人员配备

1. 分娩室需配备足够数量、受过专门训练、取得《母婴保健技术考核合格证书》的相对固定的护士或助产士,结构梯队合理。在岗护士/助产士人数与待产床位数之比为 1:2。

2. 护士长应有中级以上专业技术职务任职资格,在产科领域工作 5 年以上,其中分娩室工作 3 年以上,有一定管理能力。

3. 助产士应经过规范化的专业理论和技术培训并考核合格,熟悉助产士工作内涵与流程,并定期接受助产专业技能的复训。掌握分娩室各种抢救设备、物品及药品的应用和管理;掌握助产专业技术,如产程中母婴监测技术、正常分娩的处理、会阴缝合技术、非药物镇痛技术、母乳喂养适宜技术,能配合产科对急危重症病人进行应急处理及抢救,如胎儿宫内窘迫、脐带脱垂、胎盘早剥、产后出血、羊水栓塞、子痫、急性心衰、心肺复苏及新生儿复苏等。

4. 除掌握助产专业技术外,应有各系统疾病重症病人的护理、医院感染的预防与控制、健康教育和咨询指导技术、特殊病人的心理护理及突发事件应急处理、协调和管理能力等。

5. 分娩室可根据实际需要配置相应的辅助人员,负责分娩室环境、设备的清洁与消毒及孕产妇的转运工作等。

四、管理要求

设立产科质量与安全管理质控小组,制定并督促落实产科质量与安全管理制度、产科诊疗常规和技术操作规范,实行质量监控管理,定期评价,持续改进,为降低孕产妇和新生儿病死率、提高出生人口素质和母婴安全提供可靠保障。

1. 建立健全并严格遵守各项规章制度、岗位职责和相关技术规范、操作规程,保证护理服务质量。加强质量控制和管理,指定专(兼)职人员负责护理质量和安全管理。制定分娩室专项护理质量评价标准,质控小组加强质量控制和管理,以减少产科并发症,保障母婴健康。

2. 遵循国家《病区医院感染管理办法》及相关法律法规的要求,加强医院感染管理,严格执行标准预防及手卫生规范,对特殊感染病人进行隔离。

3. 常备的抢救药品应定期检查和更换,保证药品在使用有效期内。麻醉药品和精神药品等特殊药品应按照国家有关规定管理。

4. 各种急救设备、物品、药品处于备用状态,专人管理,定位放置,便于取用,定期检查、清洁、保养、维修,保持性能良好,抢救设备完好率为100%。

5. 设立产科抢救小组,制定各急救程序,定期进行培训和效果评价,如羊水栓塞急救程序、子痫急救程序、产后出血抢救程序、急性心衰抢救程序等。新生儿抢救根据医院情况由儿科、产科或麻醉科医生负责,助产士做好急救的协助与配合。

6. 助产士应严格、细致、准确地做好产程观察,规范书写护理文书,确保真实、可靠。

7. 分娩室实行24h负责制,值班人员坚守岗位,不得擅离职守,每例分娩必须有2名以上助产技术人员在场;高危妊娠分娩时,必须有产科医师和新生儿医师在场。

8. 以产妇为中心,提倡陪伴分娩,为产妇提供持续地心理支持。采用非药物镇痛方式,减轻分娩疼痛。允许家属陪产,以满足产妇的心理需求。

第八节 血液净化室(中心)护理管理要求

一、设置与布局

血液净化室(中心)应合理布局,符合医院感染控制要求,应设置功能区域和治疗区域。功能区域包括候诊区(室)、接诊区(室)、透析准备室(治疗室)、水处理间、配液室、干湿库房、卫生间、办公区、污物处理室等;治疗区域即透析治疗室包括普通治疗区、隔离治疗区,有条件的根据需要设置观察治疗区、专用手术室等。

1. 候诊区(室)大小可根据血液净化室(中心)的实际病人数量决定,以不拥挤、舒适为度。

2. 接诊区(室)用于医务人员接诊病人,对病人进行评估并为病人分配透析单元,测量体重、体温、脉搏、血压,确定本次透析的治疗方案,开具药品处方、化验单等。

3. 透析治疗室应达到国家《医院消毒卫生标准》(GB 15982—2012)的Ⅲ类环境要求,并保持安静,光线充足,通风良好。具备双路电力供应,配备空气消毒装置、空调等。如无双路电力供应,停电时血液透析机应具备相应安全装置,使体外循环的血液回输至病人体内。每个透析单元面积不小于3.2m²,透析单元间应距能满足医疗救治及医院感染控制的需要。配备一台透析机与一张床(或椅),有电源插座组、反渗水供给接口、废透析液排水接口。如透析液使用中央供给,则还需增加透析液接口,原则上电路在上水路在下。

4. 透析准备室(治疗室)应达到国家《医院消毒卫生标准》(GB 15982—2012)的Ⅲ类环境要求。用于透析相关物品和药品的准备。

5. 专用手术室管理标准同医院小手术室标准。

6. 水处理间面积应为水处理装置占地面积的1.5倍以上;地面承重符合设备要求;地面进行防水处理并设置水槽、地漏。应保持干燥,水、电分开。维持合适的室温及湿度,并有良好的隔音和通风条件,必要时配备除湿器。水处理设备应避免日光直射。水处理机的自来水供给量应满足要求,入口处安装压力表,压力符合设备要求。

7. 浓缩液配制室应位于清洁区内相对独立的区域,周围无污染源。保持环境清洁,每班消毒1次。

二、基本设备要求

血液净化室(中心)应配供临床治疗需要的基本设备,包括血液透析机(三级医院至少配备10台血液透析机,其他医疗机构至少配备5台)、水处理设备、供氧装置、中心负压吸引装置或可移动负压抽吸装置、必要的职业防护物品、基本抢救设备(如心电监护仪、除颤仪、简易呼吸器、抢救车)及治疗车(内含血液透析操作必备物品)等。至少配备1台能够上网的电脑。结合各单位的具体情况,血液净化室(中心)可配备连续性肾脏替代治疗机、多功能血液净化仪、血气分析仪等设备。

(一)血液透析机

1. 血液透析机应保持良好的功能状态,每次透析前校准血液透析机的工作参数。每一台血液透析机建立独立的运行记录档案。

2. 每月清洗空气滤网,每季度更换细菌滤过器。

3. 每半年对血液透析机进行技术参数的校对,包括电导度、温度、流量、静脉压、漏血探测器、气泡探测器等。

(二)连续性肾脏替代治疗机及多功能血液净化仪

1. 每年对机器进行技术安全性检查。

2. 本单位专职工程技术人员可参与完成日常维护操作,建立独立的运行记录档案。

3. 每次开始治疗前,应检查连续性肾脏替代治疗机及多功能血液净化仪的各项功能是否良好。

(三)水处理设备

1. 每日对水处理设备进行维护与保养,确保在安全范围内,保证透析供水。

2. 建立水处理设备的工作档案,每日记录运行状况,包括反渗水产水量、电导度、各工作点的压力范围等。

3. 每半年应对水处理系统进行技术参数校对,此项工作由生产厂家或本单位专职工程技术人员完成。

4. 水处理设备的滤芯、滤砂、活性炭、树脂、反渗膜等需按照生产厂家要求或根据水质检测结果进行更换。

三、人员配备

血液净化室(中心)必须配备足够数量、受过专门训练、有明确的资质及岗位技术能力要求的护士。

1. 应设具有血液净化从业资质的护士长(或护理组长),三级医院由具中级以上专业技术职务任职资格的注册护士担任,二级医院及其他医疗机构由有初级(师)以上专业技术职务任职资格的注册护士担任。

2. 护士人数应根据透析机、病人的数量及透析布局等配备,每位护士最多同时负责5台透析机的操作及观察。

3. 护士应有3个月以上三级医院血液透析工作或培训经历并考核合格。掌握血液净化的专业技术,如血液净化原理、治疗指征和禁忌证,各类血透机的使用和管理,各类床边血液净化机的使用和管理,滤器的分类和特点,水处理系统,血管通路的选择和护理,血透中急性并发症的处理,深静脉透析导管溶栓治疗及血透远期并发症的表现及预防,抢救设施的使用和日常维护,血流动力学监测、心电监测及除颤技术,连续性血液净化治疗的容量评估和液体管理,特殊血液净化治疗及护理(血液灌流、血浆置换),血液净化中心消毒隔离制度及规范,医院感染预防及医疗废弃物处理规范等。

四、管理要求

1. 建立健全并严格遵守各项规章制度、岗位职责和相关技术规范、操作规程,保证医疗服务质量及医疗安全。加强质量控制和管理,指定专(兼)职人员负责护理质量和安全管理。

2. 血液净化室(中心)感染控制,具体如下。

(1)严格执行国家《病区医院感染管理办法》等相关规定和国家《医院消毒卫生标准》(GB 15982—2012)。

(2)严格按照血液透析技术操作规范及流程开展工作,注意无菌操作,严格执行手卫生制度,防止交叉感染。

(3)设立院感质控小组,由有资质的医生、护士、工程技术人员组成,负责督促院感制度的落实、检查、反馈,持续质量改进。发现严重隐患时,应立即停止透析工作并进行整改。

(4)保持环境整洁、空气清新,做好治疗间隔的消毒工作,包括地面、空气、物体表面、仪器设备等。定期进行空气、物体表面、医护人员手表面等细菌培养。

1)透析治疗区应保持空气清新,每日进行有效的空气消毒。每季度进行空气培养,细菌数≤4cfu/(5min·直径9cm平皿),并做好记录。

2)每班透析治疗前后对透析单元内所有的地面用400～700mg/L含氯消毒液或其他有效消毒剂擦拭消毒;每个透析单元物体表面及机器表面同地面采用1000～2000mg/L季铵盐类消毒液或消毒湿巾擦拭。每季度进行物体表面细菌培养,细菌数≤10cfu/cm²。

3)严格执行手卫生制度,每季度进行工作人员手表面细菌培养,细菌数≤10cfu/cm²。

4)病人使用的床单、被套、枕套等物品应一人一用一更换。

5)根据机器性能选择机器设备的清洗消毒方法并记录。

①操作人员在对设备进行消毒时,使用的消毒剂种类及浓度需按厂家机器说明书进行。

②透析机外部消毒:a. 每次透析治疗结束废液排空后,用有效消毒剂对机器表面进行消毒。b. 透析治疗时,设备若有血液或体液污染,应及时消毒。

③每次透析后,对透析机内部按照生产厂家的要求进行化学消毒或热消毒。

④连续性肾脏替代治疗机及多功能血液净化仪等设备,每次治疗后用有效消毒剂消毒设备外部。由于机器控制单元系统中的器件不直接接触病人的血液,所以不需对机器内部器件进行消毒操作。

(5)浓缩液配制桶需标明容量刻度,滤芯每周至少更换1次。每天对消毒剂的浓度以及清洗消毒后的消毒剂残留浓度进行检测并登记。

(6)乙型病毒性肝炎(简称乙肝)、丙型病毒性肝炎(简称丙肝)、梅毒及艾滋病毒携带者或艾滋病病人必须分区分机进行隔离透析,并进行必要的病原学检查。病历、透析机、透析用治疗车应有明确标识。艾滋病病毒携带者或艾滋病病人转指定医院或病区进行治疗,也可改行腹膜透析。

1)第一次透析的病人或由其他中心转入的病人,治疗前必须进行乙肝、丙肝、梅毒及艾滋病感染的相关检查,保留原始记录,登记检查结果。

2)告知病人血液透析可能感染血源性传染性疾病,要求病人遵守血液净化中心传染病控制的相关规定,并签署透析治疗知情同意书。

3)建立病人档案,护理人员不能同时护理传染病和非传染病病人。

4)对长期透析的病人每6个月至少进行一次乙肝、丙肝、梅毒及艾滋病感染的相关检查,保留原始记录并登记。

5)血液透析病人存在不能解释的肝脏转氨酶异常升高情况时,应进行HBV-DNA和HCV-RNA定量检查。

6)如病人在透析过程中出现乙肝表面抗原、丙肝表面抗体、梅毒螺旋体抗体、艾滋抗体阳性,应立即对密切接触的病人进行乙肝、丙肝、梅毒及艾滋病感染的相关检查。

7)如病毒标志物检测结果呈阴性,但怀疑可能感染乙肝或丙肝的病人,1～3个月后应重复检测病毒标志物。

(7)治疗物品的转运应遵循单程供应策略。

(8)透析废水应排入医疗污水系统。

(9)如发现新发的乙肝、丙肝或其他传染病,以及经血液透析导致的医院感染暴发,应按国家《病区医院感染管理办法》及有关规定进行报告。

3. 透析用水的质量监控需由经过培训的血液净化中心护士专人实施及管理,包括反渗水、透析液、浓缩液 B、置换液细菌检测及内毒素检测,保留原始记录,建立登记表。

(1)反渗水细菌检测应每月 1 次,细菌数<100cfu/mL;反渗水内毒素检测每 3 个月至少 1 次,内毒素<0.25EU/mL,采样部位为输水管路的末端。结果质控值 50% 时需进行复查及整改。

(2)透析液细菌检测每月 1 次,细菌数<100cfu/mL;透析液内毒素检测每 3 个月至少 1 次,内毒素<0.25EU/mL。每年每台透析机至少检测 1 次。

(3)化学污染物情况每年至少测定 1 次,硬度及总氯检测每周至少 1 次,具体参考《血液透析及相关治疗用水标准》(YY 0572—2015)。

4. 透析液配制管理,具体如下。

(1)透析液应由干粉加符合质控要求的透析用水配制。

(2)用干粉配制浓缩液,应由经过培训的血透室护士或工程技术人员操作,做好配制记录,并有专人核查。

(3)浓缩液配制流程参照国家《血液净化标准操作规范(SOP)》执行。

(4)浓缩液 B 液应在配制后 24h 内使用。

(5)不同批次成品浓缩液或干粉在第 1 次配制完毕后,必须进行透析液电解质的检测,经医生确认合格后方可开始使用。

5. 透析器和滤器的复用管理参见卫生部印发的《血液透析器复用操作规范》。

第九节　腹膜透析室(中心)护理管理要求

一、设置与布局

腹膜透析室(中心)布局应合理,功能分区明确,必须有接诊区、培训区、操作治疗区、储藏区、污物处理区和医务人员办公区。区域内配备抢救车、供氧装置、吸引装置和基本抢救设备(如除颤仪、简易呼吸器等)。

1. 腹膜透析操作治疗区设置在光线充足、通风良好、干燥的区域内,配备腹透治疗所需的洗手设施、空气消毒装置、桌椅、恒温箱、输液架、体重秤、有盖式污物桶、存放腹透液的柜子、时钟、操作示意图等。

2. 如配置手术室的腹膜透析室(中心)须符合手术室管理规范要求。

3. 培训区有规范的培训设备,有条件的医院可模拟居家透析环境设置。

4. 储藏区清洁干燥，无菌与非无菌物品分开放置。

5. 办公区及诊间应配备血压计，至少配备1台能上网的电脑。

6. 污物处理区必须配备有盖式污物桶和引流液倾倒池、洗手装置。

二、人员配备

腹膜透析室（中心）门诊随访应根据就诊人次配备足够数量、受过腹膜透析理论和临床培训3个月及以上，有明确的资质及岗位技术能力要求的专职腹透护士。

三、管理要求

1. 建立健全并严格遵守各项规章制度、岗位职责和相关技术规范、操作规程，保证医疗服务质量及医疗安全。加强质量控制和管理，指定专（兼）职人员负责护理质量和安全管理。

2. 腹膜透析室（中心）感染控制，具体如下。

（1）操作治疗区环境整洁，环境标准应达到国家《医院消毒卫生标准》（GB 15982—2012）中规定的Ⅲ类环境要求。

①透析治疗区应保持空气清新，每日进行有效的空气消毒。每季度进行空气培养，细菌数≤4cfu/（5min·直径9cm平皿），并做好记录。

②每班透析治疗前后对透析单元内所有的地面用500～1000mg/L含氯消毒液或其他有效消毒剂擦拭消毒；每个透析单元物体表面及机器表面同地面采用500～1000mg/L含氯消毒液或消毒湿巾擦拭。每季度进行物体表面细菌培养，细菌数≤10cfu/cm²。

③严格执行手卫生制度，每季度进行工作人员手表面细菌培养，细菌数≤10cfu/cm²。

（2）腹膜透析机器专人保管、定位放置、定期检查。多位病人共用腹膜透析机器时，必须一用一消毒。病人专用时，治疗周期结束后仪器表面用有效消毒剂进行擦拭消毒。废液桶每日倾倒，并用有效消毒剂浸泡消毒。

（3）腹膜透析治疗相关废物按国家《医疗废物管理条例》处置。

（4）肝炎病毒、艾滋病、多重耐药菌感染等特殊感染病人按医院感染管理要求落实消毒隔离措施。废液桶专用，引流液经医院专用下水道无害化处理排放；或在废液袋中加入含氯消毒剂，包装外贴明显的"特殊感染"标识。

3. 病人管理要求，具体如下。

（1）腹膜透析室（中心）执业护士根据标准作业程序执行住院病人的腹膜透析相关治疗。

（2）在居家透析前，病人或其操作者必须接受腹膜透析护士专人对其进行的理论及操作培训，通过考核后方可独立进行腹膜透析换液治疗。

（3）操作者必须严格执行手卫生并佩戴口罩，操作时严格执行无菌操作并遵守操作流程。

（4）居家透析者需定期复诊。腹膜透析护士对病人进行随访管理，通过门诊随访、电话或网络随访、家访等方式对病人进行各项评估及相关知识技能的再考核和再培训。并及时将病人病情变化跟医生汇报，做好病人诊后沟通和宣教。

（5）为病人设立紧急求助电话，利用网络、电话等渠道为居家透析病人提供保障。

第十节　造血干细胞移植病房护理管理要求

一、设置与布局

造血干细胞移植病房为全封闭层流病房,可采用单向垂直或单向水平层流。病房位置应远离传染病病区,不宜设在建筑的底层和顶层。布局合理、自成一区,平面布局应达到"内外廊分区"和"洁污分区";内部布局和通道设计应遵循便于疏散、功能流程便捷、洁污分流的原则。病室窗户应设双层玻璃,室内墙面、房顶及物品可清洗、消毒。每个病室为一个独立系统,配备中心供氧和吸引系统、监护及通信设备等。

(一)病房分区设置

病房按洁净程度分4室、3室、2室和1室。4室为超洁净区(100级层流),高效过滤器即装于该室,用作病人居住;3室为洁净区(1000级层流),用作治疗缓冲间;2室、1室为清洁区、半洁净区(10000级层流),用作辅助功能用房,借助洁净走廊与病房相通。由于各医院移植室条件不同,其作用可以不同。

(二)辅助功能用房设置

辅助功能用房包括治疗室、无菌物品存放间、准备间、消毒备餐室、缓冲间、药浴室、配液室、更衣室及护士站等。护士站设在洁净走廊中央,易于随时观察病人情况。配液室设置于护士站附近,便于医护人员工作。消毒备餐间应靠近外廊,内侧与备餐间相通,为病人准备的营养餐通过设置在墙上的传递窗送入备餐间。备餐间还应设置营养餐及餐具消毒设备。

(三)病区的流线通道设置

病区应设有四通道,即工作人员通道、病人通道、清洁物品通道、污染物品通道。病区的流线通道应遵循"入口分流"的原则,即医护出入口与病人出入口、洁净与污染物品均分开设置。病人家属通过探视走廊或视频进行探视,洁净物品通过专用的通道进入整个病区,洁净走廊和所有辅房的污物经过打包后通过专用出口转移至外廊。每间病房与外廊之间墙上均设有传递窗,病房内通过传递窗将打包后的污物转移到外廊。

二、人员配备

造血干细胞移植病房根据床位数配备足够数量、受过专门训练、有明确的资质及岗位技术能力要求的护士。

1. 护士长应有主管护师以上任职资格,在造血干细胞移植护理领域工作3年以上,有一定的管理能力,负责本科的护理管理工作。

2. 护士必须经规范化培训考核合格并有造血干细胞移植相关知识和技能。

3. 床位不超过10张的百级层流病房,护士人数与床位数之比为2:1,床位≥10张的百级层流病房,护士人数与床位数之比为1.7:1。

三、管理要求

(一)病房环境管理要求

1. 洁净区(室)的垂直单向流气流速度为 0.15~0.3m/s。各室洁净度:4室→3室→2、1室依次为 100级→1000级→10000级。

2. 层流洁净病房内部压力高于外部压力;相互连通的不同洁净度级别的洁净室之间,洁净度高的空间压力高于洁净度低的空间压力,5Pa≤静压差≤30Pa。

3. 维持温度 22~26℃;相对湿度 45%~60%。

4. 病房的空调截面风速设计为 0.12~0.255m/s。在静止状态下,最低 0.12m/s 的风速仍可以保持室内单向流,因此夜间使用时截面风速的下限值可设定为 0.12m/s。病房噪声标准控制在 45~50分贝,白天噪声标准不超过 50分贝,病人夜间睡觉时空调系统低频运行时空调噪声可控制在 45分贝以下。

(二)净化设备管理要求

保持室内相对密闭,保证通风过滤净化系统持续运转,空气始终处于正压状态,以免造成气流紊乱或室外污染空气流入,影响室内空气的洁净度。

1. 新风机组粗效滤网宜每 2天清洁 1次;粗效过滤器宜 1~2个月更换 1次;中效过滤器宜每周检查,3个月更换 1次;亚高效、排风机组中的中效过滤器宜每年更换。发现污染和堵塞时,应及时更换。

2. 末端高效过滤器宜每年检查 1次,当阻力超过设计初阻力 160Pa 或已使用 3年以上时,宜更换。

3. 回风口过滤网宜每周检查清洁 1次,每年更换 1次,如遇特殊污染,及时更换,并用消毒剂擦拭回风口内表面。

4. 医院主管部门每季度对空气净化效果进行监测,监测要求见表 1-6-1。

表 1-6-1　空气层流室微生物监测要求

区域	空气 (单位 cfu/m³)	物体表面 (单位 cfu/cm²)	注意事项
超洁净区(100级) 洁净区(1000级) 半洁净区(10000级) 清洁区	0~5 ≤1 ≤100 ≤200	0~5 ≤10 ≤10 ≤15	未达标准,要查找原因,处理后重新采样监测

(三)病人无菌化处理要求

病人在入住层流病房之前应修剪指、趾甲,剃头,备皮,并且进行耳、鼻、皮肤和肠道的无菌准备,入室当天进行体表皮肤的无菌化处理,杀死体表细菌,降低造血干细胞移植过程中感染的发生风险。体表无菌化处理可根据病房条件及病人情况采用药浴法或淋浴法。

1. 药浴法是将病人头部以外的身体其他部位全部浸泡在1∶2000的醋酸氯己定或1∶1000聚维酮碘溶液中,时间大约为30min,头部用无菌毛巾蘸取1∶2000醋酸氯己定或1∶1000聚维酮碘溶液包裹并擦拭,包括头顶、颜面部、耳朵及耳后。

2. 淋浴法是将2.0%～2.2%的葡萄糖酸氯己定消毒液作为浴液,全身淋浴1次,浴液作用于全身皮肤的时间＞2min,之后冲洗干净。

3. 药浴或淋浴后的用无菌毛巾擦干,更换无菌衣裤,脱鞋进入层流病房。

(四)出入层流病房管理要求

1. 工作人员出入管理要求,具体如下。

(1)六部洗手法洗手→更换分身隔离服→戴帽子→更换二室拖鞋入二室→快速手消毒液消毒双手后戴口罩入三室→穿无菌隔离衣→更换四室拖鞋→戴无菌手套入四室。

(2)工作人员进入层流洁净病区必须严格遵守规定的分区路线和要求,不得擅自改变。

(3)按要求着装,患流感或其他传染病时,不得入室。

(4)严格控制人员出入,按病人数量及病情需要合理安排工作。

(5)加强工作计划性,集中治疗,避免多次进出病室。

(6)非本室工作人员不得进入病区内,确需进入者,本室工作人员必须全程陪同并指导入室的方法及操作原则。

2. 物品出入管理要求,具体如下。

(1)所有送入物品,能耐受高温的进行高压蒸汽灭菌,不能耐受高温的采用化学浸泡法或擦拭法消毒。

(2)高压蒸汽灭菌物品需用双层包布包裹后灭菌,进入洁净区(1000级)前应去掉第一层包布,进入超洁净区(100级)前应去掉第二层包布。

(3)工作人员拖鞋每日使用100～250mg/L的含氯消毒液浸泡30min,取出后,自然晾干待用。

(4)病人的饭菜需经高温消毒。饭盒放入传递箱前、由洁净区工作人员取出后均需擦拭消毒外盒(建议使用500mg/L的氯消毒液或消毒湿巾擦拭),饭菜需经微波炉高火5min灭菌后才能送给病人食用;各类点心等必须去除外包装袋后按照饭菜灭菌流程相同处理。

(5)病人使用过的物品及医疗生活垃圾从污物通道送出。

3. 终末消毒管理要求,具体如下。

病人出仓后,应对所有室内物品进行终末消毒。被芯、枕芯高压蒸汽灭菌,病区空间和设备用含氯消毒液擦拭,包括屋顶、墙面、地面、病床、床垫、物品柜、床头柜、桌椅等。

第十一节　器官移植监护病房护理管理要求

一、设置与布局

器官移植监护病房应布局合理,主要分非层流区和层流区,两个区域间的通道设感应电动门。

（1）非层流区：主要为医护人员生活和辅助工作区域，病人不可进入。

（2）层流区：可为千级～万级正压层流病房，要求保持室温22～24℃，湿度45%～65%。

每床使用面积不小于15m²，以确保足够的空间放置监护床和其他设备，单间病房使用面积不小于18m²。有足够的非接触性洗手设施和手部消毒装置，单间每床1套，开放式病床每2床至少1套。

二、基本设备要求

参照重症监护病房基本设备要求。

三、人员配备

器官移植监护病房必须配备足够数量、受过专门训练、有明确的资质及岗位技术能力要求的护士。护士人数与床位数之比≥2.5:1；可以根据需要配备适当数量的医疗辅助人员，有条件的医院还可配备相关的设备技术与维修人员。

1. 护士长应有中级以上专业技术职务任职资格，在重症监护领域工作3年以上，有一定的管理能力，负责本科的护理管理工作。

2. 护士应经过严格的专业理论和技术培训并考核合格。掌握重症监护和器官移植相关专业知识和技术，如氧疗技术，气道管理和人工呼吸机监护技术，循环系统血流动力学监测，心电监测及除颤技术，血液净化技术，水、电解质及酸碱平衡监测技术，输液泵的临床应用和护理，外科各类导管的护理，胸部物理治疗技术，重症病人营养支持技术，危重症病人抢救配合技术，器官移植病人的围手术期护理，移植监护病房的医院感染预防与控制等。

四、管理要求

建立健全并严格遵守各项规章制度、岗位职责和相关技术规范、操作规程，保证医疗服务质量及医疗安全。加强质量控制和管理，指定专（兼）职人员负责护理质量和安全管理。

1. 进入层流病区的工作人员入室前必须用流动水洗手，戴帽子、口罩，换清洁鞋和工作服后方能接触病人。传染性疾病、上呼吸道感染者不能接触病人。

2. 层流净化设备管理要求，保持室内相对密闭，保证通风过滤净化系统持续运转，空气始终处于正压状态，以免造成气流紊乱或室外污染空气流入，影响室内空气的洁净度。

3. 层流区的地面与物体表面应保持清洁、干燥，每天进行消毒，遇明显污染随时去污、清洁与消毒。病人出层流病室后行终末消毒。

4. 室内空气培养每季度至少1次，细菌数≤4cfu/(15min·直径9cm平皿)；物体表面及医护人员的手每季度至少培养1次，细菌数≤10cfu/cm²；发现特殊耐药菌时，再次做物体表面培养，并做记录；如细菌数超标，应有整改措施。

5. 按国家《医疗废物分类目录》分类处理医疗垃圾。

第十二节　消毒供应中心护理管理要求

一、设置与布局

消毒供应中心(central sterile supply department,CSSD)是医院内承担各科室所有重复使用诊疗器械、器具和物品清洗消毒、包装、灭菌以及无菌物品供应的部门。医院CSSD的工作质量直接反映全院无菌物品的质量,关系到医疗安全,是医院预防与控制感染的重要部门。

(一)建筑布局的基本原则

医院CSSD的新建、扩建和改建,应遵循医院感染预防与控制的原则,遵守国家法律法规对医院建筑和职业防护的相关要求,以保证工作质量和工作效率为前提,满足医疗器械再生产过程中的回收、清洗、消毒、包装、灭菌、储存和运送等各个环节的功能需要,同时充分应考虑工作人员的工作环境和条件。

(二)外部环境要求

CSSD周围环境应清洁,无污染源,接近临床科室,位于医院中心位置,形成相对独立的区域,与手术室有物品直接传递的专用电梯,使CSSD回收和运送手术器械畅通无阻、及时,提高手术器械使用周转率。建筑面积应符合医院建设方面的有关规定,并兼顾未来发展规划的需要,不宜建在地下室或半地下室。

(三)区域设计与装修要求

CSSD应分为工作区域和辅助区域。

工作区域包括去污区、检查包装及灭菌区和无菌物品存放区三个区域,并设有污染物品通道、清洁物品通道、无菌物品通道。工作区域划分应遵循物品由污到洁、不交叉、不逆流、空气流向由洁到污的基本原则。

辅助区域包括工作人员更衣室、值班室、办公室、休息室、卫生间和浴室等,并设有工作人员通道。

各区所占面积比例建议,去污区占CSSD总面积的30%,检查包装及灭菌区占CSSD总面积的35%,无菌物品存放区占CSSD总面积的20%,辅助区占CSSD总面积的15%。

去污区、检查包装及灭菌区和无菌物品存放区之间应设实际屏障。去污区、检查包装及灭菌区之间应设物品传递窗,并设人员出入缓冲间,缓冲间应设洗手设施,采用非手触式的水龙头开关。无菌物品存放区内不应设洗手池,检查包装及灭菌区的专用洁具间应采用封闭式设计。

不同区域地面用不同颜色进行区分。工作区域的天花板、墙壁应无裂缝、不落尘,便于清洗和消毒;地面与墙壁踢脚及所有阴角均应为弧形设计;应采用防水安全型电源插座;地面应防滑、易清洗、耐腐蚀;应采用防返溢式地漏;污水应集中至医院污水处理系统。室内光源设施应充足,以满足检查器械照明所需。

二、基本设备及设施要求

根据CSSD的规模、任务及工作量，合理配置清洗消毒设备及配套设施。清洗消毒设备、设施应符合国家相关标准或规定。

(一)去污区的设备设施

去污区是集中处理污染物品的区域，涉及各种类型的污染物品，应当配备一些包括回收和清洗的设备设施，如封闭式污物回收车和清洗消毒车辆设施，接收台、分类台，手工清洗池、浸泡池，应配备清洗、消毒、上油、烘干于一体的全自动清洗消毒器，配备清洗管腔类器械、穿刺针和精密器械的超声清洗机，干燥设备，压力水枪、压力气枪，水槽配升降防护罩，提供纯水或去离子水装置设施，配置洗眼装置。各类物品的清洗刷、清洗篮筐、量杯应根据实际工作需要配备齐全。

(二)检查包装及灭菌区的设备设施

检查包装及灭菌区主要开展对物品的核查、包装和灭菌工作，主要涉及器械检查包装台，清洁物品装载车和存放物品的专用柜、架，待灭菌物品装载车，带光源放大镜、医用封口机，根据需要配备压力蒸汽灭菌器、低温灭菌器及相应的监测设备、质量追溯信息系统及干燥设施等。

(三)无菌物品存放区的设备设施

无菌物品存放区主要涉及灭菌后物品的暂时贮存和运送发放，主要有配备适量周转的卸载车、灭菌物品存放柜和架、存放灭菌物品篮筐、数量相当的灭菌物品运送车等。

(四)缓冲间设备设施

缓冲间的设置主要是确保各区之间有效隔离，避免交叉感染，涉及更衣、更鞋设施，完善的手卫生设备；去污区的缓冲区应配备各种防护用具。

(五)供汽、供电、供水及通风要求

1. 供汽要求　消毒供应中心应设单独的蒸汽管道，蒸汽压力总汽源应为6~8kg/cm²，蒸汽减压后进入设备前压力为3~5kg/cm²或满足压力蒸汽灭菌器生产厂家的要求。蒸汽管材建议选用不锈钢管材。每台灭菌器均应设置独立的排水、排汽管道。灭菌蒸汽用水应为软水或纯化水。消毒供应中心的压力蒸汽灭菌器和环氧乙烷灭菌器、自动清洗设备、气枪均需配置压缩空气。

2. 供电要求　建立220V、380V两路供电，电源应有接地系统；大型设备应有独立的设备电源箱。

3. 供水要求　CSSD常水水压应为196~294kPa(2~3kgf/cm²)，符合生活饮用水卫生标准。建立热水供应的管路系统，并有水处理系统生成纯化水，纯化水导电率≤15μs/cm(25℃)。

4. 空气净化及通风装置　有条件的医院应在检查包装区、灭菌物品存放区安装空气净化装置并配置正压供风系统，以保证空气由洁到污排出室外。全自动清洗消毒需设置单独通风管路，压力蒸汽灭菌器隔断间应设独立排风系统，低温灭菌的房间应设置单独排风系

统,房间换气10次/h以上。

三、人员配备

医院应根据CSSD的工作量及各岗位需求,科学、合理配置具有执业资格的护士、消毒员和技术员等工作人员。

1. CSSD护士长应有主管护师以上职称,经过消毒供应专业培训,具备本专业一定实际工作经验和管理能力,负责本科的护理管理工作。

2. CSSD护士承担作业组长、物品发放、质量监测、包装核对、指导工人等工作。

3. 消毒灭菌员必须经过专门制定的部门培训,取得《中华人民共和国特种设备作业人员证》,并定期按要求更换。接受相关专业知识和技能的培训,取得《消毒灭菌技术岗位培训合格证》,承担压力蒸汽灭菌器的操作、待灭菌物品的装载、灭菌后物品卸载和取放等其他相关工作。

4. 技术员宜具备高中及以上文化程度,接受消毒供应中心组织的职业安全防护、医院感染预防与控制、清洗、消毒、包装、灭菌、收送等相关知识和技能培训,考试合格后方可上岗。

四、管理要求

1. 建立健全并严格遵守各项规章制度、岗位职责和相关技术规范、操作规程和突发事件(停水、停电、停气、泛水、蒸汽/环氧乙烷泄漏等)的应急预案,保证医疗服务质量及医疗安全。加强质量控制和管理,指定专(兼)职人员负责护理质量和安全管理。

2. 应采取集中管理的方式,对所有需要消毒或灭菌后重复使用的诊疗器械、器具和物品由CSSD回收并集中清洗、消毒、灭菌和供应。

3. 内镜、口腔诊疗器械的清洗消毒,可以依据国家相关标准进行处理,也可集中由CSSD统一清洗、消毒。外来医疗器械应按照《医院消毒供应中心 第2部分:清洗消毒及灭菌技术操作规范》(WS 310.2—2016)的规定由CSSD统一清洗、消毒、灭菌。

4. 建立质量管理追溯制度,做好清洗消毒灭菌过程的质量监测,完善质量控制过程的相关记录。清洗消毒监测资料保存时间≥6个月,灭菌质量和监测资料保存时间≥3年。

5. 遵循国家《病区医院感染管理办法》及相关法律法规的要求,加强医院感染管理,严格执行消毒隔离制度,并对被朊毒体、气性坏疽及突发原因不明的传染病病原体污染的诊疗器械、器具和物品按照《医院消毒供应中心 第2部分:清洗消毒及灭菌技术操作规范》(WS 310.2—2016)及《医疗机构消毒技术规范》(WS/T 367—2012)的规定流程处理。

6. 建立与相关科室的联系制度。主动了解各科室专业特点,专用器械和用品的结构、材质特点、处理要点,对科室关于灭菌物品的意见有调查、反馈,落实持续改进,并记录。

7. 根据工作岗位的需要,配备相应的个人防护用品,加强工作人员职业安全防护教育和培训,防止意外发生。

第十三节　内镜中心(室)护理管理要求

一、设置与布局

根据内镜中心(室)的功能要求,布局应设置病人候诊区、内镜常规操作室、内镜特殊操作室、麻醉复苏/评估室、内镜清洗消毒室/污物处置间、内镜与设备附件存储库(柜)、医护办公区、示教室、医生及病人更衣室、卫生间等主要功能区,并设置双通道或三通道(病人、医护、内镜)。不同系统(如呼吸、消化系统)软式内镜的诊疗工作应分室进行。有条件的医院洗消室也应尽量分开独立设置。内镜的诊疗环境至少应达到非洁净手术室的要求。应根据开展的内镜诊疗项目设置相应的诊疗室。内镜诊治例次是决定内镜中心(室)设置与布局的重要指标。

(一)内镜操作间面积

操作间的面积与工作需要相匹配,对于(超声内镜、内镜下胆胰管造影)等特殊操作间以及有教学任务的单位,其房间面积应适当增加,房间形状以长方形为好,操作台沿其长轴摆放。房间内安放基本设备后,要保证床有360°自由旋转的空间。

(二)内镜清洗消毒室布局要求

内镜清洗消毒室必须独立设置,设置在内镜室的中间位置,尽量靠近操作区域,可为所有的操作间共用,方便内镜的传送,提高成本效益比。内镜清洗消毒室宜分内镜清洗区、内镜消毒区、内镜洁净干燥区、洁净内镜储存区。内镜清洗消毒室的大小应根据内镜操作诊疗量来决定使用面积,内镜转运通道应洁污分流。

二、基本设备要求

(一)内镜诊疗室配备要求

1. 每个内镜诊疗单元主要配置包括吊塔或台车、内镜及附件(软式内镜及附件数量应与诊疗工作量相匹配)、可转运诊疗床1张、主机、冷光源(含显示器)、高频发生器吸引器(二路)、治疗车、麻醉机(监护仪)、内镜转运车(或传递窗)等设备。

2. 每个诊疗单元辅助配置包括手卫生装置(采用非手触式水龙头)、洗眼器、通风设施、空气消毒设备、水、电、氧气、空气、二氧化碳、治疗用惰性气体、吸引装置、电脑网线接口、多功能电源插口与插头、急救设备、药品、贮存柜等。配备可调节明暗度的照明系统。

(二)内镜清洗消毒室配备要求

1. 配置一定数量的清洗消毒及灭菌设施,包括内镜清洗消毒水槽(工作站)(具备初洗、酶洗、次洗、消毒、末洗、酒精干燥流程及全自动灌流功能)、全自动内镜清洗消毒机(根据科室条件配备)、超声波清洗机器、测漏器及保养装置、干燥装置、全管道灌流器、各种内镜专用刷、压力水枪、压力气枪(必须配置空气过滤器,一般要求滤膜孔径小于$0.2\mu m$)、压缩空气、计时器、内镜及附件运送容器、清洗剂、高水平消毒剂及灭菌剂、手卫生装置及非手触式水龙头、低纤维絮且质地柔软的擦拭布和无菌垫巾以及应急处置设施(如洗眼设备、防护面具等)。

2. 设置三套供水系统,一套为普通的自来水,供内镜冲洗与一般洗涤所用。二套为纯化水系统,设有0.2μm以下的过滤装置,细菌菌落数标准为10cfu/100mL,达到高水平消毒要求。三套为微创内镜无菌水标准,用于内镜浸泡消毒或灭菌结束后的冲洗,并定期对水质进行监测,及时更换滤膜,记录在档。内镜诊疗工作量大的内镜中心以及有条件的宜配置洁净水中央供水系统。

3. 注水瓶内的用水应为无菌水,每天更换。注水瓶宜每天送消毒供应中心进行环氧乙烷灭菌。

4. 保持通风良好,空气洁净,安装空气消毒设备,定期清洗滤网,做好记录,每季度空气培养一次。如采用机械通风,宜采取"上送下排"方式,换气次数宜达到10次/h,最小新风量宜达到2次/h。

5. 清洗消毒流程以文字或图片方式张贴在清洗消毒室的适当位置。

三、人员配备

1. 内镜中心(室)应配置经过专业培训的内镜专职护士,护理人员的总数应与工作量相匹配。内镜诊疗单元至少按1:1的比例配置专职护士。

2. 从事放射的工作人员应接受专业技术、放射防护知识及有关规定的培训,在工作期间应佩戴个人放射计量仪,定期健康体检,并建立个人档案。

3. 从事内镜洗消工作的人员应取得内镜洗消培训合格资质。

4. 设立专职护士长或护理组长。

四、管理要求

1. 建立健全并严格遵守各项规章制度、岗位职责和相关技术规范、操作规程,保证医疗服务质量及医疗安全。加强质量控制和管理,指定专(兼)职人员负责护理质量和安全管理。

2. 护士应经过严格的专业理论和技术培训并考核合格。掌握内镜护理的专业技术,如掌握专科医学与护理基础知识;各种内镜护理配合、附件的应用技术;内镜清洗消毒流程与操作技能;内镜中心危急重症病人的病情观察及抢救技能;专科新技术、新业务及护理配合新技巧;医院感染预防与控制的相关知识。

3. 所有的一次性耗材和诊疗器材统一由医院集中采购,产品必须有合格的相关证件,使用科室和个人不得私自采购,不得使用非正常途径采购的器材。高值耗材和植入性医用耗材使用后须在病人手术病历上粘贴专用的条形码,可追溯产品来源和使用。一次性耗材应一次性使用。

4. 严格核对制度,加强病理标本管理,取后标本放置上锁,双人双锁管理,双人核对送病理科交接,做好登记签名。

五、内镜清洗消毒操作流程管理

软式内镜清洗消毒操作是内镜中心(室)非常重要的护理管理内容之一。无论采用人工清洗消毒方法,还是全自动机器清洗消毒方法,整个流程与操作步骤必须规范。

（一）个人防护装备

进入内镜清洗消毒室前,应穿戴好隔离衣、防护帽、医用手套、护目镜或防护面罩、内镜专用鞋和医用外科手术口罩等,口罩4h更换1次,受到潮气污染的应随时更换。

（二）床侧预处理

1. 检查完毕立即用含清洗剂的湿纸巾或湿纱布擦拭内镜外表面的黏液等污物。擦拭用品应一次性使用。

2. 将内镜前端部放入装有稀释好的内镜专用清洗液容器中,更换专用按钮,注气注水10~15s,再以200~300mL/min的流速反复抽吸,直至液体流入吸引瓶内。

3. 盖上内镜防水盖,从主机上卸下内镜,操作步骤必须符合感控要求,通过内镜运送容器送到内镜消毒室,操作时注意避免内镜单元周围受污染。

（三）手工清洗消毒操作流程

1. 测漏 每次清洗前测漏,条件不允许时,应每天测漏至少1次,微创治疗的内镜宜每次都进行测漏。

2. 清洗 严格遵守清洗流程,充分拆卸各部件;按钮等配件刷洗干净,用清水冲净并擦干后放入超声波机器中加清洗剂进行超声波震动清洗,清洗时间宜按产品使用说明书进行。清洗材料一用一更换,流动水下刷洗内镜各腔道,刷洗中两头见毛刷,并洗净刷头上污物;使用全管道灌流系统,灌流中各通道接口吻合,灌流时间宜按产品使用说明书进行;采用加压射流技术冲洗;灌流同时,须关注灌流中各管道的出水流速与水压是否达到清洗的标准要求;每清洗一条内镜,清洗液应更换一次。清洗剂应根据产品说明书选择并配置清洗液浓度。

3. 漂洗 用流动水反复冲洗内镜外表面,连接全管道灌流设备灌洗内镜各腔道,并彻底吹干管腔内的水分。漂洗时间至少3min,吹干管腔至少30s。清洗材料一用一更换。

4. 浸泡消毒、灭菌 内镜及附件包括洗净的毛刷、按钮等必须同时浸泡在消毒液中,用灌流器直接连接灌流设备进行内镜所有管路的浸泡消毒。根据《软式内镜清洗消毒技术操作规范》(WS 507—2016)要求或严格按厂家的使用说明进行操作。

5. 终末漂洗 用流动纯净水或无菌水彻底冲洗镜身及操作旋钮,使用全管道灌流系统冲洗内镜腔道。灌流中各通道接口吻合,终末漂洗的时间和用水量应根据不同的化学消毒灭菌剂进行加压射流技术冲洗,并彻底吹干管腔内的水分。

6. 内镜干燥 将内镜、按钮和阀门置于铺设无菌巾的专用干燥台上,连接全管道灌流设备,用75%~95%乙醇溶液或异丙醇溶液灌洗或用洁净气体进行干燥。内镜外表面及按钮阀门必须用无菌擦拭布擦干或压力气枪干燥,压力气枪应定期更换过滤膜。每日诊疗工作开始前,应将当日拟使用存放在镜房(柜)的消毒类内镜,进行再次消毒、终末漂洗和干燥。

7. 机器清洗消毒 全自动机器清洗消毒应符合《内镜自动清洗消毒机卫生要求》(GB 30689—2014)。进入全自动机器清洗消毒前,应进行床侧预处理和手工预清洗。

8. 软式内镜储存 经过清洗消毒合格的内镜,应卸除所有活检入口阀门、吸引器按钮和送气送水按钮,垂直悬挂于储镜房,或者盘放于具备高效循环、洁净通风、干燥、设有恒温和去湿功能的内镜专用储存柜,以降低细菌定植的发生率。维持柜内温度10～30℃,湿度低于60%,洁净通风管道应正确连接。需盘放储存的内镜,盘圈的直径应大于30cm,弯角固定钮应置于自由位。禁止在内镜储存柜或者储镜房安装紫外线进行消毒。

9. 设施、设备的清洁消毒,具体如下。

(1)每天清洗消毒工作结束,应彻底刷洗清洗槽、漂洗槽等,并用含氯消毒剂、过氧乙酸或其他合法、有效的消毒剂进行消毒。

(2)每次更换消毒剂时,应彻底刷洗消毒槽。

六、内镜室质量监测与控制

(一)内镜清洗质量监测

1. 采用目测法对每件内镜及其附件进行检查,内镜及其附件的表面应清洁、无污渍。清洗质量不合格的应重新处理。

2. 可采用蛋白残留测定、三磷酸腺苷(adenosine triphosphate,ATP)生物荧光测定等方法,定期监测内镜的清洗效果。

(二)内镜消毒质量监测

1. 应遵循消毒剂/灭菌剂产品使用说明书进行浓度监测。如产品说明书未写明浓度监测频率,则一次性使用的消毒剂/灭菌剂应对每批次产品进行监测;可多次使用的消毒剂/灭菌剂应每次使用前进行监测;消毒内镜数量的一半后,应在每条内镜消毒前进行测定。

2. 酸性氧化电位水每次使用前,应在内镜消毒现场酸性氧化电位水出水口处,分别测定pH和有效氯浓度。

3. 应每季度对软式内镜清洗消毒效果及消毒内镜进行生物学监测。监测采用轮换抽检的方式,每次按25%的比例抽检。内镜数量≤5条,应每次全部监测;内镜数量＞5条的,每次监测数量应不少于5条。

4. 内镜高水平消毒合格标准为菌落总数≤20cfu/件。无菌内镜不得有细菌检出,当怀疑医院感染与内镜诊疗操作相关时,应进行致病微生物监测。

5. 质量控制记录与信息化可追溯,消毒剂浓度监测记录的保存时间应不少于6个月,其他监测资料的保存时间应不少于3年。

第七章

护理文书书写规范

　　护理工作是医疗卫生工作的重要组成部分,护理质量的高低直接影响着医疗质量。护理文书不仅反映了护士对病人病情的观察记录过程,也体现了医疗机构的护理质量乃至管理水平。

　　在法律、法规不断完善,全民法治意识不断提高,科学技术不断发展的今天,规范护理文书书写,提高护士的护理文书书写水平,对保护护患双方的合法权利,促进护理学科的发展有着十分重要的意义。

　　本规范依据《病历书写基本规范》(卫医政发〔2010〕11号)、《医疗机构病历管理规定》(国卫医发〔2013〕31号)、《电子病历应用管理规范(试行)》(国卫办医发〔2017〕8号)及国家有关法律、法规、规章制定。全省各级各类医疗机构中的护理人员,都应以实事求是、高度负责的态度,严格执行本规范,认真做好护理文书书写工作。

第一节　总　则

一、护理文书书写基本概念

　　护理文书是护理人员在护理活动过程中形成的文字、符号、图表等资料的总和,是护理人员科学的思维方式和业务水平的具体体现,是病历的重要组成部分。护士应在整体护理实践中,运用护理程序,全面评估病人生理、心理、社会文化等方面状况,针对病人存在的健康问题,采取各种护理措施,实施治疗,以达到改善病人健康状况、提高病人生命质量的目的,并在此过程中归纳、整理、记录有关资料,完成护理文书书写。护士需要填写、书写的护理文书包括体温单、医嘱单和护理记录等。护理文书均可以采用表格式进行书写。

二、护理文书书写基本要求

　　1. 护理文书的书写应当客观、真实、准确、及时、完整、文字工整、字迹清晰、表述准确、语句通顺、标点符号正确。

　　2. 护理文书的书写应当使用蓝黑墨水、碳素墨水,需复写的护理文书可以使用蓝或黑色油水的圆珠笔。计算机打印的护理文书应当符合病历保存要求。

3. 护理文书的书写应当使用中文和医学术语;无正式中文译名的症状、体征、疾病名称等可以使用外文;计量单位按《中华人民共和国法定计量单位》书写。

4. 护理文书由有执业资格并经注册的护理人员书写。实习期或试用期护理人员书写的护理文书,必须经过本科室有执业资格并经注册的护理人员审阅并签名。有执业资格并经注册的进修护士书写护理文书,要先经接收进修的医疗机构根据其胜任本专业工作的实际情况认定后,方能单独签名。

5. 护理文书书写过程中出现错字时,不得采用刮、粘、涂等方法掩盖或去除原来的字迹。修改时用同色笔在错误记录上划双横线,将正确的或补充的记录就近写在原错误或遗漏的记录旁,注明修改日期,修改人签名,保持原记录清楚、可辨。上级护理人员有审查修改下级护理人员书写的护理文书的责任,上级护理人员修改下级护理人员的护理文书时,用红色笔在错误的记录上划双横线,将正确或补充的记录就近写在原错误或遗漏的记录旁,注明修改日期,修改人签名。

6. 因抢救急危重病病人,未能及时书写护理文书,须在抢救结束后6h内据实补记,并注明。

7. 护理文书书写一律使用阿拉伯数字书写日期和时间,采用24小时制记录。

8. 护理文书纸张规格与医疗记录纸张规格相一致,页码用阿拉伯数字表示。

第二节 各类记录单的书写要求

一、体温单

体温单主要用于记录病人的生命体征及有关情况,内容包括病人姓名、年龄、性别、科别、床号、入院日期、住院病历号(或病案号)、日期、住院天数、手术后天数、脉搏、体温、呼吸、血压、出入量、大便次数、体重、页码等。

(一)体温单记录要求

1. 体温单眉栏应有病人姓名、病房(科室)、床号、住院病历号等一般项目。

2. 体温单应有住院天数、周数的记录,以阿拉伯数字书写。体温单应设计一页为7天,记录格式为:入院第1天为"年-月-日",每页第一天为"月-日",其余6天只写日期;换年或月时写明年或月。页码即为住院周数。

3. 病人若在住院期间施行手术,在体温单上应有手术后天数记录。手术后天数以手术次日开始记录为术后第一天,用阿拉伯数字连续写至术后10日止。手术后10日内行第2次手术或第3次手术,则以分数形式表示,将前一次手术后天数作为分母,后一次手术后天数作为分子,记录至最后一次手术后10日止。若在第一次手术后10日外行第2次手术,则记作"1/2、2/2、3/2……",以此类推。

4. 病人的体温、脉搏记录在表格中。表格横向代表时间,每小格为4h。时间为"4-8-

12-4-8-12"或"2-6-10-2-6-10",日间时间用黑色表示,夜间时间用红色表示。每日以红线纵向隔开。表格纵向代表温度、脉率,每1℃以横向粗线隔开。

5. 病人入院、转院、转科、出院、手术、分娩、介入、死亡等用红笔记录在体温单的40～42℃横线之间的相应时间栏,其中入院、分娩、死亡应记录具体时间到分钟,时间以24小时制中文竖写。

6. 所测体温、脉率/心率超过体温单设置范围,可在上下界描记后用同色笔标上"↑""↓"记号。

7. 一般情况下,体温、脉搏、呼吸的测量次数互相对应。空项前后不相连。

8. 入量、出量、尿量、体重、大便次数、血压等记录在体温单相应栏内。

(1)入量:根据医嘱记录入量。应当将前一日24h总入量记录在相应日期栏内,每24小时填写1次;单位为毫升(mL)。

(2)出量:根据医嘱记录出量。应当将前一日24h总出量记录在相应日期栏内,每24小时填写1次;单位 毫升(mL)。

(3)尿量:根据医嘱记录尿量。应当将前一日24h总尿量记录在相应日期栏内,每24小时填写1次;单位为毫升(mL)。

(4)体重:根据医嘱或病情需要记录,入院当天及每周至少应有1次记录,不能测体重时,注明原因,如"卧床"等。单位为公斤(kg)。入院首日有身高记录(小儿按医嘱执行)。

(5)大便:一般情况下每天记录1次大便次数,以阿拉伯数字填写在相应时间栏内。灌肠后排便次数以"E"分之几表示。如"1/E"表示灌肠1次后排便1次;"0/E"表示灌肠1次后无大便;"1²/E"表示灌肠前有1次大便,灌肠后又有2次大便。大便失禁用"※"符号表示。"人工肛门"用文字"造口"表示,一周记录1次。

(6)血压:新入院病人当日应当测量血压并记录,根据病人病情及医嘱测量并记录,如为下肢血压应当标注。记录方式为收缩压/舒张压(如130/80mmHg)。单位为毫米汞柱(mmHg)。

8. 空格栏可作为需观察增加内容和项目,如记录管路情况等,可在相应空格栏中予以体现。

(二)体温的描记要求

1. 体温用蓝(黑)笔描绘。口温以蓝(黑)"点"(●)表示,腋温以蓝(黑)"叉"(×)表示,肛温以蓝(黑)"圆内点"(⊙)表示,有新的测量方法如耳温等由医院自行统一标识描绘。

2. 每一纵小格为0.2℃。相邻两次体温之间用蓝(黑)线相连,若两次均在粗黑线上可不画线连接。

3. 采用降温措施30min后测得的体温,以"红圆"(○)表示,并以红虚线与降温前的温度在同一纵格内相连。如降温处理后所测体温不变,则在原体温点外以红圆表示。下一次再测的体温与降温前的体温相连。

4. 体温不升时,可将"不升"二字写在35℃线以下。

5. 体温测量频次,可根据病人具体情况及病情而定。一般病人每日测(记录)体温1次,新病人每日测量2次,连续测量(记录)2天,体温不在正常范围的病人,应增加测量(记录)次数。一般体温在 37.5℃ 及以上和术后 3d 内的病人测(记录)体温每日 3 次,在 38℃ 及以上每日 4 次,在 39℃ 及以上每日 6 次,体温正常后连续测量(记录)2 天,每日 2 次。小儿每日测(记录)体温 2 次,38℃ 及以上每日 6 次。精神病院、精神科由医院自定。

6. 测量体温时遇病人外出:病人 24h 内返回病房,护士应予以补测、描记;病人外出 24h 内未返回,应在体温单相应的测温时段做空项处理,并在护理记录单上如实记录。

(三)脉率/心率的描记要求

1. 脉率用"红点"(●)表示,心率用"红圈"(○)表示,房颤病人只描记心率。

2. 每小格为 4 次,相邻脉率/心率以红线相连。

3. 体温与脉率/心率重叠,脉率/心率在体温外画"红圈"(○)。

(四)呼吸的描记要求

呼吸次数应以阿拉伯数字表述每分钟呼吸次数,填写在相应时间栏内,用蓝黑墨水或碳素墨水笔书写。如每日记录呼吸 2 次以上,应当在相应的栏目内上下交错记录。

二、医嘱单

医嘱单是医师直接开写的医嘱,也是护士执行医嘱的依据。医嘱单分为长期医嘱单和临时医嘱单。

(一)医嘱种类

1. 长期医嘱有效期大于 24h。要求护士定期执行的医嘱,也包括需要时执行的长期备用医嘱(P.R.N)。

2. 临时医嘱包括 ONCE 医嘱和 ST 医嘱,有效期在 24h 之内、只执行 1 次,并且应在短时内执行。

3. ONCE 医嘱要求在医嘱开出后 24h 内执行并签名,特殊情况可以注明具体执行时间,有执行时间要求的 ONCE 医嘱要求在医嘱开立后规定时间内执行并签名。

4. ST 医嘱要求在医嘱开立后 30min 内执行并签名,仅适用于术中紧急用药、抢救、镇静、镇痛等。

(二)医嘱单记录内容

1. 医嘱单应有病人姓名、病房(科室)、床号、住院病历号等一般项目。

2. 长期医嘱单应有医嘱起始日期及时间、医嘱内容、停止日期及时间、开立医嘱医师签名、执行时间和执行医师或护士签名。

3. 临时医嘱单应有医嘱开具时间、医嘱内容、医嘱开立医师签名、执行时间和执行医师或护士签名。

(三)医嘱执行及记录要求

医嘱内容及起始、停止时间应由医师直接书写在医嘱单上,经医师签名后方可执行。

(1)一般情况下,护士不执行医师下达的口头医嘱。因抢救急危重病人需要下达口头医嘱时,护士应当复述一遍,医师确认无误后再执行。抢救结束,执行护士在医师补开医嘱后注明执行时间并签名。

（2）长期医嘱单上的执行时间、签名为首次接到该医嘱指令并着手处理的时间和护士签名。

（3）临时医嘱单上的执行时间、签名为实际执行该医嘱的时间、执行医师或护士签名。

（4）护士执行长期备用医嘱（P.R.N）后，由执行护士记录在临时医嘱单上，注明执行时间并签名。

（5）各医院根据实际情况，将医嘱具体执行情况记录并另行保存，保存时间根据各医院具体情况自行规定。记录内容包括姓名、床号等一般项目和医嘱内容、执行时间、执行者签名。

（6）药物过敏反应皮试结果由护士直接记录在临时医嘱单上，应实行双签名制（无其他护士时可由在岗医师签名）。若为阳性结果，"＋"用红笔表示。

（7）若医师重整医嘱，重整部分的长期医嘱不必在医嘱单上注明执行时间和执行护士（签名）。

三、护理记录单

护理记录是指在病人入院至出院期间，护士按照护理程序及遵照医嘱，对病人实施整体护理过程的客观、真实、动态的记录。

1. 护理记录单应有病人姓名、病房（科室）、住院病历号、床号、页码、记录日期和时间等一般项目。时间记录首次及遇新年时应有年、月、日、时间，以后记录月、日、时间，书写形式为"年–月–日–时间"。

2. 护理记录的主要内容应反映病人的客观病情变化、实施的护理措施和护理效果。

（1）病人的客观病情变化包括病人主诉、护士观察和测量到的病人身心整体情况、病人及家属的要求、其他重要检测数据等。护理记录还应根据医嘱或病情记录出入量、体温、脉搏、呼吸、血压等，记录时间应当具体到分钟。

（2）护理措施包括护士根据病人病情变化及医嘱对病人实施的护理干预和健康教育的主要内容等。

（3）护理效果为护士采取护理措施和执行医嘱后病人的身心整体反应，包括病人的主观表述和护士观察到的客观变化。

（4）护理记录的频次可根据医嘱和病情决定记录频率。病情变化时随时记录，在班内完成。

3. 护理记录单的种类与记录要求，具体如下。

护理记录单是指对住院期间病人的护理记录，并根据医嘱和病人病情决定记录频次。体现实时记录，班内完成。如因抢救病人而未及时记录，应在抢救结束6h内据实补记。护理记录单包括入院护理记录、病情护理记录、手术护理记录、转科护理记录、危重病人转运记录、出院护理记录、死亡记录要求、产科护理记录、输血记录要求等。

（1）入院护理记录单是用于收集、评估新入院病人有关情况的记录单，应较全面地反映病人的健康状况、生活习惯、情绪反应、家庭情况、文化背景、宗教信仰、过敏史等内容；其中新生儿入院护理记录单和儿科入院护理记录单还应包括囟门、肌张力、活动能力、营养状况等。要求评估正确,符合病人病情,记录无缺项。入病房后8h(班)内完成,ICU即刻完成。

(2)病情护理记录单,具体如下。

1)病情护理记录应根据病人生理、心理、社会等特点,全面评估病人病情;记录内容体现专科特点,结果符合病人病情,有个性化、专业化、连续性的护理措施;评估病人及家属的需求及接受能力;健康教育内容具有针对性,有效果评价并有记录。

2)手术护理记录是指巡回护士对手术病人术中护理情况及所用器械、敷料的记录,应当在手术结束后即时完成。包括手术安全核查表、手术护理记录单、手术清点记录单等。植入病人体内的医疗器具若由手术室提供,其标识经核对后粘贴于手术护理记录单的背面;若由手术医生提供,其标识由手术医生处理。

a. 手术安全核查表:手术室洗手护士和巡回护士在麻醉实施前、手术开始前和病人离开手术室前进行核查及记录,要写明核查日期、开始时间(具体到分钟)。

b. 手术护理记录单:包括病人姓名、性别、年龄、病房(科室)、住院病历号等一般项目和手术日期、术前诊断、拟手术名称、入手术室时间、手术护理情况、巡回护士和器械(洗手)护士签名等。

3)手术清点记录单填写,要求巡回护士和器械(洗手)护士应严格检查核对手术中所用的无菌包,确认合格后,清点核对所使用的各种器械和敷料并记录双签名。

(3)转科护理记录,具体如下。

1)转入记录,记录转出科室名称、病人病情、转出科室带入的用药及其他交接的情况等。

2)转出记录,记录将要转入的科室名称、转运工具、病人病情、正在进行的治疗和实施的主要护理措施等。

(4)危重病人转运记录,记录危重病人转运期间的病情变化及处理措施。

(5)出院护理记录,出院当日记录病人当前的身心健康状况及主要健康指导,包括需继续进行的治疗、用药、活动、饮食、康复锻炼、复查(随访)等内容。

(6)死亡记录,记录抢救经过,死亡时间具体到分钟。

(7)产科护理记录,包括产前记录、分娩记录、新生儿出生记录、产后2h母亲观察记录、产后2h新生儿观察记录、产后护理记录、母婴同室新生儿护理记录。

1)产前记录,记录产妇生命体征及产科专科情况,如胎动、胎心、宫缩情况,宫颈宫口扩张情况,胎先露、特殊用药记录(包含催产素、安定、硫酸镁等)等。记录频次按产前护理常规、产时护理常规、医嘱、产程进展、催产素引产常规等要求记录,有异常情况、特殊治疗或处理的需及时记录。

2)分娩记录,记录各产程的临床经过,包括正规宫缩开始时间、宫口开全时间、胎儿娩出时间、胎盘娩出时间,并计算出各产程的时间;破膜开始时间、破膜方式、后羊水性状及量;分娩体位、娩出胎位、分娩方式;胎盘娩出方式、胎盘重量、胎盘大小、有无钙化点、胎盘是否完整,评估胎膜颜色及是否完整;脐带的长度及有无绕颈绕体;新生儿性别、体重、出生情况、Apgar评分,新生儿处理及抢救情况、新生儿去向;麻醉/手术方式、会阴情况、生命体征、产时出血量、子宫收缩情况、产后诊断、产时处理情况;记录操作前、操作中、操作后纱布增减及清点情况,双人核对并签名。

3)新生儿出生记录,记录包括母亲年龄、职业、地址、胎次、产次、产前诊断、产时母亲用药、术前四项、Rh血型及胎儿宫内情况;新生儿周龄、胎位、分娩方式、出生时间、性别、出生体重、身长、破膜持续时间、羊水性状及量;产时新生儿抢救措施:保暖及摆正体位、吸羊水、呼吸支持、胸外按压等;脐带局部情况;第二产程和总产程时间(阴道分娩者需记录);新生儿畸形/异常情况及新生儿去向;新生儿Apgar评分(出生后1min、5min、10min)包括心率、呼吸、肌张力、喉反射及皮肤颜色;母亲为糖尿病病人及病情需要者记录葡萄糖测定及处理情况(剖宫产分娩者);接生者、填表者、转运者均完成签名。

4)产后2h母亲观察记录,记录产后2h母亲生命体征、宫底情况、子宫质地、阴道出血量及颜色、膀胱充盈度、会阴渗血/水肿情况、有无便意感等情况。分别于分娩后15min、30min、60min、90min及120min记录1次,有特殊情况随时记录。

5)产后2h新生儿观察记录,产后2h内记录新生儿早吸吮、肤色、呼吸、肌张力、呕吐、脐部、大小便等,母亲糖尿病者及病情需要者记录血糖(阴道分娩者),分别于分娩后15min、30min、60min、90min及120min记录1次,有特殊情况随时记录。

6)产后护理记录,记录分娩后或剖宫产后返回病室时间、麻醉方式及术式、麻醉清醒状态、生命体征及专科情况,宫底高度、恶露/阴道出血情况、会阴情况,乳头、乳汁、乳房肿胀情况,排尿情况等。记录频次要求产后转入时记录、产后24h内每班记录、剖宫产24h内按术后护理常规记录,之后按级别护理要求记录,出院前记录。有异常情况随时记录。

7)母婴同室新生儿护理记录,记录新生儿首次入室需进行全面评估并记录,包括外观检查(颈部、胸部、腹部、四肢、肛门、头血肿、产瘤等);日常评估记录新生儿一般情况,如肤色、呼吸、哭声、有无呕吐、大便情况及颜色、小便情况、脐部情况、喂养情况、皮肤黏膜情况等。记录频次要求新生儿出生48h内每班评估记录至少1次,48h后每天评估,有病情变化随时记录。

(8)输血记录,输血前评估记录病人体温、脉搏、呼吸、血压;输血开始时评估记录输注血制品名称、输血量、输血开始时间、输血速度,输血前用药情况;输血开始后15min评估记录病人体温、脉搏、呼吸、血压,输血速度、穿刺部位有无异常,病人有无不适、皮疹、寒战、发热等输血不良反应发生;每一袋血输完15min内评估记录病人体温、血压、脉搏、呼吸、输血结束时间、穿刺部位有无异常,病人有无不适、皮疹、寒战、发热等输血不良反应发生。如发生输血不良反应,记录发生的时间,不良反应的症状体征、处理及结果。

四、电子病历书写规范

1. 电子病历书写应遵循护理文书书写规范,电子病历符号表达及归档方式,建议由各医院自行规定。

2. 电子病历护理记录修正权限,具体如下。

1)责任护士需每班对书写的电子护理记录进行核查,发现有遗漏或输入错误等,24h内自行更正。

2)上级护士有权限对下级护士的电子护理文书进行核查并签名;超过24h的护理记录需要修改时,上报护士长或科室负责人,经护士长或科室负责人核查后方可进行更正;归档病历的护理记录需要修改时,须上报医院相关部门经批准方能进行更正。

3.电子病历系统出现故障时的处理流程。一旦电子病历系统出现故障,护士必须在纸质护理记录单记录,如果班内电子病历系统故障修复,由当班护士将纸质记录单上内容补记到电子护理记录单上,纸质记录单无需保留;如果班内电子病历系统故障未修复,则等修复时由其他护士代为补记,并保留纸质记录单在病历内。

第八章

护理服务流程管理

第一节　预约诊疗服务流程

1. 门诊部全面协调医院门诊预约诊疗服务工作,负责预约挂号服务的监督和管理,本着公开、公平的原则加强门诊预约挂号管理,与相关部门密切协作,全面做好门诊预约诊疗工作。

2. 预约挂号适用于初诊、复诊病人。预约挂号方式有现场预约、电话预约、诊间预约、网上预约等,医院应提供2种以上形式的预约诊疗服务。

3. 医院应指定人员负责管理预约就诊,安排好预约就诊相关工作,指导病人就诊,保证预约挂号的顺畅运行。过时未到的预约病人,工作人员应主动与病人联系,提示预约挂号作废,请病人按正常秩序就诊或另行预约。

4. 预约挂号可预约普通门诊、专科门诊、专家门诊。预约挂号、检查采取分时段预约方式,方便病人自由灵活就医,错峰就诊,节省不必要的等待时间。

5. 为保障预约挂号工作的有序开展,各科室医师严格按要求出门诊,不得随意停诊和换人。若因故需停诊或换人,科室安排好替诊医师并至少提前一天告知门诊部,工作人员应提前通知病人并表示歉意。专家停诊须经主管部门批准并提前告知病人。

6. 出院复诊病人、门诊病人需长期复诊的可与经治医师共同商议,制订复诊中长期预约计划。

7. 医院应通过网站、微信、显示屏、公示栏等对预约挂号等工作进行公告,方便病人及时获取预约诊疗信息,对变动的出诊时间提前公告。

8. 医院应利用互联网手段,不断完善就诊流程。可利用自助服务设施、诊间结算和第三方支付平台(如微信、支付宝等)完成缴费,医院宜成立一站式预约服务中心,让病人看病、检查时少排队、少等候、更快捷。

9. 工作人员定期将预约服务的相关数据和资料进行分析、反馈,不断改进预约诊疗工作。

第二节　门诊护理服务程序

1. 导诊人员根据观察和病人的主诉予以分诊,指导病人挂号或协助挂号。

2. 病人挂号后由护士安排到各科候诊厅候诊。护士应有计划地安排病人就诊,有效维持诊疗秩序,缩短病人等候时间。

3. 护士根据病人需求,礼貌、耐心地解答病人的问题,并做相应的健康宣教。对年老、年弱、病重病人给予照顾,需急诊处理的病人应根据病情及时转至急诊科进行处置。

4. 护士对候诊病人应做必要的评估,如测量体温、血压等并记录。

5. 病人需做检验、检查时,护士应予以指导,包括如何预约、缴费等;指导病人取药和(或)进行其他治疗。

6. 对需住院的病人,护士应指导或协助办理住院手续。为特殊病人(如新生儿、残障人士、无近亲家属陪护者、行动不便者)提供多种服务及便民措施。

第三节 入院护理服务程序

1. 病人/家属持医师签发的入院证到住院处办理入院手续,医院可设立"住院准备中心",专人负责协调全院床位。

2. 根据病人情况,提供合适的转运工具。

3. 医院病房应当建立并落实责任护士对新入院病人全面负责的工作责任制。病房接到病人入院通知后,应有专人及时接待入院病人,主动热情、态度和蔼、认真耐心。尽快通知负责医师,妥善、合理安排病人,避免等待时间过长。

4. 责任护士主动向病人自我介绍,认真核查病人的住院信息,做好入院介绍,包括病房环境、设施,责任医师及护士,作息时间、膳食服务、探视陪伴、安全管理等规章制度。同时,了解病人住院期间的需求,及时解答病人疑问并给予帮助。

5. 责任护士应对新入院病人进行入院护理评估并及时记录。评估内容包括病人意识状态,生命体征,自理能力,皮肤、饮食、睡眠、清洁情况,潜在护理风险及心理、社会状况等,根据评估情况为病人提供必要的清洁、照护和心理支持等护理措施,并及时与医师沟通病人的相关情况。

6. 遵照医嘱及时完成入院病人的标本采集工作,帮助病人预约检查,协助医师为入院病人实施及时、有效的治疗性措施。

第四节 转科护理服务程序

1. 入院后如病情需要转科,应由主管医师开具医嘱。

2. 护士确认医嘱后通知病人/家属。

3. 联系转入科室,确定转入时间,告知转入科室的责任护士需要做的准备工作。

4. 完成转出护理记录及相关转科手续。

5. 转运前评估病人,选择合适的转运工具,携带病人所有的医疗护理记录,护送病人至转入科室。如病情需要,由医师与护士一起护送病人,确保转运途中病人的安全,与转入科室护士进行交接、记录并签名。

6. 转入科室护士应及时通知医师,及时评估病人病情及需求,根据医嘱及时处置,完成转入护理记录。

第五节　出院护理服务程序

1. 建立并落实责任护士对出院病人全面负责的工作责任制。

2. 病人入院后,主管医师和责任护士在评估病人需求的基础上,尽早制定相应的出院计划,并鼓励家属一起参与。

3. 根据出院医嘱,提前通知病人及家属,详细指导其做好出院准备工作,告知出院流程及注意事项。有条件的医院,可以分时段或床边办理出院手续。

4. 结合出院病人的健康情况和个体化需求,做好出院指导和健康教育工作。健康教育主要内容包括饮食、用药指导,运动和康复锻炼,复诊时间及流程,居家自我护理及注意事项等,必要时提供书面、电子等多种形式的健康教育材料。

5. 为出院病人提供必要的帮助和支持,确保病人安全离院。

6. 医院应为出院病人提供延续性护理服务,通过电话、电子邮件、微信、信函和必要的面谈等多种形式进行随访。

7. 完成出院病人的终末消毒工作。

8. 完善护理记录,进行相关文件处理。

第六节　转院护理服务程序

1. 病人如需转院,应由转出医院主管医师和接收医院共同商议,并且最终由接收医院主管医师决定。

2. 转出医院需与接收医院的医师全面沟通病人病情,了解床位、设备准备情况,告知出发时间及预计到达时间。接收医院需保证所有准备工作就绪,一旦病人到达能及时接受治疗或检查。

3. 转出医院护士确定医嘱后通知病人及其家属转院日期、转往医院等。

4. 做好转院准备,选择合适的转运工具,安排合适的医务人员陪护,配备合适的监护治疗设备和抢救药品。

5. 完成转院护理记录及转院相关手续。

6. 在转运过程中,应严密观察病人病情变化,按医嘱完成治疗,及时做好护理记录。

7. 到达接收医院后,转运人员与接收医院的护士交代病人病情、治疗措施及护理等情况,做好交接工作。

8. 接收医院护士评估病人,完成转入护理记录。

第七节　急诊护理服务程序

1. 急诊科为急诊病人提供一周7天、一天24小时的连续服务。

2. 预检护士对病人进行分诊,根据病情危急程度安排就诊时间和场所。必要时启动绿色通道。

3. 按照急诊病人病情分级、分区救治。

4. 病情危重需立刻急救的病人,应立即转入抢救室或就地抢救。遇大批伤员抢救及重大突发应急事件时,当班人员应迅速通知科主任、护士长组织抢救,必要时根据医院制度汇报相关部门。

5. 经初诊后需紧急会诊的病人,应立即通知相关科室,做好相应的准备和处置。

6. 经抢救病情稳定后,应根据医嘱对病人进行分流,按转运要求进行转运。

7. 完成急诊护理记录。

第九章

护理安全管理

护理安全是指病人在接受护理的全过程中,不发生法律法规允许范围外的心理、机体结构或功能上的损害、障碍、缺陷或死亡。护理安全管理是为了保证病人的身心健康,是为了对各种不安全因素进行有效的控制与改进,是保障病人安全、减少质量缺陷、提高护理水平的关键环节。护理安全管理旨在把安全隐患消灭在萌芽中,把各种不安全因素控制在实施护理措施及护理技术操作之前,控制在下一次护理过程之前,消灭在本次护理过程之中,从而达到护理安全的目的。

第一节 护理安全目标

一、严格执行查对制度,准确识别病人身份

(一)目 的
确保诊疗护理活动过程中病人身份准确无误,保障病人的安全。

(二)适用范围
医院所有需核对病人身份的诊疗、护理环节。

(三)要 求

1. 制定完善的病人身份识别制度。

2. 确立作为识别病人身份的标识。

(1)医院提供统一的病人身份标识,病人标识的使用范围涵盖医院的各相关部门。

(2)病人身份标识应与医疗管理信息系统配合使用。

(3)应使用可靠的标识产品,确保病人标识不会被调换或丢失,减少错误标识病人的可能性,规避医疗风险。

(4)住院病人和急诊留观室、急诊抢救室病人均应使用"手腕识别带"(简称腕带)作为识别病人身份的标识。

3. 正确识别病人身份。

(1)诊疗护理活动中,至少同时使用姓名、病案号、出生年月中的2项信息核对病人

身份。

(2)身份识别方法,具体如下。

①至少同时使用2种病人身份识别信息(如姓名、出生年月、病案号),不得采用条形码扫描等信息识别技术(如PDA扫描)作为唯一识别方法。

②未使用腕带的门诊病人,应使用病人的病历本、就诊卡、医保卡、身份证、检查单、治疗单等进行核对。

③核对病人时,应让病人或其亲属陈述病人全名,并得到病人回应,即由病人说出自己的姓名,不得直接称呼病人姓名而获得病人的应答。如病人无法回答,需有家属代为回答确认。无家属陪伴且意识不清、语言交流障碍及(或)镇静期间的病人的识别和交接遵循医院的相关制度。

④严禁使用床号核对病人身份。

4. 腕带佩戴要求,具体如下。

(1)病人入院由住院处或病区配置腕带,记录病人的姓名、性别、年龄、病历号等信息以及特制的标识条形码。

(2)入院后护士核对病人的姓名、病历号/出生日期,经2人核对无误后佩戴于病人手腕上,佩戴松紧适宜。对无法沟通的病人,应请其亲属陈述病人的姓名、出生日期。

(3)佩戴腕带前应评估局部皮肤及血液循环情况。

(4)住院病人腕带如有遗失或损坏,应予重新制作,核对无误后再佩戴。

(5)出院病人在办理好出院手续后应去除腕带。

(6)病人死亡时不能去除腕带。

二、加强医务人员之间的沟通管理,正确执行医嘱

(一)目　的

确保医务人员之间及时、完整、准确地传递病人信息,使病人获得连续、安全的医疗护理服务。

(二)适用范围

医院所有护理单元。

(三)要　求

1. 执行医务人员之间的有效沟通程序,具体如下。

(1)制定医务人员有效沟通制度。

(2)建立医务人员之间的有效沟通模式,建议使用标准化沟通模式(situation background assessment and recommendation,SBAR)。

2. 正确执行医嘱,具体如下。

(1)制定与落实医嘱相关管理制度与规范。

(2)住院病人的常规诊疗活动中,应以书面方式下达医嘱,除特殊情况外,不使用口头医嘱。

（3）实施紧急抢救与特殊情况时，可口头下达临时医嘱，接受口头医嘱时需执行"复读"程序，执行时实施双人（重）核查，抢救结束后医生须在6h内及时准确地补记医嘱。

三、加强手术安全核查管理，防止手术病人、手术部位及术式发生错误

（一）目　的

确保手术部位正确、操作正确、手术病人正确，以保证病人安全与医疗质量。

（二）适用范围

医院所有开展手术或侵入性操作的诊疗场所。

（三）要　求

1. 制定手术安全核查制度与工作流程。

2. 术前由主刀医生与病人（或家属）共同确认手术部位并做标记，具体如下。

（1）涉及有双侧、多重结构（手指、脚趾、病灶部位）、多平面部位（脊柱）的手术时，对手术侧或部位应有规范统一的标记。若手术部位本身无法进行标记的，如牙科手术，可在患牙上用咬合纸染色，并在核查表上标明手术牙齿；若手术部位皮肤损伤或因石膏固定无法标记，则可在术侧肢体皮肤完好的部位进行标记，标明是该侧肢体需要手术，或用脚圈、手圈等。

（2）病人送达术前准备室或手术室前，应已完成手术部位标记。

（3）手术部位使用不褪色记号笔标记，以手术部位皮肤消毒完成后仍能辨识为原则。标记符号的使用在院内应保持一致。非手术部位应避免有任何标记，以免造成混淆。

（4）主动邀请病人（或家属）参与手术标记的认定，昏迷病人由医生和家属共同确认，无家属陪伴者应由医生和护士共同确认。

3. 严格执行手术安全核查制度，具体如下。

（1）手术安全核查由手术医师、麻醉师、手术室护士在手术病人麻醉实施前、手术开始前、病人离开手术室前三方共同执行并逐项填写《手术安全核查表》。各环节有明确的主持人。

（2）麻醉实施前，由麻醉师主持，三方人员均要在现场，核对病人身份（姓名、性别、年龄、病案号）、手术方式、知情同意情况、手术部位与标识、麻醉安全检查、皮肤是否完整、术野皮肤准备情况、静脉通路建立情况、病人过敏史、抗菌药物皮试结果、术前备血情况、假体、体内植入物、影像学资料等内容。

（3）手术开始前，由主刀医师主持，三方共同核查病人身份（姓名、性别、年龄）、手术方式、手术部位与标识，并确认风险预警等内容。手术物品准备情况的核查由手术室护士执行并向手术医师和麻醉师报告。

（4）病人离开手术室前，由巡回护士主持，三方共同核查病人身份（姓名、性别、年龄）、实际手术方式、术中用药、输血的情况，清点手术用物，确认手术标本，检查皮肤完整性、动静脉通路、引流管，确认病人去向等。

（5）三方确认后分别在《手术安全核查表》各时段上签名。

4. 实施侵入性操作时，由操作者及核对者在操作前、操作结束后执行规范的安全核查并

做好记录。

四、执行手卫生规范,落实医院感染控制的基本要求

(一)目　的
严格执行手卫生规范,降低医院感染的风险,确保病人获得安全的医疗服务。

(二)适用范围
医院所有医疗场所。

(三)要　求

1. 依据《医务人员手卫生规范》(WS/T 313—2019),制定手卫生管理制度。

2. 医院感染管理科负责手卫生的全员培训、制度落实及(手卫生)效果监测。

3. 护理部及临床科室根据制度严格执行手卫生规范。

(1)执行洗手与卫生手消毒原则,具体如下。

1)手部有接触血液或其他体液及肉眼可见的污染时,应用洗手液和流动水洗手。

2)手部没有肉眼可见的污染时,可使用速干手消毒剂消毒双手代替洗手。

(2)有下列情况时,需洗手或使用速干手消毒剂。

1)直接接触每个病人前、后,从同一病人身体的污染部位移到清洁部位时。

2)接触病人周围环境及物品后。

3)接触病人黏膜、破损皮肤或伤口前后;接触病人血液、体液、分泌物、排泄物、伤口敷料等之后。

4)穿脱隔离衣前后,摘手套后。

5)进行无菌操作,接触清洁、无菌物品之前。

6)处理药物或配餐前。

(3)采取先洗手,再进行卫生手消毒的情况,具体如下。

1)接触传染性病人的血液、体液和分泌物及被传染性致病微生物污染的物品后。

2)直接为传染病病人进行检查、治疗、护理或处理传染病病人污物之后。

五、加强高警示药物安全管理,保障用药安全

(一)目　的
保障病人用药安全,减少安全(不良)事件的发生。

(二)适用范围
医院所有护理单元。

(三)要　求

1. 高警示药品是指给药错误和(或)警讯事件发生率高的药品,以及有较高滥用风险或其他不良后果的药物。如临床实验类药物、麻醉药品、精神类药品、放射性药品、毒性药品、化疗药物、抗凝剂、高浓度电解质,以及相似、看似、听似的药物等。

2. 建立高警示药物管理制度并严格执行。护理人员应知晓高警示药品标识的含义和

管理要求。

3. 对麻醉药品和一类精神药品实行三基(药库、药房、病房药物基数)管理。

4. 高警示药品的贮存要求为各部门贮备药品必须由部门负责人书面申请,主管部门审核批准,相关部门备案。病区不宜存放高浓度电解质制剂(包括氯化钾、磷化钾及浓度超过0.9%的氯化钠等)。如有备用贮存区域,必须有高警示标识且应单独存放。

5. 对包装相似、听似、看似的药品,一品多规格或多剂型药品,医院应有统一的"警示标识"。

6. 药物应标识清晰,定点、定位、定量放置,摆放整齐、有序,存放符合要求。

7. 向病人宣传用药知识,做好药物信息及药物不良反应的咨询服务。

8. 观察并记录用药效果及药物不良反应,发现严重或群发不良事件时,应及时报告并记录。

六、加强"危急值"管理,保障病人安全

(一)目 的

利于临床及时接获病人"危急值",确保有危急值的病人得到及时的医疗护理处置。

(二)适用范围

医院所有护理单元、临床及医技科室。

(三)要 求

1. 医院应根据相关文件、标准、指南制定危急值项目和范围,并定期评估修订,报医院质量改进委员会讨论备案。

2. 护士应知晓常见危急值项目。

3. 护士应知晓危急值接获与报告流程。

4. 接获危急值报告后,应立即按程序执行,并完善危急值登记本(或电子信息)记录(至少包含病人姓名、住院号、危急值内容与时间、报告者信息、报告医生信息等关键要素)。

5. 护士应根据医嘱正确处理并做好相关记录。

6. 接获门急诊病人危急值报告后,应立即联系病人前来就诊并记录。

七、加强跌倒防范与管理,减少跌倒的发生

(一)目 的

有效防范与减少病人跌倒事件发生,保障病人诊疗过程安全,减少意外损伤。

(二)适用范围

医院所有医疗场所。

(三)要 求

1. 医院制定防范病人跌倒的相关制度,并体现多部门协作。

2. 医院根据部门特点选用适合该部门的跌倒风险评估工具,准确评估病人存在的跌倒风险。

3. 病人跌倒风险评估及再评估,具体如下。

(1)对门诊高危病人进行跌倒风险评估并记录。

(2)入院时对所有住院病人进行跌倒风险评估并记录。

(3)跌倒高风险病人每日评估并记录。

(4)病人病情及用药变化时,需再次评估并记录。

4. 高危跌倒病人有警示标识,病人及家属知晓警示标识的意义。护士应主动告知病人跌倒风险及防范措施并记录,尤其对于特殊病人,如儿童、老年人、孕妇、行动不便和残障人士等,应采取适当措施防止跌倒。

5. 医院应有防止跌倒安全设施。

6. 相关人员应知晓病人发生跌倒的处置及报告程序。

7. 医院应有跌倒的质量监控指标数据收集和分析(每季度至少1次),对存在问题及时提出整改措施。

八、加强压力性损伤防范与管理,减少压力性损伤发生

(一)目　的

有效防范及减少压力性损伤的发生,提高护理质量。

(二)适用范围

医院所有护理单元。

(三)要　求

1. 建立压力性损伤管理制度,包括制定压力性损伤风险评估与报告制度,制定压力性损伤诊疗与护理规范。

2. 采用合适的压力性损伤危险因素评估工具对病人的压力性损伤风险进行评估并记录。

3. 住院病人压力性损伤风险评估及再评估,具体如下。

(1)入院时对所有病人进行压力性损伤风险评估并记录。

(2)压力性损伤高风险病人每日评估并记录。

(3)转科、手术、血透、病情变化时,对压力性损伤风险进行再评估并记录。

4. 遵循压力性损伤指南。

5. 护士应知晓病人发生压力性损伤的处置及报告程序。

6. 医院应有压力性损伤的质量监控指标数据收集和分析(每季度至少1次),对存在问题及时提出整改措施。

九、主动报告护理安全(不良)事件,营造良好的安全文化

(一)目　的

防范护理安全(不良)事件的再发生,营造良好的安全文化。

（二）适用范围

医院所有护理单元。

（三）要　求

1. 医院应倡导主动报告不良事件,并有鼓励医务人员报告的机制与流程。

2. 形成良好的医疗安全文化氛围,提倡非惩罚性、不针对个人的环境、有鼓励员工积极报告威胁病人安全的不良事件的措施。

3. 医院能将安全信息与医院实际情况相结合,从医院管理体系、运行机制上、规章制度上进行有针对性的持续改进。

十、鼓励病人参与医疗安全活动,引导病人关注自身安全

（一）目　的

鼓励病人关注自身安全,引导病人及家属主动咨询和报告自身情况。加强医患合作,增强医患互信,促进医患有效沟通。

（二）适用范围

医院所有医疗护理场所。

（三）要　求

1. 积极鼓励病人参与医疗安全管理,尤其是病人在接受手术、介入或有创操作前,告知其目的和风险,并请病人参与手术部位的确认。

2. 输血及药物治疗时,告知病人目的与可能的不良反应,鼓励病人参与查对。

3. 告知病人提供真实病情和真实信息的重要性。

4. 进行各项护理服务时,告知病人如何配合及配合治疗的重要性。

第二节　院内转运安全管理

一、目　的

保障病人的转运安全。

二、适用范围

医院所有医疗场所。

三、要　求

1. 建立并落实转运交接及登记制度。

2. 所有待转运病人应由责任护士/主管医师进行评估,选择合适的转运方式、抢救用物及护送人员等。

3. 下列病人按重危病人转运,并由医护人员陪同护送。

（1）生命体征不稳定。

（2）意识改变。

（3）抽搐。

（4）气管插管。

（5）使用镇静药后有意识抑制等改变。

（6）有创压力监测。

（7）静脉使用调节血压、心率及呼吸方面药物。

4. 有下列情况者，禁止转运。

（1）心跳、呼吸停止。

（2）有紧急气管插管指征，但未插管。

（3）血流动力学极其不稳定，但未使用药物。

5. 危重病人转运前按需做好以下准备。

（1）准备小氧气钢瓶、常规抢救药物等。

（2）开通留置静脉通路，必要时保持两路以上静脉通路通畅。

（3）心率、血压、血氧饱和度监测仪器。

（4）需持续给药的病人应使用带蓄电池的注射泵，以保证连续给药。

（5）准备型号合适的简易人工呼吸器及带蓄电功能的抢救设备。

6. 负责危重病人转运的医护人员，至少持有心肺复苏（CPR）证书；如病人使用呼吸机等治疗，应有相应资质的医护人员护送。

7. 危重病人转运过程中，应观察并记录生命体征及病情变化，完成所有的治疗和护理工作。

8. 转运方在转运危重病人前，应通知接收部门，以确保接收部门获知病情，并做好了相应的准备工作。

9. 做好交接及转运记录并存档。

第三节　护理职业安全管理

一、目　的

保障护士在护理活动过程中的职业安全，避免意外伤害事件的发生。

二、适用范围

医院全体护理人员。

三、要　求

（一）锐器伤的职业防护

1. 建立锐器伤职业防护相关制度与流程，加强相关教育，增强自我防护意识，掌握锐器伤防护措施。

2. 严格执行医疗护理操作常规和消毒隔离制度，执行标准防护措施，规范操作行为。

3. 建议使用安全型输液、注射、采血工具。

4. 禁止直接传递锐器物，禁止手持裸露的锐器物指向他人。

5. 所有受血液污染的一次性物品和锐器，包括探针、手术刀、注射器、针头等应直接放入耐刺防渗的锐器盒中。锐器盒装至3/4时需封口、更换，严禁将锐器转存入或倒入另一容器，避免发生与丢弃锐器有关的损伤。

6. 不分离被血液污染的针头和注射器；不将用过的针头套回针帽。

7. 处理使用过的锐器器械，应佩戴防护手套。

8. 需重复使用的医疗器具应严格灭菌处理。

9. 锐器伤伤口处理流程，具体如下。

(1)立即从近心端向远心端挤出伤口部位的血液，避免在伤口局部反复挤压。

(2)用肥皂液在流动水下反复冲洗至少5min。

(3)用酒精、碘伏消毒伤口。

(4)向主管部门汇报，并填写锐器伤登记表。

(5)请有关专家评估锐器伤并指导处理，根据病人血液中含病毒的多少和伤口的深度、暴露时间、范围进行评估，做相应的处理。

（二）化疗药物职业防护

1. 建立化疗药物职业防护相关制度与流程，加强相关教育，增强自我防护意识，掌握化疗药物职业防护措施。

2. 化疗药物应按配置要求，在生物安全柜内集中配置。

3. 执行化疗治疗时，应按要求做好防护工作。给药时必须戴乳胶手套。

4. 操作前后必须规范洗手。如皮肤接触了化疗药物，应立即彻底清洗；如不慎溅到眼睛里，应立即用大量的生理盐水或清水冲洗。

5. 按要求妥善处理化疗药物接触过的所有物品，收集在专用的密闭垃圾桶内统一处理，不能与普通垃圾等同处理。

6. 化疗药物溢出的处理，具体如下。

(1)凡涉及化疗的科室，应备有化疗防溢箱。

(2)药物溢出量≤5mL为小量溢出，溢出量＞5mL为大量溢出。发生大量溢出时，应使用化疗防溢箱。正确评估暴露在有溢出环境中的每一个人，如果工作人员的皮肤或衣服直接接触到药物，必须立即用肥皂水和清水清洗被污染的皮肤；若眼睛接触到化疗药物，应撑开眼睑用水冲洗受累的眼睛至少15min。

(3)化疗废弃物及污物的处理，具体如下。

1)化疗废弃物及时包扎，不能超过容器的3/4，扎紧袋口，贴上"化疗药物"标签，按有毒废弃物集中、封闭处理。

2)化疗病人污染物应妥善处理。处理病人污物时应戴帽子、口罩及手套，病人便后便池应反复冲洗。被污染的区域用消毒液和清水清洗至少3次。

3)被化疗48小时病人体液污染的物品丢弃在黄色垃圾袋内,扎紧,置入化疗废弃物专用垃圾桶内,这些物品包括尿布、尿壶、便盆、导管和引流袋等。将污染的布类放入黄色垃圾袋中,扎紧,贴上"化疗药物"标签,然后放入洗衣袋。

(三)心理性职业防护

1. 自身调节,具体如下。

(1)加强自身的调节,正确认识自己,准确定位,避免产生紧张、焦虑、抑郁及惶恐情绪。

(2)运用合适的沟通技巧,创造和谐的工作氛围,减少护患之间、同事之间的矛盾所引起的心理压力。

(3)保持积极向上的心态,保证充足的睡眠和休息时间;参加各类适宜的体育、娱乐活动,放松心情、释放压力。

(4)提高职业耐受力,强化自我调节意识,必要时及时进行心理咨询。

2. 管理者调护,具体如下。

(1)制定有益于稳定护理人员职业心态的相关制度,合理配置护理人力资源。

(2)管理者应深入了解护理人员的职业心理,设法缓减护理人员的心理压力。

(3)建立心理咨询机制,关心并疏导护理人员的心理问题,指导其进行自我调节。

(4)定期组织娱乐活动,提供护理人员彼此沟通的机会,营造和谐的人际关系。

(四)医院工作场所暴力防护

1. 医院工作场所暴力的预防,具体如下。

(1)组织角度的预防,具体如下。

1)每位员工发放工作牌,对新员工进行工作场所暴力预防和应对的岗前培训。

2)保持工作场所整洁、安静、有序;必要时在门、急诊和住院入口处安装金属检测系统。

3)医院醒目处张贴提醒标志;有条件的医院在每个单元/诊室安装报警装置。

4)急诊、候诊区等暴力高发区域配备保安人员。

5)建立工作场所暴力应急处理系统。

6)对工作场所暴力的发生率进行监控。

(2)个体角度的预防,具体如下。

1)保持良好、有效的沟通。护士跟病人/家属交流时保持信息的一致性;发现可能出现问题或纠纷的病人,应立即将其作为重点沟通对象,有针对性地进行沟通。

2)学会换位思考;不断提高专业知识和技能。诊疗和护理过程中,应避免使用刺激对方情绪的语音、语调、语句;避免压抑对方情绪,刻意改变对方的观点;避免过多使用对方不易听懂的专业词汇;避免强求对方立即接受医生的意见和事实。

2. 医院工作场所暴力的处理,具体如下。

(1)请相关人员至安静、私密的区域,如有身体暴力倾向,应按报警按钮或电话通知安保人员,请安保人员在门外等候保障员工安全。

(2)耐心倾听相关人员的解释,尽量让病人和家属宣泄和倾诉,对病人的病情尽可能做出准确解释。

(3)留意沟通对象的教育程度、情绪状态、对沟通的感受、对病情的认知程度和对交流的期望值,并留意自身的情绪反应,学会自我控制。

(4)如遇矛盾激化,暴力冲突升级时,安保人员应积极控制现场,尽量将暴力伤害降到最低,启动突发事件联动程序,必要时拨到110,警医联动,互相配合,根据现场情况设法控制施暴者,平息事态。

第十章

护理质量敏感指标监测

一、护理质量敏感指标概述

敏感指标是质量管理的重要抓手。从敏感指标入手,有助于管理者以点带面地进行重点管理。护理质量敏感指标,是体现护理工作特点,符合质量管理规律,与病人的健康结果密切相关的指标。

美国医疗机构联合评审委员会(The Joint Commission on Accreditation of Health Care Organization,JCAHO)提出的质量指标是一种数量化的测量工具,可作为监测和评价医疗保健服务质量的指南。对行为的过程和结果各个维度进行测量、量化,有效性、客观性是指标的基本特点。美国护士协会(American Nurses Association,ANA)将具有高度护理特异性、指标数据在实际中可收集,且被广泛认为与护理质量密切相关,作为筛选护理质量指标的基本点。我国学者认为医院护理质量指标是说明医院护理工作中某些现象数量特征的科学概念和具体数值表现的统一体。虽然对指标的定义各不相同,但护理质量指标的基本特点可以归纳为:①具体的,即指标在实际中应易于测量和观察;②具有有效性和特异性,确实能够反映护理活动的重要方面;③具有客观性和灵敏性;④在现实中指标数据具有可收集性。

二、护理质量敏感指标监测意义

1. 质量改进和病人安全是以数据为基础的,做好资料的收集和分析工作,并把它转化为有用的信息。

2. 数据监测有助于更好地理解或更广泛地评估被监测的护理项目。

3. 对监测的数据进行分析可能产生该监控护理质量的改进策略。

4. 监控能有助于评估改进措施是否有效。

5. 资料分析为护理质量管理提供持续的反馈信息,帮助负责人在管理中做出决策,并持续地改进临床护理和护理管理流程。

三、监测指标的选择

护理部须根据所在医院的宗旨、病人需求和服务项目,选择最重要的临床护理质量和临床护理管理流程,并对结果进行监控。监测活动通常是关注那些对病人风险性高、服务量大或易发生问题的流程。护理部领导在全院护理质量改进活动中,负责最终选择哪些关键监测指标。

护理部领导负责对目标监控活动中关键测量指标进行最终选择。对每个监测指标需明确的内容如下。

1. 监测的流程、程序或结果。

2. 支持监测指标的"科学性""证据"的可及性。

3. 怎样完成测量。

4. 怎样使这些测量手段与医院质量监控和病人安全的总体计划相一致。

5. 测量的频率。

四、监测数据的收集及分析

(一)收集数据

护理质量敏感指标监测数据,见表1-10-1。

表1-10-1　护理质量敏感指标监测数据的收集表

质量指标	选择理由	分子	分母	指标类别	监测领域	上报时间	评价频度	院内既往指标值	院外标杆	目标值	资料来源与收集方法	资料收集者

(二)分析数据

1. 分析的频率,具体如下。

(1)分析的频率应符合被监测流程的情况。

(2)分析的频率应符合医院护理的整体要求。

2. 分析的内容,具体如下。

(1)医院内部纵向数据比较,如每月数据比较,每年数据比较。

(2)通过资料库,与其他相似的医院进行横向的数据比较。

(3)必要时,与权威机构(认证机构、学会)或法律/法规所设定的标准进行比较。

(4)与某些在文献中被认可的最佳实践或实践指南进行比较。

3. 数据有效性的验证,具体如下。

质量改进计划只有在收集的资料是有效时才有意义。因此,可靠的测量是一切改进的核心。为了确保收集到良好和有用的数据,医院需要一个适合的内部数据有效性确认(验证)程序。

(1)为了确保收集到良好和有用的数据,确保数据的有效性,质量资料收集者在下列情况时要进行数据验证。

1)实施新监测指标时,尤其是用来帮助评价和改进一个重要临床护理流程或结果的监测指标。

2)需要在医院网站或以其他方式公布数据时。

3)改变现有监测方法时,如改变数据采集工具或数据抽取程序或资料收集人改变时。

4)目前监测指标的数据结果发生意想不到的变化时。

5)数据来源发生改变时,如当部分病历变为电子病历时,数据来源就成了电子和纸质两种形式。

6)当数据收集的主题发生变化时,如新实施的实践指南,或新技术和新治疗方法引入时。

7)数据确认(验证)是理解数据质量高低及建立决策者信心程度的重要工具。数据确认(验证)成为设置监测指标优先等级、选择监测领域、选择和测试监测指标、收集数据、验证数据和使用数据做出改进的过程中的一个步骤。

(2)数据验证方法,具体如下。

1)再次收集的数据不包括在原始数据收集中。

2)使用有效统计病例样本、案例和其他资料,一般抽样10%,抽样量为16~50。只有在病例、案例和其他数据不足时才需要100%的样本。

3)将原始数据和再收集的数据进行比较。

4)计算精确性,用测定的数据除以总数,然后乘以100来计算。大于等于90%的准确水平即符合要求。

5)当发现数据要素不同时,要注明原因(如资料定义不清楚)并采取纠正措施。

6)在实施所有的纠正措施后,重新收集样本以确保到达期望的准确水平。

7)护理部领导承担所公布的护理质量和结果数据的可靠性的责任。

五、常用护理质量敏感指标监测项目、类型及意义

(一)床护比

指标名称:床护比。

指标类型:结构指标。

指标定义:统计周期内提供护理服务的单位实际开放床位与所配备的执业护士人数比例,反映平均每张开放床位所配备的执业护士数量。

指标意义:床护比反映开放床位和护理人力的匹配关系。计算床护比,能够帮助管理者了解当前开放床位所配备的护理人力状况,进而建立一种以开放床位为导向的护理人力配备管理模式,保障一定数量开放床位护理单元的基本护理人力配备,是医疗机构及其护理单元护理人力的配备参考及评价指标。

基本公式:

$$床护比＝1：\frac{同期执业护士人数}{统计周期内实际开放床位数}$$

(二)护患比

指标名称:护患比。

指标类型:结构指标。

指标定义:统计周期内当班责任护士人数与其负责照护的住院病人数量之比。

指标意义:护患比反映护理服务需求和护理人力的匹配关系。计算护患比,能够帮助管理者了解当前护理人力配备状况,进而建立一种以护理服务需求为导向的科学调配护理人力的管理模式,让需要照护的病人获得护理服务,保障病人的安全和护理服务质量。

基本公式:

$$护患比＝1：\frac{同期每天各班次患者数之和}{统计周期内每天各班次责任护士数之和}$$

(三)每住院病人24h平均护理时数

指标名称:每住院病人24h平均护理时数。

指标类型:结构指标。

指标定义:统计周期内平均每天每位病人所获得的护理时数,或每位病人所需全部护理项目活动的时间总和,包括直接护理时数、间接护理时数、相关护理时数和私人时间。

指标意义:住院病人24h平均护理时数反映病人平均每天实际得到的护理时数,护理时数包括直接护理时数、间接护理时数和相关护理时数。计算住院病人24h平均护理时数可以帮助管理者了解病人所得到的护理服务总时数,进而可推算出护理工作负荷及病人所需护理服务时数,更合理地配备护理人员,掌握护理时数在直接时数和间接时数之间的分布,可以帮助管理者提升护理工作效率,将更多护士工作时间用于照护病人。

基本公式:

$$每住院病人24h平均护理时数＝\frac{同期内执业护士实际上班小时数}{统计周期内实际占用床日数}$$

(四)不同级别护士的配置

指标名称:不同级别护士的配置。

指标类型:结构指标。

指标定义:指在医疗机构或其部门中,不同能力级别护士在本机构或部门所有执业护士中所占的比例。"能力"需要用具体的维度来测量。常用的维度有工作年限、学历和卫生技术职称等。

指标意义:不同级别护士的配置反映医疗机构或其部门中护士的结构配置情况,通过监测此指标,能够了解护士队伍结构的现状及动态变化,并研究护士结构配置与护理质量和病人安全的关系,为优化人力资源配置、有效利用护理人力提供依据,保障病人获得优质的护理服务。

基本公式:

$$某级别护士的比率 = \frac{同期某级别护士人数}{统计周期内护士总人数} \times 100\%$$

(五)护士离职率

指标名称:护士离职率。

指标类型:结构指标。

指标定义:统计周期内,某医疗机构中护士离职人数与累计在职护士总数(统计周期末护士在职人数与统计周期内护士离职人数之和)的比率,是反映医疗机构内护理人员流动性和稳定性的重要指标。

指标意义:护士离职率是用于衡量组织内部护士人力资源流动状况的一个重要指标。通过监测医疗机构或护理单元内护士的离职率,了解护士离职现状,并将现状与本院常态及其他同级医疗机构护士离职现状进行比较,针对异常情况,对护士离职原因、由于离职造成的护士结构变化及由于护士离职对护理质量造成的影响进行分析,为管理者制订人员招聘和培训计划、改善管理策略等提供依据。

基本公式:

$$护士离职率 = \frac{同期护士离职人数}{统计周期末护士在职人数 + 统计周期内护士离职人数} \times 100\%$$

(六)护士执业环境

指标名称:护士执业环境。

指标类型:结构指标。

指标定义:护士执业环境指促进或制约护理专业实践的工作场所的组织因素,包括护士工作的物理环境和组织环境。健康的执业环境中的组织架构、工作制度、工作流程、工作关系等有利于员工实现组织目标,并在工作中获得个人满足。

指标意义:护士执业环境是影响病人结局的关键因素之一。健康的护士执业环境可以提高护士工作满意度,激励护士增加工作投入,促进病人安全,提高护理质量,降低护士离职率,节约医院成本。

测量工具:《护士执业环境测评量表》。

(七)住院患者跌倒发生率

指标名称:住院患者跌倒发生率。

指标类型:结果指标。

指标定义:单位时间内,住院患者发生跌倒例次数(包括造成或未造成伤害)与住院患者实际占用床日数的千分比。统计住院患者在医疗机构任何场所发生的跌倒例次数。同一患者多次跌倒按实际发生例次计算。

指标意义:患者发生跌倒可能造成伤害,导致严重甚至危及生命的后果。通过对住院患者跌倒发生指标的监测,了解所在医疗机构或部门的跌倒发生率和伤害占比。通过根本原因分析和有效的对策实施,可以降低患者跌倒的风险及跌倒发生率,保障患者安全。

基本公式:

$$住院患者跌倒发生率 = \frac{同期住院患者跌倒例次数}{同期住院患者实际占用床日数} \times 1000‰$$

(八)住院患者跌倒伤害占比

指标名称:住院患者跌倒伤害占比。

指标类型:结果指标。

指标定义:跌倒伤害指住院患者跌倒后造成不同程度的伤害甚至死亡。住院患者跌倒伤害占比指单位时间内住院患者跌倒伤害例次数占住院患者发生的跌倒例次数的比例。跌倒伤害总例次数为轻度、中度、重度例次数和跌倒死亡例数四项之和,应小于或等于跌倒发生总例次数。轻度(严重程度1级)指住院患者跌倒导致青肿、擦伤、疼痛,需要冰敷、包扎、伤口清洁、肢体抬高、局部用药等。中度(严重程度2级)指住院患者跌倒导致肌肉或关节损伤,需要缝合、使用皮肤胶、夹板固定等。重度(严重程度3级)指住院患者跌倒导致骨折、神经或内部损伤,需要手术、石膏、牵引等。死亡指住院患者因跌倒受伤而死亡,而不是由于引起跌倒的生理事件本身而致死。

指标意义:患者发生跌倒可能造成伤害,导致严重甚至危及生命的后果。通过对住院患者跌倒发生指标的监测,了解所在医疗机构或部门的跌倒发生率和伤害占比。通过根本原因分析和有效的对策实施,可以降低导致患者跌倒的风险及跌倒发生率,保障患者安全。

基本公式:

$$住院患者跌倒伤害占比 = \frac{同期住院患者跌倒伤害总例次数}{同期住院患者跌倒例次数} \times 100\%$$

(九)院内压力性损伤发生率

指标名称:院内压力性损伤发生率。

指标类型:结果指标。

指标定义:压力性损伤(pressure injury)是指发生皮肤和(或)潜在皮下软组织的局限性损伤,通常发生在骨隆突处,或与医疗设备等相关。可表现为表皮完整性缺失或开放性溃疡,可能伴有疼痛。院内压力性损伤是指病人在住院期间获得的压力性损伤,即病人入院24h后新发生的压力性损伤,也包括社区获得性压力性损伤病人在住院24h后又发生了新部位的压力性损伤。

指标意义:通过监控院内压力性损伤发生率,可分析院内压力性损伤发生的趋势、特征及其影响因素,通过采取有针对性的压力性损伤护理措施与管理,进一步减少院内压力性损伤的发生,减少皮肤损伤对病人造成的直接和间接伤害。

基本公式:

$$院内压力性损伤发生率 = \frac{同期住院病人中压力性损伤新发病例数}{同期住院患者总数} \times 100\%$$

(十)住院病人身体约束率

指标名称:住院病人身体约束率。

指标类型:过程指标。

指标定义:住院病人在医疗机构任何场所,任何徒手或采用物理的、机械的设备、材料,或者使用病人附近不易移动的设施,来限制病人活动或正常运用身体的自由。其使用率即统计周期内住院病人约束具使用天数占统计周期内住院病人实际占用床日数的百分率。

指标意义:身体约束带来很多负性质量问题。通过对住院病人身体约束率的监测,医院或护理部门能够及时获得约束具的使用率、约束具使用导致的不良事件和约束具使用的其他相关信息。通过根本原因分析,找到过度使用约束具的影响因素。通过医院管理团队和医务人员的共同努力,找到有效的替代措施,努力降低住院病人身体约束率或使身体约束更具合理性,从而提高住院病人的安全性,提高人文护理质量。

基本公式:

$$住院病人身体约束率=\frac{同期住院患者身体约束日数}{统计周期内住院患者实际占用床日数}\times100\%$$

(十一)插管病人非计划拔管发生率

指标名称:插管病人非计划性拔管发生率。

指标类型:结果指标。

指标定义:插管病人非计划性拔管(unplanned extubation,UEX)又称意外拔管(accidental extubation,AE),是指病人有意造成或任何意外所致的拔管,即非医护人员计划范畴内的拔管。非计划性拔管通常包含以下情况:①未经医护人员同意,病人自行拔除导管;②各种原因导致的导管滑脱;③因导管质量问题及导管堵塞等情况需要提前拔除导管。

非计划性拔管发生率,即计算统计周期内住院病人发生的某导管UEX例数占该周期内某导管留置总日数的比例。

指标意义:非计划性拔管发生率是反映病人安全的重要指标,体现了护理质量的水平。通过对该指标进行监测,可以帮助管理者了解导管管理情况及UEX的危险因素,提示管理者采取有针对性的措施最大限度减少非计划性拔管的发生。

基本公式:

$$非计划性拔管发生率=\frac{同期某导管非计划性拔管例次数}{统计周期内该导管留置总日数}\times100\%$$

(十二)导尿管相关尿路感染发生率

指标名称:导尿管相关尿路感染发生率。

指标类型:结果指标。

指标定义:导尿管相关尿路感染指病人留置导尿管后,或者拔除导尿管48h内发生的泌尿系统感染。统计周期内留置导尿管病人中发生尿路感染的例次数占该统计周期内留置导尿管的总日数。

指标意义:导尿管相关尿路感染发生率与护理人员消毒隔离、无菌技术和手卫生执行等情况密切相关。监测该指标能够及时发现医院内感染异动与护理环节薄弱点,保证有效的感染管理和预防,降低感染的发生,提高病人护理质量。

基本公式:

$$导尿管相关尿路感染发生率＝\frac{同期留置导尿管患者中尿路感染例次数}{统计周期内患者留置导尿管总日数}\times1000‰$$

(十三)中心导管相关血流感染发生率

指标名称:ICU 中心导管相关血流感染发生率。

指标类型:结果指标。

指标定义:中心导管相关血流感染(central line-associated blood stream infection,CLABSI)指病人留置中心导管期间或拔除中心导管48h内发生的原发性的,且与其他部位存在感染无关的血流感染。中心导管相关血流感染发生率是指统计周期内监测场所 CLABSI 发生例次与同期该监测场所中心导管插管留置的总日数的千分比。

指标意义:中心导管相关血流感染发生率与医护人员执行无菌技术、消毒隔离和手卫生等情况密切相关。监测该指标能够及时发现医院内感染异动与护理环节薄弱点,保证有效的感染管理和预防,降低感染的发生,提高危重症病人的护理质量。

基本公式:

$$中心导管相关血流感染发生率＝\frac{同期中心导管相关血流感染例次数}{统计周期内中心导管插管总日数}\times1000‰$$

(十四)经外周置入中心静脉导管(PICC)相关血流感染发生率

指标名称:经外周置入中心静脉导管(PICC)相关血流感染发生率。

指标类型:结果指标。

指标定义:单位时间内,经外周置入中心静脉导管(PICC)相关血流感染发生例次数与患者 PICC 留置总日数的千分比。同一患者在单位时间内发生的经外周置入中心静脉导管(PICC)相关血流感染例次数以实际发生频次计算。

指标意义:反映经外周置入中心静脉导管相关血流感染情况与医疗机构感染防控情况,与医护人员的消毒隔离、无菌技术和手卫生执行等情况密切相关,与同级医疗机构进行横向比较,评价医疗机构感染控制与护理管理质量。

基本公式:

$$PICC相关血流感染发生率＝\frac{PICC相关血流感染例次数}{同期患者PICC留置总日数}\times1000‰$$

(十五)呼吸机相关性肺炎发生率

指标名称:呼吸机相关性肺炎发生率。

指标类型:结果指标。

指标定义:呼吸机相关性肺炎(ventilator associate pneumonia,VAP)是指建立人工气道(气管插管或气管切开)并接受机械通气时所发生的肺炎,包括发生肺炎48h内曾经使用人工气道进行机械通气者。统计周期内发生 VAP 例次数占该统计周期内使用有创机械通气总日数的比例。

指标意义:呼吸机相关性肺炎发生率与护理人员气道管理、消毒隔离和手卫生执行情况密切相关。监测人工气道机械通气病人呼吸机相关性肺炎发生率,能够及时发现医院内感染异动与护理环节薄弱点,有效地管理和预防感染,降低其发生率,提高病人护理质量。

基本公式:

$$呼吸机相关性肺炎发生率=\frac{同期呼吸机相关性肺炎感染例次数}{统计周期内有创机械通气总日数}\times1000‰$$

(十六)护理级别占比

指标名称:护理级别占比

指标类型:结果指标。

指标定义:单位时间内,医疗机构某级别护理患者占用床日数与住院患者实际占用床日数的百分比。患者的护理级别是由医生和护士共同确定。某级别护理患者占用床日数指单位时间内执行该级别护理的患者占用的床日数之和,即单位时间内每天0点统计各级别护理患者数,分别累计求和。同一患者一天内护理级别有变化时,只能计算一次,以统计时点的护理级别为准。

指标意义:反映患者病情的轻重缓急及护理需求和护理工作量,可以帮助管理者推算出护理工作负荷,是合理安排护理人力资源的重要依据,对临床护理管理和人力调配起着指导作用。

基本公式:

$$特级护理占比=\frac{特级护理患者占用床日数}{住院患者实际占用床日数}\times100\%$$

$$一级护理占比=\frac{一级护理患者占用床日数}{住院患者实际占用床日数}\times100\%$$

$$二级护理占比=\frac{二级护理患者占用床日数}{住院患者实际占用床日数}\times100\%$$

$$三级护理占比=\frac{三级护理患者占用床日数}{住院患者实际占用床日数}\times100\%$$

第十一章

临床护理教学科研管理

第一节　临床护理教学管理的目的和范围

一、目　的

临床教学是护理教学的重要组成部分,临床护理教学管理与教学质量密切相关。临床护理教学管理的目的是规范临床护理教学方法、程序及教学行为,保证临床护理教学质量,培养合格的护理人才。

二、范　围

护理教学管理包括护生临床教育、新入职护士规范化培训、在职护士分层培训与继续教育。

1. 护生临床教育是指护理中专及以上学历人员的临床护理教育。

2. 新入职护士规范化培训是指院校毕业后新进入护理岗位工作 2 年内的护士。

3. 在职护士分层培训是指完成规范化培训后的护士,根据岗位管理要求,参加在职护士分阶段培训。

4. 继续教育是指具有护师或护师以上专业技术职称的在职护理人员,以学习新理论、新知识、新技术和新方法为主的一种终身教育。

第二节　护生临床教学的组织管理

一、教学基地条件

选择高等医学院校附属医院及有 400 张床位以上的省、市、地区综合性医院作为教学医院,也可结合培养目标选择相关医院或社区。临床护理教学是为了培养学生树立为病人服务的正确人生观、价值观,培养严谨的工作作风、严格的科学态度等。因此,应有一套完整、科学的管理体制和一支医德医风高尚、技术精良、全心全意为人民服务的师资队伍。

二、教学组织领导

由医学院(校)领导、教务处(护理系)、护理部若干人组成临床护理教学管理委员会,完成临床护理教学管理任务,定期研究教学工作,组织实施教学计划,加强教学管理,提高教学质量。教学管理委员会聘任理论水平高、教学经验丰富、热心教学、有管理能力、素质好的护师、主管护师、护士长组成院临床教学委员会(组),研究、布置、检查、总结教学工作。各科室由教学小组负责教学管理。

三、教学目标与实施

(一)教学目标

临床实习是护理专业学生学习过程中的最后一个环节,是高等医学教育的重要阶段。在这个阶段,学生将由课堂理论学习转向临床实践学习。通过临床实习,养成良好的职业道德品质,树立以"病人为中心"的服务理念;熟悉医院工作制度、工作流程;巩固和运用基本理论、基本知识、基本技能;了解与掌握护理常规、专科护理技术操作规范;培养思考问题、分析问题和解决问题的能力。

(二)组织实施

各教学医院应有一名护理部副主任负责学生临床实习工作,指定有带教能力的护士担任总带教与临床带教老师,并保持相对稳定。带教老师由本院护士担任,进修护士不得负责带教。

1. 实习生进入医院后,由教学医院护理部主持召开师生见面会并安排岗前教育。

2. 临床带教老师从接受临床实习教学任务起,应针对实习教学制计详细的教学计划,要求实习生熟悉本科护士日常工作程序、病房环境及各种治疗设施。

3. 根据实习大纲,带教老师要对实习生进行业务指导,结合临床实际进行小讲课,每一轮实习生每个科室每周至少组织1次。全院业务讲座或护理查房每月至少组织1次。

4. 临床带教老师应重视实习生的"三基"(基本知识、基本技能、基本理论)训练,培养实习生独立处理问题的能力,启发学生在学习上的主动性、积极性和创造性。实习生在各科实习期间,必须按实习大纲要求至少书写1～2份护理个案。

5. 科室护士长及带教老师对实习生应严格要求、严格训练、严格管理,耐心指导,热情帮助;培养实习生的慎独精神和良好医德医风。

6. 根据教学大纲,科室应有针对性地安排教学查房,每轮1次。教学查房过程中,各级带教师要运用启发、诱导、提问、分析、推理、归纳、综合等方式,理论结合实际,培养学生的临床工作能力及综合思维能力。

7. 有条件的教学医院,对于学有余力的护生,可以超出实习大纲的要求,在带教老师的指导下,进行进一步的临床实践,或参加部分临床科研工作,以培养学生的基本科研能力。

8. 实习科室要在每轮护生实习结束后对护生进行考核,考核学习效果、护生思想表现,并将考核结果记录于护生实习手册。在每一轮、每一阶段的实习中,护士长应组织带教老师针对学生学习情况进行小结,收集学生对实习教学工作的意见和建议,不断总结经验教训,更加合理的安排实习教学,提高实习带教质量。

9. 实习结束前,护理部组织科室和实习生对实习阶段的教与学做出评价,评选优秀带教老师和优秀实习生。

10. 毕业实习鉴定。每一科实习结束时,应认真做好毕业实习成绩考核,严格按要求评定成绩。先由学生本人自我鉴定,由护士长与带教老师等共同研究后,由带教老师填写实习评语,护士长审核并签字。

(三)毕业实习学生请假办法

1. 实习生在毕业实习期间一般不得请事假,如有特殊情况必须请假者,需持有学校证明。

2. 实习生因病需要请假者,应持有医师诊断证明。

3. 请假手续应由学生本人亲自办理(特殊情况可由家长或他人代为请假),必须在手续办完后方可离开实习岗位。

4. 请假审批规定,具体如下。在各实习医院的实习生,请假2天以内者,经带教老师或护士长签字审批;请假3天至一周者,经带教老师和护士长同意后,由医院护理部审批,学校备案;请假一周以上者,由实习医院护理部与学校联合审批,学生实习结束后在原科室补实习(补实习时间按病假时间计算),完成实习任务。

5. 无故旷实习者,视其情节和本人态度,给予批评教育或纪律处分;实习中累计旷3天以上者,除给予纪律处分外,根据受处分的性质及本人态度,决定是否允许其继续实习。

(四)实习生报考研究生的管理规定

报考硕士学位研究生的实习生在实习时,必须遵守医院如下规定。

1. 凡报考研究生者,必须严格遵守医院实习生管理规章制度,认真履行实习生职责,圆满完成实习任务。

2. 报考研究生的实习生,不得借"复习考试"之名影响临床实习,不得擅自离岗。

3. 应考研究生,只能在认真完成日常护理工作及任务的前提下利用业余时间进行复习,不得在工作时间内复习。

4. 参加研究生考试结束后,应考实习生应立即返回实习岗位。

5. 凡违反上述规定,经教育仍不改正者,经教学医院和医学院研究后,报教务处批准,给予以下其中之一处分。

(1)延迟毕业,补修所缺实习科目。

(2)临床实习成绩不合格。

(3)终止其临床实习。

第三节　新入职护士规范化培训

一、适用范围

三级综合医院,其他医疗卫生机构参照执行。

二、培训目标

根据《护士条例》等,结合推进优质护理服务工作要求,开展新入职护士的规范化培训。通过培训,新入职护士能够掌握从事临床护理工作的基础理论、基本知识和基本技能;能够具备良好的职业道德素养、沟通交流能力、应急处理能力和落实责任制整体护理所需的专业照顾、病情观察、协助治疗、心理护理、健康教育、康复指导等护理服务能力;能够增强人文关怀和责任意识,能够独立、规范地为病人提供护理服务。

三、培训对象

院校毕业后新进入护理岗位工作2年内的护士。

四、培训方式、方法

(一)培训方式
培训采取理论知识培训和临床实践能力培训相结合的方式。

(二)培训方法
可采用课堂讲授、小组讨论、临床查房、操作示教、情景模拟、个案护理等培训方法。

五、培训时间

(一)岗前培训
包括基本理论知识及常见临床护理操作技术培训,培训时间为2周至1个月。

(二)规范化培训
包括各专科轮转培训,培训时间为24个月。培训时间与轮转科室由各医院根据实际情况,制订具体轮转计划。

六、培训内容及要求

(一)基本理论知识培训
1. 法律法规规章　熟悉《护士条例》《侵权责任法》《医疗事故处理条例》《传染病防治法》《医疗废物管理条例》《医院感染管理办法》《医疗机构临床用血管理办法》等相关法律法规规章。

2. 规范标准　掌握《临床护理实践指南》《静脉输液操作技术规范》《护理分级》《临床输

血操作技术规范》等规范标准。

3. 规章制度　掌握护理工作相关规章制度、护理岗位职责及工作流程。如病人出入院管理制度、查对制度、分级护理制度、医嘱执行制度、交接班制度、危重症病人护理管理制度、危急值报告及处置制度、病历书写制度、药品管理制度、医院感染管理制度、职业防护制度等。熟悉医院相关工作流程、规章制度等。

4. 安全管理　掌握病人安全目标、病人风险(如压力性损伤、跌倒、非计划性拔管等)的评估观察要点及防范护理措施、特殊药物的管理与应用、各类应急风险预案、护患纠纷预防与处理、护理不良事件的预防与处理等。

5. 护理文书　掌握体温单、医嘱单、护理记录单、手术清点记录单等护理文书的书写规范。

6. 健康教育　掌握病人健康教育的基本原则与方法。健康教育主要内容包括出入院指导、常见疾病康复知识、常用药物作用与注意事项、常见检验检查的准备与配合要点等。

7. 心理护理　掌握病人心理特点,常见心理问题如应激反应、焦虑、情感障碍等的识别和干预措施,不同年龄阶段病人及特殊病人的心理护理。护士的角色心理和角色适应、护士的工作应激和心理保健等。

8. 沟通技巧　掌握沟通的基本原则、方式和技巧,与病人、家属及其他医务人员之间进行有效沟通。

9. 职业素养　熟悉医学伦理、医学人文、医德医风、护理职业精神、职业道德和职业礼仪等。

(二)常见临床护理操作技术培训

掌握并熟练运用常用临床护理操作技术。

(三)专业理论与实践能力培训

掌握并熟练运用专业理论知识与技能。

七、考核方式和内容

考核分为培训过程考核与培训结业考核。

(一)培训过程考核

培训过程考核是指对培训对象在接受规范化培训过程中各种表现的综合考评。考核内容主要包括医德医风、职业素养、人文关怀、沟通技巧、理论学习和临床实践能力的日常表现,基础培训结束后和专业培训的各专科轮转结束后的考核等。

(二)培训结业考核

培训结业考核是指对培训对象在培训结束后实施的专业考核,包括理论知识考核、临床实践能力考核。

1. 理论知识考核内容包括法律法规、规范标准、规章制度、安全管理、护理文书、健康教育、心理护理、沟通技巧、医学人文、职业素养等基本理论知识和内、外、妇、儿、急诊、重症、手术等专业理论知识。

2. 临床实践能力考核内容以标准化病人或个案护理的形式,抽取临床常见病种的3份病例(内科系统、外科系统及其他科室各1例)。根据病人的病情及一般情况,要求护士对病人进行专业评估,提出主要的护理问题,从病情观察、协助治疗、心理护理、人文沟通及教育等方面提出有针对性的护理措施,并评估护理措施的有效性,考核其中2项常见临床护理操作技术,并进行现场提问。

第四节　在职护士分层培训及继续教育

一、目　的

规范在职护士培训内容和实施流程,有效落实各层级护士在职培训相关工作,提高护理人员综合素质。

二、各层级在职护士培训目标、内容及相应继续教育学分

（一）N1护士

参照新入职护士规范化培训。

（二）N2护士

1. 目标　有熟练的护理基础技能、知识、理论,进一步学习和熟悉专科知识和技能。

2. 培训内容　完成规范化培训后,侧重培训常见疾病、常见检查治疗、常见药物、常用护理技术(包括CPR)、常见病人护理问题、护理记录、感染控制相关知识、护患沟通交流与实践、法律伦理与护理(相关法律法规及护理伦理学习)、问题分析与处理(文献阅读,书写读书报告)、质量管理(护理质量概念)等。

3. 继续教育学分　护士每年累计完成继续教育学分≥25分。

（三）N3护士

1. 目标　提升专科知识和技能水平、急危重病人急救技能、临床教学能力。

2. 培训内容　独立进行专科病人护理、参与急危重症病人的护理(含身、心、社会层面个案评估)、护理与法律(参与护理不良事件和医疗纠纷案例讨论)、问题分析与处理、文献查证、案例分析(危重病或专科护理案例)、临床带教、质量管理(学习持续质量改进并参与活动)等。

3. 继续教育学分　护士每年累计完成继续教育学分≥25分,其中中级及以上职称护士每年Ⅰ类学分5～10学分,Ⅱ类学分15～20学分。

（四）N4护士

1. 目标　提升循证实践能力、创新能力、教学咨询与科研能力、管理能力。

2. 培训内容　独立进行急危重症病人管理、教学技能、危机处理、问题分析与处理(实证护理,个案报告)、质量管理(持续护理质量改善的执行方法)、循证的基本理论与方法,本专科新理论、新技术、新进展,科研基础知识等。

3. 继续教育学分　护士每年累计完成继续教育学分≥25分,其中Ⅰ类学分5～10学分,Ⅱ类学分15～20学分。

（五）N5护士

1. 目标 提升护理科研、循证实践、护理教学、质量管理的指导能力。

2. 培训内容 护理行政（含成本管理）、护理研究概论与循证护理、教学技能、问题分析与处理（护理专案）、质量管理（持续护理质量业务改善报告），本专科新理论、新技术、新进展等。

3. 继续教育学分 护士每年累计完成继续教育学分≥25分，其中Ⅰ类学分5~10学分，Ⅱ类学分15~20学分

第五节 护理科研管理

一、目 的

通过科研,促进护理理论和护理实践的发展,充实学科内容,推动学科的发展和提高;通过管理出成果、出人才、出效益。

二、组织管理

三级以上医院应设立护理科研委员会,有1名护理部副主任分管护理科研工作。

三、科研管理要求

1. 护理部应建立护理科研管理组织体系、工作规范及奖励办法。建立相关人员的工作职责。

2. 护理科研委员会负责制订护理科研规划,审定护理科研题目及设计,并向评审单位申报,签订课题研究合同。定期评估课题进度、科研经费使用情况。

3. 护理部组织科研、课题方面的讲座和学术交流活动,介绍国内外先进的护理科研信息。尽力帮助课题小组争取立项,并保证科研工作的顺利展开并按时完成任务。

4. 鉴定和管理科研成果。课题完成后,要组织科研成果鉴定,聘请有关专家鉴定科研成果的水平,并做好申请评奖、推广应用等工作。每项重大的科研成果均应有上级有关部门的鉴定和批准后方可推广。

5. 妥善保管科研原始资料,建立课题档案。课题立项后要建立科研档案,将科研过程的全部资料包括文字材料、图表、相关重要数据、照片、录像或录音等科研文件材料收集归档,建立一份完整的课题（或项目）档案。所有资料分类妥善保管。

6. 护理人员撰写的学术论文须经科室、护理部两级审批,经护理部盖章或开具论文介绍信后,方可投稿。根据医院相关规定,结合护理人员的论文发表数量、论文属性以及论文的影响因子等综合评价指标,对护理人员论文发表情况进行奖励。

7. 定期召开护理科研委员会会议总结科研工作与成功的经验。凡受到奖励的护理科研成果须填写护理科技成果登记表上报护理部,并记入个人技术档案。

8.科研经费管理按医院相关规定执行。

第二篇

临床护理技术

一、CPR操作程序及质量管理标准

CPR操作程序

➤ 评估要点

1)环境:确认现场安全。

2)病人反应性:轻拍病人的肩膀,大声询问,严禁剧烈摇晃病人。

➤ 启动应急反应系统

高声呼救,叫人帮忙拨打120急救电话,并取自动体外除颤仪(automated external defibrillator, AED)。

➤ 安置病人体位

病人仰卧位,放置在硬质的平面。

强烈建议:在CPR过程中,不应该搬动病人,除非病人处于危险的环境中,或者病人出现的创伤需要外科处理。

➤ 评估呼吸与脉搏

1)检查病人是否无呼吸或仅是濒死叹息样呼吸,同时检查同侧颈动脉搏动情况。

2)评估用时至少5s,但不应超过10s。

3)如10s内仍无法确定有无脉搏,则应立即开始CPR,从按压开始。

4)如果病人有脉搏,没有呼吸,则直接开始人工通气,每6秒给予1次通气,每隔2min检查1次脉搏。

➤ 胸外心脏按压

1)按压部位:胸骨下半段,通常是两乳头连线的中点处。

2)按压手法:一手掌根部放在胸部正中两乳头之间的胸骨上,另一只手平行重叠压在手背上,肘部伸直,使双肩位于双手的正上方。掌根用力,手指抬离胸壁,实施连续规则的按压。

3)按压深度:5~6cm,每次按压后应让胸壁完全回弹。

4)按压频率:100~120次/min,按压与放松的时间基本相等,按压过程中尽量减少中断;若中断,则中断时间应不超过10s。

➤ **开放气道**

1)仰头抬颌手法：一手掌压低前额，另一手的食指和中指托起下颌骨。

2)下颌前冲法(限专业人员)：对怀疑有颈椎损伤的病人使用此法。用无名指钩住下颌关节，双手将颏部往前往上提拉，不能抬颈。

➤ **人工通气**

1)口对口吹气2次(10s内完成)：正常吸气后，张口完全包住病人的口部，吹气时用左手拇指和食指捏闭病人鼻孔。

2)每次吹气持续1s，给予能使胸廓抬起的潮气量(6～7mL/kg)。

建议：如有可能，可用口对屏障装置吹气(面部防护板或口对面罩)，但不要因此延误人工通气时间。

3)若第1次通气看不到胸廓起伏，则应该重新开放气道。

4)按压通气比为30∶2。

5)在未建立人工气道前进行人工通气时，胸外心脏按压须暂停，但需注意按压暂停的时间不应超过10s。

➤ **评估复苏效果**

5个循环或者2min后，轮换一位按压人员评估脉搏、呼吸，如感觉疲劳可提前轮换。

(一)并发症的预防

1. 肋骨骨折

胸外按压用力过猛或着力点偏移可导致肋骨骨折。操作时，注意按压部位的正确性；胸外按压用力适当；胸外按压时，掌根用力，手指抬离胸壁。

2. 反流误吸

吹气过快、过猛或气道没有完全开放可导致反流误吸。操作时，应确保吹气时间持续1s，给予能使胸廓抬起的潮气量；充分开放气道。

(二)注意事项

1. CPR的质量

(1)确保按压深度至少5cm，按压频率为100～120次/min，并让胸廓完全回弹。

(2)尽可能减少对按压的干扰，按压过程中尽量减少中断，即使中断时间也不应超过10s。避免以下情况：①延长心律分析的时间；②频繁或不适当地检查脉搏；③给予病人通气时间太长；④不必要地移动病人。

(3)每次吹气时间持续1s，避免过度通气。

(4)每2分钟更换按压人员。

(5)如无高级气道设施，则按30∶2的按压通气比进行操作。

(6)定量波形监测CO_2浓度。如呼气末二氧化碳浓度<10mmHg,则应尝试改善CPR质量。

(7)监测动脉内压力。如舒张期压力<20mmHg,则应尝试改善CPR质量。

2. 除　颤

(1)对于没有脉搏的病人,则一旦取来AED,则应立即使用AED来检查是否为可电击心律。

(2)如为可电击心律,则按照提示给予电击。在每次电击后,立即从按压开始实施CPR。

(3)如为不可电击心律,则继续30:2的按压通气。

CPR 质量管理标准及方法

1. 目的:尽快建立和恢复病人的循环与呼吸功能,保护中枢神经系统。

2. 检查方法:询问、观察。

CPR 质量管理程序表

病区_____　　　　　　　　　　日期_____

请在下表适当的方框内打"√":

序号	主要标准要求	是	否	不适用	备注
1	正确评估环境				
2	正确评估病人反应性				
3	呼叫帮助				
4	妥当安置病人体位				
5*	评估呼吸与脉搏,部位、时间正确				
6*	胸外心脏按压姿势、手法正确				
7*	胸外心脏按压部位、深度、频率正确				
8*	每次心脏按压后让胸廓充分回弹				
9*	开放气道方法正确				
10*	人工通气方法正确、潮气量合适				
11*	正常吸气后吹气持续1s				
12*	按压通气比正确				
13*	按压中断时间未超时				
14*	5个循环后再评估				
15	仪表、态度、沟通,体现人文关怀				
16	操作熟练,动作迅速,有紧迫感				

注:*为质量管理关键点。

二、院内2人CPR操作程序及质量管理标准

院内2人CPR操作程序

➤ **(甲)评估病人反应性**

➤ **呼叫帮助**

➤ **获取球囊面罩、除颤仪**

➤ **安置病人体位**

➤ **评估脉搏与呼吸**

➤ **开始心脏按压与人工通气**

➤ **(乙)除颤**

1)除颤仪开机,选择非同步、PADLE导联,若使用电极板,"C"字形涂导电糊。

2)选择能量。成人:①单向波360J。②双向波:方形去极波150～200J,直线波120J。如果不能确定,则用最大剂量。第2次及随后的剂量可相等,也可考虑较高的剂量。儿童:首次2J/kg,后续电击的能量为4J/kg,可考虑更高能量,但不超过10J/kg或成人的最大剂量。

3)根据指示分别将电极板(电极片)置于胸骨右缘右锁骨下、左乳头齐平左胸下外侧部;若使用电极板,将其与胸壁摩擦使导电糊涂抹均匀。

4)乙:告知"查看心律"。

甲:立即停止CPR并离开病人身体。

5)确认为室颤或无脉性室速。甲:继续CPR;乙:开始充电。

6)充电完毕,确保电极板(片)接触良好,清场并确认,放电。

➤ **甲与乙互换角色**

乙:立即开始心脏按压。

甲:负责人工通气,按压与通气的比例为30:2。

➤ 使用球囊面罩通气

1）连接供氧，氧流量为15L/min。

2）使用"CE"手法开放气道，固定加压面罩，避免漏气。

3）吸气相持续1s，并给予能使胸廓抬起的潮气量（6～7mL/kg）。

4）2次通气在10s内完成。

➤ 评估复苏效果

5个循环或者2min后评估脉搏、呼吸。若病人仍未恢复脉搏、呼吸，再次查看心律，若仍为室颤或无脉性室速，继续除颤及CPR。

注意事项

1. 2人以上参与复苏时，应该在5个循环或2min后更换胸外心脏按压人员，除气管插管外的其他操作，按压中断时间应控制在5s内。

2. 若病人已经建立人工气道，且有2人进行CPR时，则每6秒进行1次人工通气；在人工通气时，胸外按压不应停止；若病人有脉搏、无呼吸，则每6秒进行1次人工通气。

3. 将电击板与胸壁摩擦使导电糊分布均匀，禁止两电击板对磨导电糊。导电糊不应在两电极板之间的胸壁上，以免除颤无效。

4. 电极板应与皮肤接触良好（10kg的按压力），以避免灼伤皮肤。

5. 胸部有植入性装置时，不应将电极板和（或）电极贴直接放在植入性装置上，采用前后位和前侧位是可以接受的，但放置电极板和（或）电极贴不应延误除颤。不应将电极板和（或）电极贴直接放在经皮药物贴片上，因为贴片会阻止电能从电极板和（或）电极贴传到心脏，还可能引起皮肤轻度烧伤。

6. 若病人躺在水中或胸部有水或大汗，则在除颤前，应迅速将病人从水中移出并快速擦干胸部。若病人胸毛过多，则迅速剃去电极板和（或）电极贴位置的胸毛。

7. 电击前必须清场，确保其他人员未接触床边及病人；电击时，操作者身体避免与床边接触。

8. 使用后，将电极板充分清洁，及时充电备用；定期充电并检查除颤仪性能。

院内2人CPR质量管理标准及方法

1. 目的：尽快建立和恢复病人的循环与呼吸功能，保护中枢神经系统。

2. 检查方法：询问、观察。

院内 2 人 CPR 质量管理程序表

病区＿＿＿＿＿＿＿＿＿＿＿＿＿＿＿＿　　　　　　　　日期＿＿＿＿＿＿＿＿＿＿＿＿＿＿＿＿

请在下表适当的方框内打"√":

序号	主要标准要求	是	否	不适用	备注
1	正确评估病人反应性				
2	呼叫帮助				
3	妥当安置病人体位				
4*	评估呼吸与脉搏,部位、时间正确				
5*	胸外心脏按压姿势、手法正确				
6*	胸外心脏按压部位、深度、频率正确				
7*	每次心脏按压后,胸廓充分回弹				
8*	开放气道方法正确				
9*	呼吸皮囊加压给氧手法正确				
10*	潮气量合适				
11*	吸气相持续 1s				
12*	人工通气频率正确				
13*	能识别室颤、室速心律				
14	导联选择正确				
15*	导电材料正确				
16	涂导电糊方法正确				
17*	选择能量正确				
18	充电				
19*	放置电极板位置正确				
120*	清场				
21*	电极板紧贴皮肤后放电				
22*	紧接着继续 5 个循环 CPR				
23*	按压呼吸比正确				
24*	按压中断时间没超时				
25*	5 个循环后再评估				
26	交换角色按压中断时间符合要求				
27	仪表、态度、沟通,体现人文关怀				
28	操作熟练,动作迅速,有紧迫感				

注:*为质量管理关键点。

三、婴儿及儿童CPR操作程序及质量管理标准

婴儿及儿童CPR操作程序

➤ 评估要点

1）环境：是否安全。

2）病人反应性。婴儿：拍足底。儿童：拍肩膀，大声询问，严禁剧烈摇晃患儿。

➤ 呼叫帮助

1）高声呼救，启动应急反应系统，获取AED/除颤仪。

2）如果没有人目击病人倒下，旁边也没有其他人在场，应先完成5个循环的CPR，再去启动应急反应系统并获取AED/除颤仪，然后回到患儿身边继续CPR。

➤ 安置病人体位

将患儿仰卧位放到硬质的平面上。

强烈建议：在CPR过程中，不应该搬动患儿，除非因安全原因需要移动。保持患儿头部和身体最小的转动，避免弯曲或扭曲头和颈部。

➤ 评估脉搏与呼吸

1）开放气道，查看胸部运动以评估呼吸情况，同时评估脉搏搏动情况。

2）脉搏评估部位：婴儿为肱动脉；儿童为颈动脉或股动脉。

3）评估时间至少5s，但不超过10s。如10s后仍无法确定有无脉搏，则应开始立即胸外按压。心率<60次/min伴灌注不良征象者，也应立即开始胸外按压。

➤ 胸外心脏按压

1）按压部位：婴儿应在胸部中央，乳头连线的正下方；儿童应在胸骨的下半部。

2）按压手法。婴儿：单人抢救时，应用2指按压或双手拇指环抱按压；有2名及以上施救者时，可用双手拇指环抱按压技术，张开双手环抱婴儿胸廓，双拇指按压在胸部中央，乳线的正下方。儿童：采用单手掌根按压或同成人按压手法。

3）按压深度：至少为胸部前后径的1/3，婴儿约4cm，儿童约5cm。每次按压后，应让胸壁完全回弹，不可在每次按压后倚靠于患儿胸壁。

4)按压频率:100～120次/min,按压与放松的时间基本相等,按压过程中尽量减少中断,除气管插管外的其他操作,按压中断时间应控制在5s内。

➤ 开放气道

1)仰头抬颌手法:一手掌压低患儿前额,另一手的食指和中指托起下颌骨。

2)下颌前冲法(限专业人员):对怀疑有颈椎损伤的病人使用此法。用无名指钩住下颌关节,双手将下颌往前往上提拉,不能抬颈。

➤ 人工呼吸

1)婴儿用口对口鼻技术,儿童用口对口技术,吹气2次。

2)每次吹气持续1s,给予能使胸廓抬起的潮气量。

3)按压通气比为30:2;婴儿2人抢救时,按压通气比为15:2;未建立人工气道前进行人工呼吸时,胸外心脏按压须暂停。

4)若患儿有脉搏,但没有正常呼吸,则每2～3s进行一次人工呼吸,每分钟20～30次。

5)球囊面罩通气:选择适当大小的球囊和面罩,面罩必须能覆盖患儿的口、鼻子,但不应盖住眼睛或在颏部重叠。

➤ 除颤仪分析节律

需电击节律:给一次电击,立即继续进行CPR约2min,从按压开始。

不需电击节律:立即继续进行CPR约2min。

➤ 评估复苏效果

5个循环或者2min后再次分析节律,评估脉搏、呼吸。

婴儿及儿童CPR质量管理标准及方法

1. 目的:尽快建立和恢复病人的循环与呼吸功能,保护中枢神经系统。

2. 检查方法:询问、观察。

婴儿及儿童CPR质量管理程序表

病区_____   日期_____

请在下表适当的方框内打"√":

序号	主要标准要求	是	否	不适用	备注
1	正确评估环境				

续表

序号	主要标准要求	是	否	不适用	备注
2*	正确评估病人反应性和有无呼吸				
3	呼叫帮助				
4	妥当安置病人体位				
5*	检查脉搏部位、时间正确				
6*	胸外心脏按压姿势、手法正确				
7*	胸外心脏按压部位、深度、频率正确				
8*	开放气道方法正确				
9*	口对口人工呼吸方法正确				
10*	正常吸气后吹气持续1s				
11*	按压呼吸比正确				
12*	按压间断时间没超时				
13*	5个循环后再评估				
14	仪表、态度、沟通,体现人文关怀				
15	操作熟练,动作迅速,有紧迫感				

注:*为质量管理关键点。

四、球囊面罩操作程序及质量管理标准

球囊面罩操作程序

▶ 评估要点

1)评估病人呼吸是否是无效呼吸或低效呼吸。

2)评估病人是否有呼吸暂停。

3)评估病人是否有发绀。

4)评估病人是否有面部创伤、饱腹,是否存在误吸风险,有无颈椎骨折。

▶ 用物准备

氧气、流量表、球囊、氧气连接管、加压面罩。

▶ 安全性能检查

1)呼出活瓣功能:检查瓣膜完整性、弹性、密合性是否完好,保证气体无重复吸入,瓣膜无闭塞。

2)球囊功能:检查球囊有无弹性,进气阀是否完好、有无漏气。

3)加压面罩:若为充气面罩,则充盈度应适当(约2/3)。

4)检查压力限制阀功能:打开压力限制阀的盖子,闭塞病人接口端和压力监测端,挤压球囊,当压力接近60cmH$_2$O时,气体从压力限制阀漏出。

▶ 连接面罩、氧气

1)储氧装置完整。

2)氧流量为15L/min。

▶ 开放气道

▶ 操　作

1)抢救者位于病人的头顶上方。

2)使用面罩罩住病人口鼻,抢救者用一手的中指、无名指、小指置于病人的下颌部,保持病人张口,食指、拇指置于面罩上(即CE手法),按紧面罩不漏气,并保持气道通畅,必要时插入口咽通气管,另一手挤压球囊。

3)若有2人操作,一人双手CE手法扣紧面罩,并同时保持病人气道开放,另一人用双手挤压球囊。

4)无自主呼吸的病人,挤压频率为10~12次/min。若病人有自主呼吸,应尽量在病人吸气时挤压球囊。吸气相持续时间为1s,给予可使胸廓抬起的潮气量。

➤ **评　估**

观察病人胸廓运动,听诊呼吸音;观察末梢皮肤颜色、氧饱和度(pulse oxygen saturation,SpO$_2$)、腹部有无膨隆;监测生命体征。

➤ **并发症的预防与处理**

1. 胃胀气、胃内容物反流误吸

预防:挤压皮囊持续1s,给予能使胸廓抬起的潮气量即可;充分开放气道,观察病人的胸廓运动、腹部有无膨隆。

处理:①行胃肠减压,引流胃内积气。②注意观察有无胃内容物反流,及时吸引清理。

2. 过度通气

预防及处理:避免挤压球囊时产生的潮气量过大,避免送气频率过快。

3. 通气不足

预防及处理:防止漏气,避免挤压球囊时产生的潮气量过小,避免送气频率过慢。

球囊面罩操作质量管理标准及方法

1. 目的:为无自主呼吸或呼吸弱且不规则、通气严重不良的病人,给予人工通气和氧气。
2. 检查方法:询问、观察。

球囊面罩操作质量管理程序表

病区_____　　　　　　　　　日期_____

请在下表适当的方框内打"√":

序号	主要标准要求	是	否	不适用	备注
1	评估正确				
2	活瓣、球囊功能检测正确				
3	压力限制阀功能检测正确				
4	面罩充气适量				
5*	氧流量选择正确				

续表

序号	主要标准要求	是	否	不适用	备注
6*	储氧装置状态合理				
7	抢救者站立位置合适				
8*	开放气道正确				
9*	固定面罩,按紧不漏气				
10*	挤压皮囊频率、潮气量正确				
11*	吸气相持续时间 1s				
12	仪表、态度、沟通,体现人文关怀				
13	操作熟练				

注:*为质量管理关键点。

五、同步电复律操作程序及质量管理标准

同步电复律操作程序

➤ 评估要点

1)核对同步电复律医嘱。

2)评估心电图及伴随症状。

➤ 复律前准备

1)按医嘱吸氧。

2)按医嘱使用镇静剂,评估镇静深度。

➤ 开除颤仪

1)连接除颤仪上的心电监护导联。

2)选择同步键。

➤ 涂导电糊

两块电击板上C形涂抹导电糊,禁止两电击板对磨导电糊。

➤ 选择合适的首次能量

1)规则的窄波:50~100J。

2)不规则的窄波:120~200J(双相)或200J(单相)。

3)规则的宽波:100J。

4)不规则的宽波:除颤能量(非同步)。

➤ 充　电

按充电按钮,除颤仪显示屏显示所选的能量水平。

➤ 放置电极板(电极片)

根据指示分别将电极板(电极片)置于胸骨右缘右锁骨下、左乳头齐平左胸下外侧部,若使用电极板,将其与胸壁摩擦,使导电糊涂抹均匀。

➤ **清 场**

1)环顾四周并大声提醒(大家都走开),确认没有人接触床边,再次确认节律。

2)电极板紧贴皮肤,电极板上的病人接触指示器显示绿色。

➤ **放 电**

➤ **评估节律**

按需要决定是否再次复律。

➤ **注意事项**

1. 使用镇静剂后,当病人睫毛反射、痛觉消失时,即可复律。

2. 除颤仪使用注意事项同除颤。

3. 电击后严密监护心律并记录,观察电复律则是否成功及有无发生新的心律失常。若转为窦性心律,记录12导联心电图。若未能转复,则可逐渐递加剂量再次尝试电复律。电击后应评估病人心电图节律和生命体征情况,如转为室颤或其他无脉性节律,则按心脏骤停流程实施抢救。

同步电复律操作质量管理标准及方法

1.目的:在极短的时间内给心脏通以强电流,使所有心脏自律细胞在瞬间同时除极,消除异位心律。

2. 检查方法:询问、观察。

同步电复律操作质量管理程序表

病区_____ 日期_____

请在下表适当的方框内打"√":

序号	主要标准要求	是	否	不适用	备注
1	用物准备齐全				
2*	能识别心律失常				
3	正确使用镇静药物				
4	连接除颤仪上的心电监护导联				
5*	导电材料正确				
6	涂导电糊方法正确				

续表

序号	主要标准要求	是	否	不适用	备注
7*	选择合适能量,开启同步键				
8	充电				
9*	放置电极板(电极片)位置正确				
10*	清场				
11*	电极板紧贴皮肤后放电				
12	评估节律				
13	仪表、态度、沟通,体现人文关怀				
14	操作熟练				

注:*为质量管理关键点。

六、气道异物梗阻处理程序及质量管理标准

气道异物梗阻处理程序

➤ 评估要点

1)病人有无严重的气道梗阻征象:有无呼吸表浅、进行性呼吸困难等表现,如咳嗽无力、发绀、哭声无力,不能说话或呼吸。用拇指和手指抓住自己颈部是普遍的窒息表现。

询问病人是否感到窒息。如病人点头同意但无法说话,表明存在严重的气道梗阻,应立即采取措施解除梗阻。

2)病人轻度气道梗阻:会咳嗽及发声。

➤ 清醒病人处理方法

1)轻度气道梗阻:嘱病人用力咳嗽,拨打急救电话。

2)严重气道梗阻:采用腹部冲击或胸部冲击方法。

腹部冲击(海姆立克急救法):站于病人身后,用双臂环抱病人。一手握拳,握拳手拇指侧朝向病人腹部,放在脐与剑突连线中点,另一手抓住握起的拳头,使用快速向上的力量冲击病人腹部。重复冲击直至异物排出(病人能够呼吸、咳嗽或讲话)或病人失去反应启动应急反应系统,并开始心肺复苏。

胸部冲击:适用于妊娠晚期或肥胖者。站于病人背后,用双臂绕过病人腋窝,环绕其胸。一手握拳,握拳手拇指侧朝向病人胸骨下半部,避免压于剑突或肋缘上,另一手抓住握拳手向后冲击,直至异物排出或病人失去反应启动应急反应系统,并开始心肺复苏。

3)婴儿:将婴儿面朝下托于前臂上,用手托住婴儿的头部和下颌。另一只手掌根拍击婴儿肩胛骨之间的区域,共拍击5次。若异物还未排出,将婴儿翻为面朝上,一手托住头部,用另一只手的食指与中指按压胸部5次,部位与CPR的按压部位相同。重复以上步骤直至异物排出或患儿失去反应启动应急反应系统,并开始心肺复苏。

➤ 病人失去反应

1)立即启动应急反应系统,如果只有1名施救者,先进行2min心肺复苏,再启动应急反应系统。

2)将病人仰卧位放于硬质的平面。开始CPR,先从胸外心脏按压开始,不需要检查脉搏。

3)在进行人工呼吸前,检查病人口腔,如看到容易清除的异物,应小心进行清除。

4)持续进行CPR直至高级生命支持人员接手。

气道异物梗阻处理质量管理标准及方法

1. 目的:尽快排出异物,保持呼吸道通畅。

2. 检查方法:询问、观察。

气道异物梗阻处理质量管理程序表

病区_____ 日期_____

请在下表适当的方框内打"√":

序号	主要标准要求	是	否	不适用	备注
1	正确评估气道梗阻征象				
2	轻度梗阻处理方法正确				
3*	腹部冲击手法正确				
4*	胸部冲击手法正确				
5	能说出胸部冲击的适应证				
6*	婴儿异物梗阻处理方法正确				
7*	昏迷病人处理方法正确				

注:*为质量管理关键点。

七、呼吸机操作程序及质量管理标准

呼吸机操作程序

➤ **素质要求(仪表、态度)**

➤ **洗手、戴口罩**

➤ **用物准备**

准备呼吸机、湿化器、呼吸机管路、呼吸机延长管、湿化罐(无加热导丝型湿化器需准备罐芯、湿化纸)、灭菌蒸馏水、吸气过滤器、呼气过滤器、积水杯、废液袋、模拟肺、内置加热导丝、外置温度探头、中心供氧(或减压阀、氧气、扳手)、中心供空气(或空气压缩泵)。

➤ **连接电源**

连接呼吸机、湿化器的电源。

➤ **连接气源**

1)空气、氧气输入管分别连接于气源。

2)使用瓶装氧气时,应使用减压阀,确保气源压力在正常范围内(0.3～0.5MPa)。

➤ **安装湿化器**

1)选择与湿化器相匹配的湿化罐。

2)若为无加热导丝型湿化器,则应安装罐芯,湿化纸按箭头所示安装在罐芯上,罐芯按箭头所示置于湿化罐底盘上。

3)若为有加热导丝型湿化器,则加热导丝探头与湿化器输出口连接,并置于吸气管路内(不应安装罐芯,以免导致温度感知异常)。

4)湿化罐插入湿化器底座上,湿化灌内注入灭菌蒸馏水,蒸馏水的量不超过水位线。

➤ **连接呼吸机管路**

1)加热导丝穿入吸气管。

2)从呼吸机气体输出端口依次连接吸气过滤器→管道→湿化器→吸气管(积水杯→吸

气管)→Y形管→呼气管→积水杯→呼气管→呼气过滤器(下端接积水杯和/或废液袋)→呼吸机气体呼出端口,温度探头插入Y形管的吸气端口。

3)理想体重≤24kg的病人,应使用儿童病人管路。

4)在病人管路中增加附件会增加系统阻力,不要在运行快速自检后再增加管路附件。

➤ 固定管路

把呼吸机管路安装在万向支架上。

➤ 开电源开关

1)打开呼吸机及湿化器电源开关(如有空气压缩泵电源开关,则开机顺序为先开压缩泵,再开主机)。

2)根据湿化器型号,调节湿化温度和(或)湿化程度,使Y形管处温度处于34～41℃。

3)当病人暂时不用呼吸机时,勿立即关闭电源,而应使机器处于待机状态,并关闭湿化器。

➤ 呼吸机自检

建议在下列情形时执行自检:每次呼吸机使用前、更换呼吸机管路后,以及使用过程中出现设备故障报警时。

测试失败:检查管路、湿化灌、过滤器连接是否有漏气、堵塞、打折。然后重新测试,若测试仍无法通过,则应联系工程师。

➤ 呼吸机设置

1)模式设置:事先了解病人需使用呼吸机的原因,根据病人情况预设呼吸机模式。

2)参数设置:事先了解病人的理想体重,以确定潮气量;其他参数根据病人病情需要或按一般情况常规设置。

3)报警设置:根据病人病情需要或按一般情况常规设置。

➤ 呼吸机接模肺

检查呼吸机运行情况。

➤ 接气管导管

1)连接气管导管与呼吸机延长管。

2)听诊病人呼吸音,观察呼吸机波形,确认通气状况。

3)评估病人与呼吸机的同步性及病人氧合状况。

➤ **停用呼吸机**

1）分离气管导管与呼吸机延长管。

2）关闭呼吸机及湿化器电源（如有压缩泵电源开关，关机顺序为先关主机，再关压缩泵）。

3）空气、氧气输入管分别与气源分离。

4）分离过滤器、呼吸机管路、积水杯、湿化器、加热导丝探头、温度探头。清洗、消毒灭菌需符合要求。

➤ **记　　录**

记录呼吸机模式、设置参数、报警范围、呼吸机监护参数；有模式或参数更改及特殊情况时，随时记录。

➤ **注意事项**

1. 使用与呼吸机相匹配的湿化罐和管道，不能随意增减附件。

2. 安装管道时，各环节连接紧密，使呼吸机管路处于密闭状态，避免管路折叠、扭曲。

3. 快速自检（short self test,SST）可由使用人员进行操作。在设备故障时，扩展自检（extended self test,EST）应由维修人员进行操作。

4. 及时倾倒积水杯（液面不应超过杯子容积的2/3）及管路中的积水，以免倒流至病人气道。

5. 根据病人病情调整模式、参数及报警设置，发生报警时，应及时处理。

6. 呼吸机外部管路及配件一人一用一消毒；连续使用呼吸机机械通气的病人，不应常规更换呼吸机管路；当呼吸机管路及配件有污染或故障时，应及时更换，停用呼吸机后进行终末处理。

7. 呼吸机管路湿化液应使用灭菌蒸馏水。

呼吸机操作质量管理标准及方法

1. 目的：改善通气、换气功能，保持呼吸道通畅，减少呼吸做功。

2. 检查方法：询问、观察。

呼吸机操作质量管理程序表

病区＿＿＿＿＿＿＿＿＿　　　　　　　　　　　　日期＿＿＿＿＿＿＿＿＿

请在下表适当的方框内打"√"：

序号	主要标准要求	是	否	不适用	备注
1	用物准备齐全				

续表

序号	主要标准要求	是	否	不适用	备注
2	电源连接正确				
3*	气源连接正确				
4	湿化器安装正确				
5*	湿化器加蒸馏水水位适当				
6*	呼吸机管路连接正确				
7*	开机顺序正确				
8	湿化器温度设置正确				
9*	温度探头连接正确				
10	呼吸机自检符合要求				
11*	呼吸机基本参数设置符合要求				
12*	呼吸机报警设置符合要求				
13	呼吸机接模肺试机				
14	接气管导管并评估病人				
15	关机顺序正确				
16	用物处置符合要求				

注：*为质量管理关键点。

七、呼吸机操作程序及质量管理标准

八、心电监护仪使用程序及质量管理标准

心电监护仪使用程序

➤ **评估要点**

评估病人意识、指甲、皮肤情况及合作程度。

➤ **素质要求(仪表、态度)**

➤ **洗手、戴口罩**

➤ **用物准备**

1)监护仪、模块、导联线、电极片、合适的袖带(宽度为肢周长的40%)。

2)氧饱和度探头。

➤ **携用物至病人床旁**

➤ **核　对**

用2种方法核对病人身份。

➤ **解　释**

➤ **连接电源**

➤ **开机并设置参数**

1)设置病人类型,如成人、儿童或新生儿。

2)设置心电监护波形走速为25mm/s,设置是否使用起搏器等。

3)选择合适的导联。5导联心电监护可以获得Ⅰ、Ⅱ、Ⅲ、AVR、AVF、AVL、V导联心电图,3导联心电监护可以获得Ⅰ、Ⅱ、Ⅲ导联心电图,最常用的是Ⅱ导联心电图。

4)设置呼吸监护波形走速为6.25mm/s。

5)设置脉搏监测来源。

➤ 佩戴氧饱和度探头

1）最常用食指，选用甲床条件好的手指。根据选用的探头不同，也可以选择耳垂、鼻尖等部位。

2）根据血氧饱和度探头上的图示要求，将红外线光源对准指甲或指腹，指套松紧适宜，每2小时更换探头的位置，以防局部压力性损伤。

3）如果心电图波幅很小，需排除氧饱和度测量误差的原因。

①指甲床条件不良，如灰指甲、涂指甲油等。

②动脉内血流下降，休克、低温、应用血管活性药物、贫血。

③血液内或皮肤上其他物质的干扰。

④周围环境的光线强烈（可用不透光的物质遮盖传感器）。

➤ 粘贴电极片

1）减少皮肤的阻抗，可选择无破损、无任何异常的部位，必要时剃除毛发，擦洗干净，用电极片上的备皮纸去掉死皮。

2）先将导线与电极片相连接，再把电极片贴在病人皮肤上。

粘贴电极片的部位（5导联）如下。

①左臂电极：左锁骨中线锁骨下或左上肢连接躯干的部位。

②右臂电极：右锁骨中线锁骨下或右上肢连接躯干的部位。

③左腿电极：左锁骨中线第6、7肋间或左髋部。

④参照电极：右锁骨中线第6、7肋间或右髋部。

⑤胸部电极：心电图胸导联的位置。

粘贴电极片的部位（3导联）如下。

①左臂电极：左锁骨中线锁骨下或左上肢连接躯干的部位。

②右臂电极：右锁骨中线锁骨下或右上肢连接躯干的部位。

③左腿电极：左锁骨中线第6、7肋间或左髋部。

➤ 调整心电波形

1）振幅：大小的调整。

2）波形：清晰度的调整。

过滤：降低由其他设备产生的伪差和干扰。

诊断：为一个未经过滤波的ECG，显示最真实的ECG波。

监护：用于正常监护状态中，滤除掉可能产生的误报。

➤ 调整呼吸波形

呼吸的波形和数据是依靠电极片感知胸廓的阻抗变化而产生的，左下和右上的电极片是呼吸的感应电极片,如果病人以腹式呼吸为主,可将左下的电极片粘贴在左侧腹部起伏最明显处。

➤ 放置血压袖带

按照要求对好标记(标记对准肱动脉搏动处),把袖带绑在肘关节上2～3cm处,松紧度以能容纳1指为宜。

➤ 选择测量模式

1)根据病人情况选择手动(MANNUAL)、自动(AUTO)或快速测定(STAT)。

2)测量时,用于测量血压的肢体应与病人的心脏置于同一水平位。

3)发生以下这些状况时,测压不可靠或测压时间延长。

①病人移动、发抖或者痉挛。

②心律失常,极快或极慢的心率。

③血压迅速变化。

④严重休克或者体温过低。

⑤肥胖和水肿病人。

➤ 设置报警范围

1)监护仪报警设定的原则。

①确保病人的安全。

②尽量减少噪声干扰。

③不允许关闭报警功能,除非在抢救时,可以暂时关闭报警功能。

④报警范围应设定为安全范围,而不是正常范围。

2)报警参数。

①心率报警参数为病人实际心率的±30%。

②血压报警参数根据医嘱要求、病人的病情及基础血压进行设置。

③氧饱和度报警参数根据病情(如慢性阻塞性肺疾病、急性呼吸窘迫综合征以及一般肺部感染)设置。

④报警音量必须保证护士在工作范围内能够听到。

3)报警范围根据情况随时调整,每班至少检查1次报警设置是否合理。

4)检查并设置心律失常报警范围。

5)减少误报警。房颤病人可以关闭不规则心律报警;起搏器病人打开起搏检测功能;低氧血症病人个性化设置指氧饱和度报警极限,以病人实际值下降5%设为下限,最低不小于80%。

➤ **记　录**

➤ **注意事项**

1. 进行心电监护时,建议最先佩戴经皮血氧饱和度监测探头。

2. 电极片粘贴于正确的位置,以获得清晰的心电图波形。及时更换电极片,更换时擦净粘贴部位皮肤,并略移动电极黏附的位置,以免过度刺激皮肤,引起不适。

3. 注意氧饱和度探头接触部位的皮肤及血运情况,每2小时更换检测部位,以免局部压疮。

4. 合理设置报警范围及音量,及时处理报警,避免造成病室噪声。

5. 勿在静脉或动脉插管同一侧肢体上进行持续无创血压监测。

6. 心电监护不能替代常规心电图检查,如需分析心电图变化,应及时做12导联心电图以助分析诊断。

有创动脉测压操作程序

➤ **评估要点**

1)评估病人生命体征、年龄。

2)评估穿刺部位皮肤有无炎症、瘢痕、硬结,有无皮肤病。

3)评估病人的合作程度。

➤ **素质要求(仪表、态度)**

➤ **洗手、戴口罩**

1)用物准备:监护仪、模块、导线、压力传感器、500mL生理盐水注射液、加压袋、动脉留置针、敷贴、胶布、酒精棉球、治疗盘、固定架。

2)生理盐水溶液置于加压袋内,加压袋充气至300mmHg。

3)压力传感器用生理盐水排气。

➤ **携用物至病人床旁**

➤ **核　对**

Time-out。

➤ **解　释**

➤ **安装动脉测压装置**

1)连接模块、导线。

2)压力传感器插入固定架。

➤ **动脉穿刺**

1)戴手套。

2)选择合适动脉,首选部位为桡动脉(桡动脉穿刺前做 Allen 试验或测试脉搏血氧饱和度,阴性者方可穿刺),其次为足背动脉、肱动脉、股动脉。

3)消毒皮肤。以穿刺点为中心,消毒直径为 8cm×8cm。

4)穿刺。消毒一手食指与中指,按穿刺点上方动脉搏动最强处,另一手持针,穿刺角度为 45°,见回血送入套管,压迫导管尖端处,防止血液流出,退针芯,连接压力传感器。

5)固定。消毒皮肤待干后,用敷贴及胶布妥善固定动脉留置针。

➤ **连接测压装置**

连接测压装置与动脉留置针。

➤ **调　零**

1)安置病人体位(仰卧位)。

2)用生理盐水脉冲式冲洗导管。

3)将换能器置于右心房水平(腋中线第 4 肋间)。

4)调节三通,关闭病人端,使换能器与大气相通,三通置于换能器同一水平高度。

5)按模块上的"ZERO"或"调零"键,直至屏幕显示动脉压力为"0",调节三通,关闭大气端,进行测压。

➤ **设置报警范围**

根据病人病情及基础血压设置报警范围。

➤ **护理监测**

1)保持动脉留置导管通畅,监测血压波形和数据。

2)评估穿刺部位远端的循环状态。

➤ **整理用物**

➤ **洗　手**

➤ 记 录

方波试验:用于确认监测设备是否正常工作。

1. 使用快速冲洗装置冲洗导管1s以上并迅速复原,走纸上显示一个快速上升的方波,并快速下降至基线以下(下降支)后再上升至基线以上(上升支)。

2. 如见异常波形,如圆钝波、不规则波、高尖波、低平波等,除考虑病人症状外,还应考虑导管是否有折叠,导管内有无气泡及血凝块堵塞,穿刺针位置是否恰当等。一旦出现异常,应立即冲洗或更换导管,调整穿刺位置并重新调零。

➤ 并发症的预防与处理

1. 感染:在操作过程中应严格执行无菌操作,观察穿刺处有无渗血、发红等情况,保持穿刺处皮肤干燥、清洁、无渗液,若有渗液,则应及时更换透明敷贴;遵医嘱用药。

2. 皮下血肿:提高穿刺技术,尽可能做到一针见血,减少穿刺次数。穿刺失败及拔管后要进行有效地压迫止血,必要时局部用绷带加压包扎,30min后予以解除。穿刺后,嘱病人保持术侧肢体伸直,短期内病人如有活动,应注意观察穿刺局部,以防出血。

3. 血栓形成或栓塞:加压袋压力保持在300mmHg,监测穿刺点远端肢体插管部位的皮肤颜色、温度和感觉,有异常时,及时更换穿刺部位。

➤ 注意事项

1. 使用20号或更小管径的导管,以降低对动脉的损伤。

2. 保持动脉导管通畅,有效固定,必要时予以肢体约束。

3. 换能器位置放置正确,观察压力波形并记录动脉压力。

4. 观察并记录穿刺点有无渗血、发红,并观察穿刺侧肢体血运情况。

5. 每班至少调零1次,体位改变、波形异常或动脉采血后均须重新调零。

6. 加压袋压力维持在300mmHg。

7. Time-out是指有创操作正式开始前的即刻核查。具体做法为在穿刺前,成员暂停手中的工作,由操作者召集开始Time-out,即共同核对病人姓名、病历号、操作名称、部位、病人体位以及检查需要的植入物是否备齐,小组成员核对后回答是否正确。

心电监护仪操作质量管理标准及方法

1. 目的:通过有创和无创的手段对各种波形、压力、氧合等数据进行测量和分析,以判断病人的循环功能状态。

2. 检查方法:询问、观察。

心电监护仪操作质量管理程序表

病区＿＿＿＿＿＿＿＿＿＿＿　　　　　　　　　　　日期＿＿＿＿＿＿＿＿＿＿＿

请在下表适当的方框内打"√"：

序号	主要标准要求	是	否	不适用	备注
1	评估正确				
2	操作前、后洗手				
3	解释				
4	用物准备正确				
5	皮肤准备符合要求				
6*	电极粘贴正确				
7	监测导联选择正确				
8*	波幅、波形的清晰度调整符合要求				
9*	波速选择正确				
10*	氧饱和度监测探头放置正确				
11	无创测压模式选择正确				
12*	袖带放置正确、松紧适宜				
13*	测量血压的肢体放置位置正确				
14	有创测压物品准备齐全				
15*	动脉测压装置连接符合要求				
16*	Allen试验正确				
17*	严格无菌操作				
18	有创测压妥善固定,确保安全				
19*	调零操作正确				
20*	换能器放置位置正确				
21*	设置报警范围符合要求				
22	能说出报警设定的原则				
23*	能说出有创动脉测压并发症及护理要点				
24	能说出有创动脉测压注意事项				
25	仪表、态度、沟通,体现人文关怀				
26	操作熟练				

注:*为质量管理关键点。

九、洗胃操作程序及质量管理标准

洗胃操作程序

➤ 评估要点

适应证：病人中毒，服毒时间在6h内（有机磷农药中毒时间可适当延长）。

禁忌证：①强酸、强碱中毒。②病人伴有食管静脉曲张、主动脉瘤、严重心脏病、活动性上消化道出血、胃穿孔时，应慎重。

➤ 素质要求(仪表、态度)

➤ 洗手、戴口罩

➤ 用物准备

1)电动洗胃机及附件1套(进水管、出水管、进胃管)、洗胃管1根、手套1副、弯盘2只、纱布2块、棉签1包、液体石蜡1支、甘油注射器1副、牙垫1个、咬口器1个、血管钳1把、有刻度的水桶和污物桶各1个、普通试管1根、水温计1支、张口器1个、听诊器1个、污物杯1个。

2)根据不同型号机器要求检查机器性能。

3)根据中毒情况准备洗胃液(温度为35~37℃)。

➤ 携用物至病人床旁

➤ 核　对

用2种方法核对病人身份。

➤ 环境准备

病人床单位周围宽阔，便于操作。

➤ 解　释

➤ 协助病人取合适体位

1）清醒者取半卧位或左侧卧位。

2）昏迷者取平卧位或左侧卧位。

➤ 戴手套

➤ 连接管道

连接进液管、排液管、进胃管，将管道尾端均放入清洁水桶内。

➤ 管道排气

1）接通电源，按启动键，管道排气，循环2次。

2）关闭电源，将排液管尾端放入污物桶内。

➤ 插胃管

胃管由口腔插入，插胃管前先取出活动义齿，用液状石蜡润滑胃管，放入咬口器，胃管插入深度为55～70cm，并确定在胃内，固定牙垫，留取标本，抽尽胃内容物。昏迷、严重喉头水肿、呼吸衰竭等病人，应行气管插管后再插胃管。

➤ 洗胃操作

1）连接胃管，按启动键开始洗胃，每次灌入量300～500mL。原则为先出后进、快进快出、出入平衡，直至洗出液无色无味为止。

2）洗胃过程中观察病人生命体征、洗出液颜色及量，如出现血性液应停止洗胃；如出入量不平衡，进液量大于出液量时，按不同型号洗胃机的要求进行液量平衡操作，每按一次液量平衡键，机器自动减少进液量，并增加出液量250mL。

➤ 清除胃内残留液体

洗胃结束前，按不同型号洗胃机的要求进行操作，按2～3次液量平衡键以清除胃内残留液体。

➤ 拔　管

在出胃状态下不停机，用血管钳夹闭胃管或用手反折胃管，在病人吸气末拔出胃管；昏迷病人在吸气末胸廓抬起至高点时拔出胃管。有机磷农药中毒者，建议留置胃管24h以上，以便进行反复洗胃。

➤ **安置病人**

➤ **洗胃结束后处置**

按不同类型洗胃机程序清洗、消毒、保养洗胃机及附件。

➤ **洗　手**

➤ **记录洗胃液量以及病人情况**

➤ **并发症的预防与处理**

1. 窒息：昏迷、严重喉头水肿等病人应行气管插管后再洗胃。

2. 上消化道出血或穿孔：使用口径合适的胃管，操作轻柔并涂润滑剂。

3. 胃扩张：保持液体出入量平衡，必要时按"液量平衡键"；调整胃管深度。

4. 吸入性肺炎：昏迷病人先行气管插管，后再插胃管洗胃；拔除胃管时，夹闭胃管尾端，在病人吸气末拔管。

➤ **注意事项**

1. 病人生命体征不平稳或存在插管指征时，应先进行抢救再洗胃。

2. 注意保暖，观察病人意识、生命体征及有无并发症的发生。

3. 如出现腹痛、虚脱或洗出液体为血性液时，应及时停止洗胃。

4. 观察洗胃液进出量是否平衡以及洗出液的颜色、性状和气味。

洗胃操作质量管理标准及方法

1. 目的：迅速清除胃内毒物，阻止毒物进一步吸收。

2. 检查方法：询问、观察。

洗胃操作质量管理程序表

病区＿＿＿＿＿＿＿＿＿　　　　　　　　　　　日期＿＿＿＿＿＿＿＿

请在下表适当的方框内打"√"：

序号	主要标准要求	是	否	不适用	备注
1	评估正确				
2	操作前、后洗手				

续表

序号	主要标准要求	是	否	不适用	备注
3	用物准备齐全、洗胃液温度正确				
4*	评估中毒情况,正确选择洗胃液				
5	管道连接正确				
6	机器性能检查方法正确,管道中无空气				
7*	病人体位正确				
8*	插胃管方法、深度正确				
9*	先抽吸胃内容物,再灌入洗胃液				
10*	每次进液量符合要求				
11*	彻底洗胃直至洗出液无色、无味				
12	安置病人舒适体位,拔胃管方法正确				
13	物品处置正确				
14	记录内容符合要求				
15	能说出洗胃的注意事项、适应证、禁忌证				
16	仪表、态度、沟通,体现人文关怀				
17	操作熟练				

注:*为质量管理关键点。

十、口腔护理操作程序及质量管理标准

口腔护理操作程序

➤ 评估要点

1)评估病人病情、意识。

2)应用Beck口腔评分表评估病人口唇、口腔黏膜情况；评估口腔有无异味,牙齿有无松动,有无活动性义齿。

3)评估病人的自理能力及配合程度。

➤ 素质要求(仪表、态度)

➤ 洗手,戴口罩

➤ 用物准备

准备治疗盘、治疗碗(2只)、面巾纸、海绵棒(或可冲洗式牙刷、50mL注射器1副)、合适的漱口液或牙膏和软毛牙刷、棉签、吸水管、手电筒、润唇膏、压舌板、手套,需要时备张口器,昏迷病人备血管钳和棉球。

➤ 携用物至病人床边

➤ 核　对

➤ 解　释

➤ 戴手套

➤ 病人准备

1)病人取侧卧位、半卧位或坐位。

2)将面巾纸垫于颌下,治疗碗置于口角。

3)有义齿者,先取下用冷水冲洗干净。

➤ **清洁口腔**

1)漱口液倒入一只治疗碗,或用50mL注射器抽取漱口液。

2)用棉签湿润口唇。

3)观察病人口腔内有无出血、真菌感染等异常现象,用温水漱口(昏迷病人不漱口)。

4)用海绵棒蘸取漱口液刷牙,或用抽取漱口液的注射器连接可冲洗式牙刷边冲吸边刷牙(包括外、内、咬、上颚、颊、舌部),直至清洁。

5)再次检查口腔。

6)昏迷病人用止血钳夹棉球(避免太湿)清洁口腔。

➤ **用面巾纸擦净面部**

➤ **遵医嘱处理异常口腔黏膜**

➤ **整理床单位,安置病人舒适体位**

➤ **整理用物**

➤ **洗　手**

➤ **记　录**

➤ **并发症的预防与处理**

口腔黏膜损伤:

1)动作轻柔,昏迷病人使用止血钳时,避免其尖端直接触及病人口腔黏膜。

2)对凝血机制差、有出血倾向的病人,擦洗过程中特别要注意防止碰伤黏膜及牙龈。

3)对需要使用开口器协助张口的病人,应将开口器从臼齿处放入,以防损伤病人口腔黏膜或牙齿;对牙关紧闭者,不可使用暴力使其张口。

➤ **Beck口腔评分表**

Beck口腔评分表

评估部位	分值			
	1	2	3	4
口唇	光滑、粉红、湿润、完整	略干燥、红色	干燥、水疱	水肿、炎症、水疱

续表

评估部位	分值			
	1	2	3	4
牙龈和黏膜	光滑、粉红、湿润、完整	苍白、干燥伴破损	红肿	非常干燥、水肿、炎症
舌头	光滑、粉红、湿润、完整	干燥、乳头突出	干燥、水肿伴破损	非常干燥、充血水肿
牙齿	干净、无碎屑	少许食物残渣	中等量的残渣	遍布残渣
唾液	稀薄、含水	量增多	少、略黏	非常黏稠

总分为20分,分级如下。

0～5分:没有障碍,每天评估1次;根据口腔护理流程进行口腔护理,每天2次。

6～10分:轻度功能障碍,每天评估2次;根据口腔护理流程进行口腔护理,每天2次;每4小时滋润口腔和(或)嘴唇1次。

11～15分:中度功能障碍,每天根据病人病情需要(以每8～12小时为基准)进行评估,适时(以每8～12小时为基准)根据口腔护理流程进行口腔护理,每2小时滋润口腔和(或)嘴唇。

16～20分:每4小时进行1次评估,根据口腔护理流程进行口腔护理;每1～2小时滋润口腔和(或)嘴唇。

➤ **注意事项**

1. 根据口腔具体情况选择漱口液:生理盐水、1%～4%碳酸氢钠溶液、0.12%葡萄糖氯己定或根据医嘱选用。如有口腔溃疡疼痛时,溃疡面可使用含局麻药的口腔溃疡薄膜消炎止痛。

2. 操作时,协助病人取侧卧位或半卧位,防止漱口液误吸入气道。昏迷病人口腔护理时,棉球要拧干水分,不可过湿;每次擦洗只能夹取一个棉球,防止棉球遗漏在口腔;不可漱口,以防误吸。

3. 检查牙齿情况。操作前查看牙齿有无松动、义齿有无松脱,如为活动性义齿,则应在操作前取下。

4. 擦拭时,动作力度要适当,防止碰伤黏膜及牙龈。擦舌及上腭时,不宜过深,以免引起恶心。

口腔护理操作质量管理标准及方法

1. 目的:保持病人的口腔清洁、湿润,观察口腔黏膜及舌苔的变化,预防口腔感染。

2. 检查方法:询问、观察、检查记录。

口腔护理操作质量管理程序表

病区_____   日期_____

请在下表适当的方框内打"√"：

序号	主要标准要求	是	否	不适用	备注
1	评估正确				
2	操作前、后洗手				
3	用物准备正确				
3	选择合适的漱口液				
5*	操作前、后检查口腔				
6	擦拭时力度适当,未损伤黏膜及牙龈				
7*	口腔清洁、无异味,病人舒适				
8*	口腔黏膜、口唇评估及处理正确				
9	能正确应用 Beck 口腔评分表				
10*	昏迷病人无呛咳、误吸发生				
11	用物处理正确				
12	记录符合要求				
13	仪表、态度、沟通,体现人文关怀				
14	操作熟练				

注:*为质量管理关键点。

十一、口插管病人口腔护理及更换牙垫操作程序及质量管理标准

口插管病人口腔护理及更换牙垫操作程序

➤ 评估要点

评估病人的呼吸、循环情况及配合程度。

➤ 规范洗手、戴口罩

➤ 用物准备及质量检查

准备负压吸引装置、吸痰管、手套、注射器、一次性治疗碗2个、口腔护理棒或冲洗式牙刷、生理盐水、口腔护理液（0.12%葡萄糖氯己定漱口液、1%～4%碳酸氢钠溶液等）、牙膏、一次性牙垫、胶布、面巾纸、手电筒、气囊测压表。

➤ 携用物至病人床旁，解释

➤ 核　对

用2种方法核对病人身份。

➤ 口腔冲洗操作

1）戴手套。

2）检查口腔插管气囊压力、气管插管距门齿距离。

3）一次性治疗碗内倒入生理盐水、口腔护理液（根据病情选择）。

4）甲：一手扶住气管插管。

5）乙：将原固定的胶布和牙垫去除，必要时为男性病人剃除胡须。

6）乙：应用Beck口腔评分表评估病人口唇、口腔黏膜情况，注意口腔有无异味，牙齿有无松动，有无活动性义齿。

7）评估插管或固定装置有无压迫口唇、口角或口腔黏膜。

8）协助病人采取对病人和护士操作都舒适的卧位，通常采取半卧位（大于30°）或坐位，以增加病人舒适度，并降低误吸风险。

9）冲洗。

乙：用吸痰管抽吸尽口腔内的分泌物,用口腔护理棒蘸牙膏清洁口腔和插管上的分泌物。

甲：用注射器抽吸生理盐水进行口腔冲洗,可多次进行冲洗,直至口腔清洁无异味。

边冲边吸引,吸尽口腔内分泌物及冲洗液。或用可冲洗式牙刷进行口腔冲洗。

10）使用口腔护理液进行口腔冲洗。

11）操作过程中严密观察病人生命体征的变化。

➤ 异常口腔黏膜、口唇的处理

➤ 更换牙垫及固定

1）更换牙垫,从另一侧将新牙垫放入上下齿之间,凹面与口腔插管契合,气囊管置入其中。

2）检查口腔插管与门齿的距离。

3）牙垫系带妥善固定。

4）擦净面部,用胶布无张力粘贴固定插管。

➤ 再次评估

1）口腔插管至门齿距离,肺部听诊,确认气管插管有无移位。

2）观察呼吸、循环情况,如需吸痰,更换吸痰管行气道内吸引。

3）抽吸囊上吸引管。

➤ 整理用物、洗手

➤ 记　录

1）口腔插管至门齿距离。

2）记录口腔、口唇皮肤、黏膜情况。

3）呼吸、循环情况。

➤ 操作结束

➤ 并发症的预防与处理

1. 导管滑脱

原因：进行口腔护理时,需解除牙垫和胶布固定,而病人烦躁不合作。

预防：可在操作前解释到位,取得病人合作;也可根据病情给予小剂量镇静药。操作者甲用手妥善固定气管插管,并保证气囊压力充盈。

处理：立即通知医生，予加压面罩接呼吸皮囊给氧，评估并监测病人生命体征，按《气管插管意外拔管应急预案》处理。

2. 误　吸

原因：气囊不充盈，病人体位不恰当。

预防：病情允许下，抬高床头30°，操作前检测气囊压力，确保压力在30cmH$_2$O左右。

处理：立即清理口腔内分泌物，病情允许下加强扣肺治疗，加强排痰。再次检测气囊压力，必要时改用可冲洗型气管导管。

➤ **注意事项**

1. 操作前检测气囊压力，保证压力处于25～30cmH$_2$O。

2. 确保导管安全性，防止意外拔管的发生。

3. 牙垫固定松紧适宜，胶布无张力粘贴。

4. 一天至少刷牙2次，其余每4～6小时进行1次口腔护理。

5. 牙齿缺如或GCS评分为3分者，可以去除牙垫，直接用牙垫系带固定。

口插管病人口腔护理及更换牙垫质量管理标准及方法

1. 目的：保持病人的口腔清洁、湿润，观察口腔黏膜及舌苔的变化，预防口腔感染。

2. 检查方法：观察、检查记录。

口插管病人口腔护理及更换牙垫管理程序表

病区_____　　　　　　　　　日期_____

请在下表适当的方框内打"√"：

序号	主要标准要求	是	否	不适用	备注
1	操作前、后洗手				
2	用物准备齐全、漱口液选择正确				
3*	观察病人呼吸及循环情况				
4*	检查气囊压力				
5*	检查气管插管距门齿距离				
6*	操作时固定插管不滑脱				
7	检查口腔黏膜				
8*	冲洗、清洁口腔方法正确				
9*	口腔清洁、无异味				

续表

序号	主要标准要求	是	否	不适用	备注
10*	口腔黏膜、口唇评估及处理正确				
11	能正确应用Beck口腔评分表				
12	牙垫从另一侧放入上下齿之间,凹面与口腔插管契合,气囊管置入其中				
13*	固定口腔插管方法安全、有效				
14*	口腔插管插入深度符合要求				
15*	再次评估病人呼吸、循环情况				
16	记录符合要求				
17	仪表、态度、沟通,体现人文关怀				
18	操作熟练				

注:*为质量管理关键点。

十二、床上擦浴操作程序及质量管理标准

床上擦浴操作程序

➤ 评估要点

1）评估病人病情及意识状态。

2）评估病人皮肤清洁度及有无异常改变。

3）评估病人自理能力及合作程度。

4）询问并协助病人大小便。

5）评估引流管情况。

➤ 素质要求（仪表、态度）

➤ 洗手、戴口罩

➤ 用物准备

衣裤1套、床刷、床刷套、浴巾、毛巾和脸盆（病人自备）、热水（以不烫手为宜）、屏风（必要时）。

➤ 携用物至病人床旁

➤ 核　对

用2种方法核对病人身份。

➤ 解　释

➤ 戴手套

➤ 病人准备

1）保护病人隐私（用床帘、屏风等遮蔽，其他人员适当回避）。

2）取平卧位或低半卧位。

➤ **擦　洗**

1)擦洗面颈部。

2)擦洗上肢、胸腹部、下肢。

3)擦洗背部。

4)擦洗会阴。

5)病人身体留置导管的,需妥善固定导管后擦洗,避免导管滑脱。

6)在擦洗心电监护病人的胸腹部时,应适当避开电极片的位置。

7)擦洗过程中注意保暖和保护隐私。

8)擦洗过程中注意观察病人病情,如有无出现寒战、面色苍白等情况,并观察皮肤有无异常。

➤ **更换衣裤、整理床单位**

1)穿同侧衣裤。

2)整理床单位。

3)平卧。

4)至对侧穿衣裤。

5)整理床单位。

➤ **整理用物**

➤ **洗　手**

➤ **记　录**

➤ **注意事项**

1. 饭后不宜马上擦浴。

2. 注意保护病人隐私和保暖,防止病人着凉。

3. 注意擦净耳后、腋窝、脐部、腹股沟、指/趾间等处皮肤,观察皮肤有无异常。

4. 擦洗过程中密切观察病情,如出现寒战、面色苍白等异常情况,则应立刻停止操作并予以适当处理。

5. 翻身时注意导管安全。

床上擦浴质量管理标准及方法

1. 目的:保持病人全身皮肤的清洁,满足病人舒适度要求,促进血液循环,预防压疮和皮肤感染等并发症。

2. 检查方法：询问、观察、检查记录。

床上擦浴质量管理程序表

病区_____　　　　　　　　　　　　日期_____

请在下表适当的方框内打"√"：

序号	主要标准要求	是	否	不适用	备注
1	评估正确				
2	操作前、后洗手				
3	用物准备齐全				
4*	操作中注意保暖				
5*	操作中注意保护隐私				
6	水温适宜				
7	翻身方法正确,动作稳,不拖、拉病人				
8*	病人皮肤清洁				
9*	妥善安置导管、无滑出				
10	记录符合要求				
11	床单位平整、整洁,衣裤平整				
12	卧位正确,病人感觉舒适				
13	仪表、态度、沟通,体现人文关怀				
14	操作熟练				

注：*为质量管理关键点。

十三、卧位病人更换床单操作程序及质量管理标准

卧位病人更换床单操作程序

➤ **评估要点**

1)评估床单位清洁程度。

2)评估病人病情。

3)评估病人活动限制程度及合作程度。

4)评估引流管情况。

5)评估环境。

➤ **素质要求(仪表、态度)**

➤ **洗手、戴口罩**

➤ **用物准备**

床刷、大床单、中床单、枕套、被套或套好被套的棉被、衣裤1套、尿垫(必要时)、被服车。

➤ **环境准备**

1)避免室内同时执行无菌操作。

2)保护病人隐私(用床帘、屏风等遮蔽)。

➤ **解　释**

➤ **移开床旁桌、凳**

➤ **更换床单**

1)松开大单各层,移枕至床对侧。

2)病人手放于胸前,下肢微曲,协助病人翻身至对侧,翻身时确保病人安全,观察皮肤情况。

3)卷近侧尿垫和中床单。

4) 卷近侧大床单于病人身下,扫净床褥上的碎屑。

5) 将清洁大床单对齐床中线铺在床上,包紧近侧上下两角,铺好同侧中床单,垫入床垫下,必要时放上尿垫。

6) 帮助病人翻身,按顺序拆除对侧各层床单放入污物袋,扫净床上的碎屑,再铺平床单和尿垫。

7) 有需要时帮助病人更换衣裤。

➤ 更换被套

1) 展开棉被。

2) 清洁被套正面朝外铺于盖被上。

3) 取出棉胎置于清洁的被套内,展开铺平。

4) 撤出污染被套。

5) 病人平卧,整理衣裤,整理棉被,做好保暖。

6) 有条件者,可直接更换套好被套的棉被。

➤ 更换枕套

➤ 移回床旁桌、凳

➤ 整理床单位,整理用物

➤ 注意事项

1. 运用人体力学原理,防止职业损伤,满足病人舒适需要。

2. 操作时密切观察病人病情,如有异常,立刻停止操作并作相应处理。

3. 翻身时注意导管安全。

4. 注意保暖,防止病人着凉。

卧位病人更换床单质量管理标准及方法

1. 目的:使病人清洁、舒适。

2. 检查方法:观察。

卧位病人更换床单质量管理程序表

病区_____   日期_____

请在下表适当的方框内打"√":

序号	主要标准要求	是	否	不适用	备注
1	操作前、后洗手				
2	用物准备齐全				
3	操作环境符合要求				
4	评估正确				
5*	保暖				
6*	保护病人隐私,确保病人安全				
7*	翻身后观察皮肤				
8*	中床单、大床单平整无褶皱				
9*	被套平整				
10*	病人衣裤清洁干燥,床上无碎屑				
11*	病人各导管、静脉通路无扭曲或滑脱				
12	病人体位安置舒适				
13	仪表、态度、沟通,体现人文关怀				
14	操作熟练、节力				

注:*为质量管理关键点。

十四、床上洗发操作程序及质量管理标准

床上洗发操作程序

➤ 评估要点

1）评估病人头发清洁程度及头皮情况。

2）评估病人病情及头颈部伤口、导管情况。

3）评估病人自理能力及合作程度。

➤ 素质要求（仪表、态度）

➤ 洗手、戴口罩

➤ 用物准备

洗头机和（或）马蹄形洗发垫、电吹风、洗发剂、棉球、梳子、毛巾、水温计（调试水温至43～45℃）。

➤ 携用物至病人床边

➤ 核　对

用2种方法核对病人身份。

➤ 解　释

➤ 病人准备

1）询问大小便。

2）保护病人隐私（用床帘、屏风等遮蔽）。

3）协助病人仰卧位，枕垫于肩下，毛巾围于颈部并固定，插入马蹄形洗发垫或洗头机水槽，棉球塞入耳道。

➤ **洗　发**

湿润头发,倒洗发水,用指腹揉搓头皮和头发,清洗头发至洗净为止。

➤ **擦干头发,梳头**

➤ **去除毛巾和耳道棉球,清洁颜面部和耳部**

➤ **协助病人取舒适安全体位,吹干头发**

➤ **整理用物**

➤ **洗　手**

➤ **记　录**

➤ **注意事项**

1. 评估水温,防止烫伤。
2. 洗头时,注意头颈部伤口及导管安全。
3. 防止污水溅入眼、耳内,避免沾湿被褥和衣服。
4. 揉搓力量适中,避免用指甲抓,防止抓伤头皮。
5. 注意保暖,防止病人着凉。
6. 操作时密切观察病人病情,如有异常立刻停止操作并作相应处理。

床上洗发质量管理标准及方法

1. 目的:保持病人头发清洁整齐,满足病人舒适度要求,预防头皮细菌感染,促进血液循环。

2. 检查方法:询问、观察、检查记录。

床上洗头质量管理程序表

病区_____　　　　　　　　　　日期_____

请在下表适当的方框内打"√":

序号	主要标准要求	是	否	不适用	备注
1	评估正确				

续表

序号	主要标准要求	是	否	不适用	备注
2	操作前、后洗手				
3	用物准备齐全				
4	操作中注意保暖				
5*	水温适宜				
6*	头发清洁				
7*	头颈部伤口保护妥当				
8*	导管无滑脱				
9	记录符合要求				
10	卧位舒适				
11	病人感觉舒适				
12	仪表、态度、沟通,体现人文关怀				
13	操作熟练				

注:*为质量管理关键点。

十五、体温、脉搏、呼吸、血压测量操作程序及质量管理标准

体温、脉搏、呼吸、血压测量操作程序

➤ **评估要点**

1)评估病人年龄、病情、治疗情况。

2)评估病人测量部位有无异常(口腔、腋下、外耳道、肛门、肢体)。

3)评估病人的合作程度。

4)评估影响测量的因素(有无进食、剧烈活动、情绪激动等情况)。

➤ **素质要求(仪表、态度)**

➤ **洗　手**

➤ **用物准备**

治疗盘、耳温计、纱布、记录本、表、污物杯、血压计(无汞)、听诊器。

➤ **携用物至病人床旁**

➤ **核　对**

用2种方法核对病人身份。

➤ **解　释**

➤ **取舒适卧位**

➤ **测量体温**

1)耳温:详见红外耳温计操作程序。

2)水银体温计:测量前检查体温计水银端有无破裂,水银柱是否在35℃以下。

口温:将体温计放于病人舌下,嘱病人用鼻呼吸,勿用牙咬,测量3min。

腋温:擦干腋窝汗液,将体温计水银端放于腋窝深处并贴紧皮肤,屈臂过胸夹紧体温计,测量 5～10min。

肛温:病人侧卧或平卧,用润滑油润滑肛表,轻轻插入肛门 3～4cm,测量 3min(注:对小儿及神志不清者应协助扶持)。

3)擦净体温计,看清体温计数值,将结果告知病人或家属。

4)将体温计甩至 35℃以下。

5)将体温计放入污物杯内。

6)记录体温。

➤ 测量脉搏

1)将病人手臂放于舒适位置。

2)右手食指、中指触及桡动脉搏动处测 30s,计数。

3)短绌脉测量时,应有两人合作,同时计数 1min 心率或参照心电监护计数心率。

➤ 测呼吸

1)测量脉搏的手不动,观察胸廓起伏,一起一伏为 1 次。

2)计数 1min。

3)记录脉搏、呼吸次数。

➤ 测量血压准备

暴露上臂,使上臂、血压计零点与心脏处于同一水平。

➤ 测量血压

1)打开开关,驱尽袖带内空气,平整无褶缠于上臂中部,下缘距肘窝 2～3cm,松紧适宜,以可放入 2～3 个手指为宜。

2)听诊器置于肱动脉搏动处,并用手轻按。

3)一手握气球,关闭气门充气。

4)打气至动脉搏动消失,再升高 2～4kPa(16～32mmHg),缓慢放开气门,观察刻度,第一音响即为收缩压,音响消失或变弱为舒张压。

5)取下袖带,排尽余气,整理放入盒内,安置病人体位。

6)关气门螺帽,整理放入盒内,关闭开关,协助病人恢复体位。

7)记录结果。

➤ 整理用物

体温计、血压计按要求消毒处理。

➤ 洗　手

红外耳温计操作程序

➤ 评估要点

1)评估病人耳道是否有出血或其他分泌物。

2)评估病人耳道是否有急性或持续性炎症。

3)评估病人是否有面部或耳部畸形。

4)评估病人是否有使用滴耳剂或耳道内有无放置其他药物。

5)评估病人是否使用助听器或耳塞。

➤ 素质要求(仪表、态度)

➤ 洗手、戴口罩

➤ 用物准备

红外耳温仪、耳套。

➤ 携用物至病人床旁

➤ 核　对

用2种方法核对病人身份。

➤ 解　释

➤ 取舒适卧位

➤ 测量体温

1)取出耳温计,正确放置探头帽后,耳温计自动开机伴随出现信号蜂鸣音,当显示界面"﹎﹎﹎"后,开始测量体温。

2)将探头轻柔地放入耳道,按下"START"按钮,出现指示灯闪烁,提示正在测量体温。

3)待指示灯保持3s常亮,并伴随一声长的蜂鸣音,提示体温测量结束。若耳温计指示灯熄灭并发出一阵持续的短哔哔音,提示探头位置错误。

4)记录结果。

▶ **整理用物**

取下探头帽,用酒精棉签擦拭探头窗口后,放置于保护罩内。

▶ **洗　手**

▶ **注意事项**

1. 测量体温的注意事项

(1)测量婴幼儿、意识不清或不合作病人体温时,护士不宜离开。

(2)婴幼儿、精神异常、昏迷、不合作、口鼻手术或呼吸困难的病人,忌测量口温。

(3)对进食、吸烟及面颊部做冷、热敷的病人,应推迟30min再测量口腔温度。

(4)腋下有创伤、手术、炎症,腋下出汗较多、极度消瘦的病人,不宜测腋温;沐浴后需等待20min后再测腋下温度;腋下使用冰袋的病人,去除冰袋30min,再方可测量腋温。

(5)腹泻、直肠或肛门手术者不宜采用直肠测量法。

(6)体温与病情不相符时,需重复测温,必要时可同时采取2种不同的测量方式作为对照。

2. 测量脉搏、呼吸的注意事项

(1)当脉搏细弱难以触诊时,可用听诊器听诊1min心率来代替。

(2)偏瘫病人选择健侧肢体测量脉搏。

(3)除桡动脉外,还可测颞动脉、肱动脉、颈动脉、股动脉、腘动脉、足背动脉等搏动。

(4)测量呼吸时宜取仰卧位。

3. 无创血压测量的注意事项

(1)应在病人平静时进行血压测量,血压测量时遵循四定原则,即定时间、定体位、定部位、定血压计。

(2)测量肢体的肱动脉应与心脏处于同一水平位置,卧位时平腋中线,坐位时平第四肋。

(3)偏瘫病人选择健侧上臂测量。

(4)测量前需检查血压计的有效性,定期检测、校对血压计。

(5)如发现血压听不清或异常时,应重新测量血压;先驱净袖带内空气,使基线降至"0",稍休息片刻再行测量,必要时做对照复查。

4. 使用红外耳温计的注意事项

(1)存放要求:10～40℃干燥处,避免阳光直射。

(2)清洁要求:使用酒精棉签擦拭探头窗口。禁止使用酒精之外的化学试剂清洁探头窗口或将耳温计浸入水或其他液体中。

(3)耳道有出血或其他分泌物的病人勿用。

(4)耳道有急性或持续性炎症的病人勿用。

(5)面部或耳部畸形的病人,尽量不要使用耳温计。

(6)用滴耳剂或耳道内放置其他药物的病人,使用未接受治疗侧耳朵测量。

(7)使用助听器或耳塞的病人,需除去该设备20min后测量。

体温、脉搏、呼吸、血压测量操作质量管理标准及方法

1. 目的:了解病情,协助诊治。

2. 检查方法:询问、观察。

体温、脉搏、呼吸、血压测量操作质量管理程序表

病区＿＿＿＿＿＿＿＿＿　　　　　　　　　　日期＿＿＿＿＿＿＿＿＿

请在下表适当的方框内打"√":

序号	主要标准要求	是	否	不适用	备注
1	评估正确				
2	操作前、后洗手				
3	用物准备正确				
4*	红外耳温仪使用方法正确				
5*	测量脉搏方法、部位、时间正确				
6*	测量呼吸方法、时间正确				
7*	测血压体位、血压计放置位置正确				
8*	血压袖带使用(部位、松紧度)、听诊部位正确				
9*	测量结果正确				
10	能说出测量的注意事项				
11	用物处置正确				
12	仪表、态度、沟通,体现人文关怀				
13	操作熟练				

注:*为质量管理关键点。

体温、脉搏、呼吸测量操作质量管理标准及方法

1. 目的:了解病情,协助诊治。

2. 检查方法:询问、观察。

病区＿＿＿＿＿＿＿＿＿＿　　　　　　　　　　日期＿＿＿＿＿＿＿＿＿＿

请在下表适当的方框内打"√":

序号	主要标准要求	是	否	不适用	备注
1	评估正确				
2	操作前、后洗手				
3	用物准备正确				
4*	体温表放置方法、部位、时间正确				
5*	体温测量结果正确				
6*	红外耳温仪使用方法正确				
7*	测量脉搏方法、部位、时间正确				
8*	脉搏测量结果正确				
9*	测量呼吸方法、时间正确				
10*	呼吸测量结果正确				
11	用物处置正确				
12	仪表、态度、沟通,体现人文关怀				
13	操作熟练				

注:*为质量管理关键点。

血压测量操作质量管理标准及方法

1. 目的:了解病情,协助诊治。

2. 检查方法:询问、观察。

病区＿＿＿＿＿＿＿＿＿＿　　　　　　　　　　日期＿＿＿＿＿＿＿＿＿＿

请在下表适当的方框内打"√":

序号	主要标准要求	是	否	不适用	备注
1	评估正确				
2	操作前、后洗手				

续表

序号	主要标准要求	是	否	不适用	备注
3	用物准备正确				
4*	体位正确				
5*	使用袖带正确(部位、松紧度)				
6	听诊部位正确				
7*	血压计放置位置正确				
8*	测量方法正确				
9*	测量结果正确				
10	用物整理正确				
11*	能说出测量血压的注意事项				
12	仪表、态度、沟通,体现人文关怀				
13	操作熟练				

注:*为质量管理关键点。

十六、皮内注射操作程序及质量管理标准（以青霉素过敏试验为例）

皮内注射操作程序

➤ 评估要点

1）评估病人的用药情况（了解既往用药史、过敏史）。

2）评估注射部位的皮肤状况。

3）评估病人的合作程度。

➤ 素质要求（仪表、态度）

➤ 洗手、戴口罩

➤ 用物准备

准备注射盘、按医嘱备药（查对病历号、姓名、药名、浓度、剂量、有效期、质量）、1mL注射器、无菌盘。

➤ 根据医嘱确定病人能否做皮试

➤ 配制青霉素过敏试验皮试液

皮试液浓度：500U/mL（成人皮内注入50U，儿童皮内注入10～15U）。

➤ 抽取青霉素皮试液大于0.1mL放置无菌盘内

➤ 携用物至病人床旁

➤ 核对，询问过敏史

用2种方法核对病人身份。

➢ **解　释**

向病人解释目的、方法及配合要点。

➢ **戴手套**

➢ **选择注射部位**

前臂内侧中下段。

➢ **消　毒**

用75%酒精棉签以注射点为圆心,由内向外呈环形消毒,直径>5cm。

➢ **再次查对**

➢ **注射方法**

1)排气。

2)绷紧皮肤。

3)针头斜面向上进针,角度为5°~10°。

4)进针长度:针头斜面进入皮内。

5)固定针栓。

6)注入药液0.1mL,呈圆形皮丘。

➢ **拔　针**

拔针,勿按揉及压迫皮丘。

➢ **再次查对**

➢ **交代注意事项,嘱病人在指定地点等待**

观察病人用药反应。

➢ **计时观察(20min)**

➢ **判断结果(两人)**

阴性:皮丘无改变,周围无红肿、红晕,无自觉症状。

阳性:局部皮丘隆起增大,出现红晕,直径>1cm,周围有伪足,局部痒感;严重时可有头晕、心慌、恶心,甚至发生过敏性休克。如有可疑结果,可作对照试验(如同侧手臂,2个皮丘间距不小于5cm)。

➤ 记 录

记录试验结果(双签名),阳性者在病历、床头、腕带等处做好标识,同时告知病人试验结果。

➤ 整理用物

➤ 洗 手

➤ 注意事项

1. 严格执行查对制度和无菌操作原则。

2. 做皮内试验前,详细询问病人用药史、过敏史,如病人对需要注射的药物有过敏史,则不可作皮内试验,应与医生联系,更换其他药物。

3. 注入的剂量要准确,不得同时进行2种皮试,以免影响判断过敏药物的种类。

4. 消毒皮肤时,避免反复用力涂擦局部皮肤,忌用含碘消毒剂,以免影响对局部反应的观察。酒精过敏的病人可用生理盐水擦拭皮肤。

5. 进针角度不宜过大,不应抽回血,拔针后不应按压。嘱病人勿用手按揉注射部位,以免影响结果的观察。

6. 备好相应的抢救药物与设备,及时处理过敏反应。

7. 嘱病人在指定地点等待,不得擅自离开,如有不适,立即报告医生或护士。

皮内注射操作质量管理标准及方法

1. 目的:用于药物过敏试验;局部麻醉的先驱步骤;预防接种。

2. 检查方法:询问、观察。

皮内注射操作质量管理程序表

病区_____   日期_____

请在下表适当的方框内打"√":

序号	主要标准要求	是	否	不适用	备注
1	评估正确				
2	操作前、后洗手,戴口罩				
3	用物准备齐全、正确				

续表

序号	主要标准要求	是	否	不适用	备注
4*	三查七对				
5*	皮试液配置浓度正确				
6*	询问过敏史				
7*	注射部位、方法正确				
8*	注射量正确				
9	拔针方法正确				
10*	严格无菌操作				
11*	能正确判断皮试结果				
12*	两人判断并双签名				
13	正确记录结果,并做好标识				
14	一次性针头放入锐器盒,用物处置正确				
15	能说出皮试的适应证、禁忌证				
16*	能说出过敏性休克抢救程序				
17	仪表、态度、沟通,体现人文关怀				
18	操作熟练				

注:*为质量管理关键点。

十七、皮下注射操作程序及质量管理标准

皮下注射操作程序

➤ 评估要点

1)评估病人用药情况(了解既往用药史、过敏史)。

2)评估注射部位皮肤和皮下组织状况,有无瘢痕、硬结、水肿等。

3)评估病人的合作程度。

➤ 素质要求(仪表、态度)

➤ 洗手,戴口罩

➤ 用物准备

准备注射盘、按医嘱备药(查对病历号、姓名、药名、浓度、剂量、质量、有效期、用法、时间)、注射器(1mL或2mL)、无菌盘。

➤ 正确抽吸药物,放置在无菌盘内

➤ 携用物至病人床旁

➤ 核对,询问过敏史

用2种方法核对病人身份。

➤ 解 释

➤ 戴手套

➤ 选择注射部位

根据情况选择上臂三角肌下缘、上臂外侧、两侧腹壁、后背、大腿前侧和外侧等部位。

➤ **消毒注射部位**

以注射点为圆心，由内向外呈环形消毒，消毒直径＞5cm。

➤ **再次查对**

➤ **注射方法**

1）排气（预装式注射器如低分子肝素无需排气）。

2）绷紧皮肤（对于消瘦者，注射时可捏起局部皮肤，并在注射全过程保持皮肤皱褶）。

3）进针角度：与皮肤垂直或呈30°～40°进针。

4）固定针栓。

5）回抽，无回血，注入药物（注射完毕后停留5～10s）。

6）观察病人反应。

➤ **拔　针**

用干棉签按压进针点，拔针，按压。

➤ **再次查对**

➤ **安置病人**

➤ **整理用物**

➤ **洗　手**

➤ **并发症的预防与处理**

参考肌内注射并发症的预防与处理。

➤ **注意事项**

1. 严格执行无菌操作和查对制度。

2. 刺激性强的药物不宜皮下注射。

3. 对长期注射者，应有计划地更换注射部位。

4. 对过于消瘦者，可捏起局部皮肤，并在注射全过程保持皮肤皱褶。

5. 低分子肝素通常选择脐周5～10cm范围内注射，注射时捏起皮肤皱褶垂直进针，注射时间为30s，注射完毕后停留3～5s再拔针，可减少皮下出血和注射部位疼痛。按压以皮肤下陷1cm为宜，时间约为3min。

6. 预混胰岛素在注射前先放置手心内滚动10次,再前后甩动10次,直至液体呈白色均匀云雾状。注射时,捏起皮肤垂直进针,大拇指完全按下注射推键不松开,注射完毕至少停留6s再拔针。

7. 遵医嘱及药品说明书使用药品。

十八、肌内注射操作程序及质量管理标准

肌内注射操作程序

➤ **评估要点**

1)评估病人用药情况(了解既往用药史、过敏史)。

2)评估注射部位皮肤和皮下组织情况,有无瘢痕、硬结。

3)评估病人的合作程度。

➤ **素质要求(仪表、态度)**

➤ **洗手,戴口罩**

➤ **用物准备**

准备注射盘、按医嘱备药(查对病历号、姓名、药名、浓度、剂量、质量、有效期、用法、时间)、注射器(2mL 或 5mL)、无菌盘。

➤ **正确抽吸药液,放在无菌盘内**

➤ **携用物至病人床旁**

➤ **核对,询问过敏史**

用2种方法核对病人身份。

➤ **解 释**

➤ **戴手套**

➤ **取合适的体位**

病人侧卧或坐位。

➤ **正确定位**

1. 臀大肌肌内注射：

1）十字法：从臀裂顶点向左或右作一水平线，然后从髂嵴最高点作一垂线，其外上象限为注射部位，注意避开内角。

2）联线法：取髂前上棘与尾骨联线的外上1/3。

2. 臀中肌、臀小肌肌内注射：

1）无名指尖和中指尖分别置于髂前上棘和髂嵴下缘处，使髂嵴、无名指、中指之间构成一个三角区域，此区域即为注射部位。

2）髂前上棘外侧三横指处（以病人自己手指的宽度为标准）。

股外侧肌肌内注射：大腿中段外侧。

3. 上臂三角肌肌内注射：取上臂外侧，肩峰下2～3横指处（只能作小剂量注射）。

➤ **消毒皮肤**

以注射点为圆心，由内向外呈环形消毒，消毒直径＞5cm。

➤ **再次查对**

➤ **注　射**

1）排气。

2）绷紧皮肤。

3）与皮肤呈90°快速进针。

4）进针深度为针头的2/3（消瘦者及患儿的进针深度酌减）。

5）固定针栓，确定无回血，缓慢而均匀推药。

6）观察病人反应。

➤ **拔　针**

拔针后，用干棉签按压进针点。

➤ **再次查对**

➤ **安置病人**

➤ **整理用物**

➤ **洗　手**

➤ 并发症的预防与处理

1. 出　血

预防:操作前仔细询问病人有无凝血功能障碍,注射完毕后准确按压注射部位,按压时间应充分,有凝血功能障碍者要适当延长按压时间。

处理:有血肿形成者,遵医嘱对症处理。

2. 硬结形成

预防:准确掌握注射深度。避免长期在同一个部位注射,注射时避开瘢痕、炎症、皮肤破损处。严格执行无菌技术。对于一些难吸收的药液,注射后及时给予局部热敷或按摩。

处理:遵医嘱予湿热敷、理疗等。

3. 神经损伤

预防:正确选择注射部位,避开神经和血管走行部位。注射过程中,认真听取病人的主诉,如发现有神经支配区麻木或放射痛,应立即拔针,停止注射。

处理:遵医嘱给予理疗、热敷、营养神经药物治疗。

➤ 注意事项

1. 严格执行查对制度和无菌操作原则。

2. 刺激性强的药物不宜采取肌内注射。

3. 选择合适的注射部位,避开硬结和瘢痕。对长期注射者,应有计划地更换注射部位,并选择细长针头。

4. 出现局部硬结者,可采用热敷、理疗等方法。

5. 切勿将针头全部刺入,以防针梗从根部折断。

6. 对于2岁以下婴幼儿,不宜选用臀大肌注射,最好选择臀中肌和臀小肌注射。

7. 遵医嘱及药品说明书使用药品。

8. 观察注射后疗效和不良反应。

9. 根据药物性质选择合适的针头,如油剂应选择9号及以上针头。

皮下与肌内注射操作质量管理标准及方法

1. 目的:不宜口服、要求起效快而又不适于或不必要采用静脉注射的药物,可采用皮下或肌内注射。

2. 检查方法:询问、观察。

皮下与肌内注射操作质量管理程序表

病区＿＿＿＿＿＿＿＿＿＿＿＿　　　　　　　　　　　日期＿＿＿＿＿＿＿＿＿＿＿＿

请在下表适当的方框内打"√":

序号	主要标准要求	是	否	不适用	备注
1	评估正确				
2	操作前、后洗手				
3	用物准备齐全、正确				
4*	三查七对				
5*	询问过敏史				
6*	正确抽吸药液,剂量正确				
7*	注射部位、方法正确				
8	体位正确				
9	拔针方法正确				
10*	严格无菌技术				
11	病人舒适,痛感较小				
12	一次性针头放入锐器盒,用物处置正确				
13	仪表、态度、沟通,体现人文关怀				
13	操作熟练				

注:*为质量管理关键点。

十九、静脉输液操作程序及质量管理标准 （附静脉留置针操作程序及质量管理标准）

静脉输液操作程序

➤ 评估要点

1）评估病人用药情况（了解既往用药史、过敏史）。

2）评估病人注射部位皮肤、静脉和肢体血液循环情况。

3）评估病人合作程度。

➤ 素质要求（仪表、态度）

➤ 洗手、戴口罩

➤ 用物准备

准备掌上电脑（personal digital assistant，PDA）、注射盘、压脉带、胶布、砂轮、灭菌敷贴、一次性输液器、污物杯、锐器盒、输液标签、网套、手套、留置针（必要时肝素帽）。

➤ 按医嘱配置药液

➤ 检查液体

1）查对药物名称、浓度、剂量、有效期。

2）检查袋装液体外包装是否完整、密闭，无漏液。

3）检查液体有无变色、浑浊、沉淀、絮状物、结晶。

➤ 贴输液标签

➤ PDA确认配药信息，配置液体

1）去除输液瓶盖，锯安瓿后消毒。

2）再次查对药物名称、剂量、浓度，按无菌操作抽吸药液。消毒输液瓶口后，将药液注入输液瓶内。检查液体有无变色、浑浊、沉淀、絮状物、结晶。

3)在药物标签上注明配置时间并签名。

4)消毒输液瓶口,将一次性输液器插入输液瓶内。

➤ **洗　手**

➤ **携用物至病人床旁**

➤ **核对、询问过敏史,检查药液,挂液体**

用2种方法核对病人身份,询问病人姓名;PDA刷腕带及药物标签,确认核对信息是否正确,挂好药液

➤ **解　释**

➤ **病人准备**

询问、协助病人大小便,取舒适卧位。

➤ **戴手套**

➤ **选择静脉**

➤ **液体排气**

➤ **扎止血带、消毒皮肤、准备无菌敷贴**

1)头皮钢针穿刺:在穿刺部位上方6～10cm处扎止血带,消毒直径为6～8cm。

2)静脉留置针穿刺:在穿刺部位上方10～15cm处扎止血带,消毒直径为8～10cm。

3)以穿刺点为圆心,由内向外呈环形消毒2遍,消毒后待干。

➤ **穿刺进针**

1)再次排气至针头。

2)头皮钢针穿刺:30°～45°进针,见回血后,压低角度进针少许,松止血带。

3)留置针穿刺:去除留置针外套管,松动针芯,以30°～45°进针,见回血后,压低角度进针少许,抽出针芯少许,送软管,松止血带、抽出针芯。

4)打开输液器。

➤ **固　定**

1)头皮钢针:胶布固定针翼,针眼处贴无菌敷贴,输液管妥善固定。

2)静脉留置针:无张力粘贴无菌透明敷料,并注明留置时间、穿刺者姓名。

➤ **调节滴速**

➤ **安置病人,宣教输液注意事项**

➤ **整理用物**

➤ **输液观察**

1)观察病人有无全身反应。

2)观察穿刺局部情况、滴速。

➤ **输液结束**

1)PDA刷药物标签,确认输液结束。

2)拔除钢针,压迫穿刺点止血。

3)留置针:输液完毕后,用生理盐水脉冲式冲管后正压封管,夹管U型固定留置针末端,肝素帽位置须高于导管尖端。

➤ **整理用物,处理污物**

➤ **洗　手**

➤ **记　录**

➤ **并发症的预防与处理**

1. 发热反应

预防:输液前检查药液质量,严格执行无菌操作原则。

处理:停止输液,必要时将剩余溶液和输液器送检。注意观察体温,高热者给予对症处理。

2. 急性肺水肿

预防:密切观察输液情况,根据病情、年龄、药物性质调节滴速。

处理:立即停止输液,吸氧,病情允许者取端坐位;遵医嘱给予镇静、平喘、强心、利尿、扩血管治疗。

3. 静脉炎

预防:①化学性静脉炎:根据药物性质选择合适的静脉通路,保证足够的血液稀释;待消毒液彻底干燥后再穿刺。②机械性静脉炎:选用最小型号、最短的导管进行穿刺;要求穿刺者技术熟练,对于静脉穿刺困难的病人建议使用静脉可视化技术来提高成功率;导管固定妥当,避免导管滑动、扭曲。③细菌性静脉炎:严格执行无菌操作原则。

处理:停止该部位输液,患肢抬高、制动、热敷,遵医嘱使用药物外敷或理疗,根据需要拔除导管。

➤ **注意事项**

1. 严格执行无菌操作和查对制度。

2. 使用最有可能持续医嘱治疗的静脉部位,选择粗、直、弹性好、易于固定的静脉;长期输液者,注意保护和合理使用静脉。

3. 在满足治疗的前提下,选用最小型号、最短的留置针,常用20~24G的导管,新生儿、儿童及老人应使用22~24G的导管。

4. 穿刺前需待消毒剂完全干燥。

5. 应使用透明的半透膜敷料固定留置针,每5~7天更换。皮肤潮湿或穿刺部位渗液明显时可选择纱布敷料,应该每2天更换1次。

6. 注意药物配伍禁忌,根据病情安排输液顺序。

7. 根据年龄、病情、药物性质调节滴速。

8. 正确冲封管。使用不含防腐剂的0.9%氯化钠溶液进行冲洗,冲洗量应至少2倍于导管及辅助装置的容积;使用0.9%氯化钠溶液或肝素稀释液(10U/mL)进行正压封管。

静脉输液操作质量管理标准及方法

1. 目的:按医嘱正确地静脉给药,并密切观察药物的疗效及不良反应。

2. 检查方法:询问、观察、检查记录。

静脉输液操作质量管理程序表

病区_____　　　　　　　　　　　　　日期_____

请在下表适当的方框内打"√":

序号	主要标准要求	是	否	不适用	备注
1	评估正确				
2	操作前、后洗手				
3	用物准备正确				
4	一人一带				
5	询问过敏史				
6	解释用药的原因				

续表

序号	主要标准要求	是	否	不适用	备注
7	检查静脉通路是否通畅,局部有无红、肿、热、痛				
8*	正确核对病人身份(2种方法识别)				
9	检查医嘱是否正确、有效				
10*	严格执行无菌技术				
11*	排气方法正确,管路无气泡				
12*	正确调节滴速				
13*	使用PDA时机、方法正确				
14*	一次性针头放入锐器盒,用物处置符合要求				
15	如果维持给药,需记录在护理病情记录单中				
16	观察、记录药物的疗效及不良反应				
17*	治疗药物没有遗漏,合理安排用药次序				
18	仪表、态度、沟通,体现人文关怀				
19	操作熟练				

注:*为质量管理关键点。

静脉留置针操作质量管理标准及方法

1. 目的:减少病人痛苦,让病人在输液过程中感觉舒服;保持静脉通路,便于抢救。

2. 检查方法:询问、观察、检查记录。

静脉留置针操作质量管理程序表

病区_____   日期_____

请在下表适当的方框内打"√":

序号	主要标准要求	是	否	不适用	备注
1	评估正确				
2	操作前、后洗手				
3	用物准备正确				
4	一人一带				

续表

序号	主要标准要求	是	否	不适用	备注
5	询问过敏史				
6	检查医嘱是否正确、合法				
7	解释静脉留置针的原因及注意事项				
8*	至少用2种方法识别病人,正确执行"三查七对"				
9*	严格无菌技术				
10*	留置针穿刺方法正确				
11	注明留置时间				
12	一次性针头放入锐器盒,用物处置符合要求				
13	敷贴粘贴正确				
14	冲封管方法正确				
15	及时更换敷料(如不是每日更换须注明更换时间)				
16	静脉通路通畅,无静脉炎表现				
17	仪表、态度、沟通,体现人文关怀				
18	操作熟练				

注:*为质量管理关键点。

二十、微量注射泵的操作程序及质量管理标准

微量注射泵的操作程序

➤ **评估要点**

1)评估微量注射泵(微泵)的类型、性能及预防性维护情况。

2)评估病人的用药情况(了解既往用药史、过敏史)和药物配伍禁忌。

3)评估病人静脉通路或注射部位静脉和肢体的血液循环情况。

4)评估病人合作程度。

➤ **素质要求(仪表、态度)**

➤ **洗手、戴口罩**

➤ **用物准备**

准备微泵、延长管、按医嘱备药、药物标签、注射盘。

➤ **携用物至病人床旁**

➤ **将微泵放置在合适的位置并固定，接通电源**

开机检查：数字显示完整。

➤ **核　对**

用2种方法核对病人身份，询问病人姓名，PDA刷腕带及药物标签，核查信息是否正确。

➤ **解　释**

➤ **正确安装与设置**

1)将抽吸好药液的注射器与延长管连接并排气。

2)将注射器正确固定于微泵槽内。

3)确定注射器序号与使用序号匹配，根据医嘱设置输注速度。

4)按"快速"键,确认管路通畅。

➤ 将延长管与病人静脉通道连接

1)在开始注射前核对注射器型号(10mL、20mL、30mL、50mL灯亮与注射器尺寸一致)。

2)输注速率遵医嘱。

➤ 按"开始"键,开始输注

➤ 确认微泵运行正常

➤ 观察病情及微泵运行状况,告知病人或家属药液注射完毕的报警提示

➤ 注射完毕,按"停止"键

➤ 拔 针

PDA刷药物标签,确认微泵输注结束。

➤ 整理用物

➤ 洗 手

➤ 记 录

➤ 注意事项

1. 需避光的药液,应用避光注射器抽取药液,并使用避光延长管。

2. 使用中,如需更改输液速度,则先按停止键,重新设置后再按启动键;更换药液时,应暂停输注,更换完毕复查无误后,再按启动键。

3. 持续使用时,每24小时(或根据药物说明书)更换注射器及延长管。

4. 使用内置电池出现低电量报警时,应尽快准备新的蓄电微泵。

5. 依据产品使用说明书制定微泵预防性维护周期。

微量注射泵操作质量管理标准及方法

1. 目的:静脉输入药液需要严格控制滴速,以控制药液输入浓度、时间和输入总量。

2. 检查方法:询问、观察。

微量注射泵操作质量管理程序表

病区＿＿＿＿＿＿＿＿＿＿　　　　　　　　　　　日期＿＿＿＿＿＿＿＿＿＿

请在下表适当的方框内打"√"：

序号	主要标准要求	是	否	不适用	备注
1	评估正确				
2	操作前、后洗手				
3	用物准备正确、齐全				
4*	核对方法正确				
5*	严格执行无菌操作				
6*	询问过敏史				
7	微泵位置放置正确				
8*	注射器安装正确				
9*	微泵设置正确				
10	无气泡输入				
11*	正确调节注射速度				
12	告知微泵报警提示				
13	记录正确				
14	用物处置正确				
15	能说出微泵使用的注意事项				
16	仪表、态度、沟通,体现人文关怀				
17	操作熟练				

注：*为质量管理关键点。

二十一、管饲灌注、滴注操作程序及质量管理标准

管饲灌注操作程序

➤ **评估要点**

1）评估病人有无恶心、呕吐、腹痛、腹胀、腹泻、反流误吸等，评估胃潴留情况，必要时监测腹内压。

2）评估病人鼻腔局部状况。

3）评估置管深度及通路是否良好。

4）评估病人合作程度。

➤ **素质要求（仪表、态度）**

➤ **洗手，戴口罩**

➤ **用物准备**

准备治疗盘、治疗巾、甘油注射器、一次性治疗碗、温开水、听诊器、按医嘱准备管饲液（温度37~40℃）、手套。

➤ **携用物至病人床旁**

➤ **核　对**

用2种方法核对病人身份。

➤ **解　释**

➤ **戴手套**

➤ **再次评估**

1）证实营养管在胃内或空肠内。

① 查看置管深度。

② 胃管中抽出胃液、听到气过水声、尾端置于水中无气泡溢出(建议用两种方法进行证实)。

2)评估病人胃排空情况,胃内残余液>200mL时,汇报医生,查找原因,减慢速度或遵医嘱暂停灌注。

3)空肠营养管如回抽液体量>50mL应汇报医生,重新确认导管位置。

➤ 灌注前准备

1. 经胃管饲

1)根据病情取半坐卧位或抬高床头30°~45°。

2)留置鼻胃管者,颌下垫治疗巾或纸巾。留置胃造瘘管者,评估伤口,营养管周围垫治疗巾或纸巾。

3)一次性治疗碗内倒入温开水。

2. 经空肠管饲

1)取舒适卧位。

2)留置鼻肠管者,颌下垫治疗巾或纸巾。留置空肠造瘘管者,评估伤口,营养管周围垫治疗巾或纸巾。

3)一次性治疗碗内倒入温开水。

➤ 再次查对

➤ 灌 注

1)先用少量温开水(约30mL)脉冲式冲洗营养管。

2)缓慢注入管饲液(灌注的量和间隔时间遵医嘱,一般每次管饲量不应超过200mL,间隔不少于2h)。

➤ 灌注完毕

1)再用少量温开水(约30mL)脉冲式冲洗营养管。

2)营养管封口并给予固定。

3)经胃管饲后病情允许者,灌注后维持原体位30~60min。

➤ 再次查对

➤ 整理用物

➤ 洗 手

➤ 记录管饲时间,管饲液种类、量及病人反应

管饲滴注操作程序

➤ **评估要点**

1）评估病人有无恶心、呕吐、腹痛、腹胀、腹泻、反流误吸等，评估胃潴留情况，必要时监测腹内压。

2）评估病人鼻腔局部状况。

3）评估置管深度及通路是否良好。

4）评估病人合作程度。

➤ **素质要求（仪表、态度）**

➤ **洗手，戴口罩**

➤ **用物准备**

准备治疗盘、甘油注射器、碘伏棉签、一次性治疗碗、温开水、听诊器、网套、营养泵、肠内营养输液器、一次性瓶盖、开瓶器，按医嘱准备营养液、手套、胶布、肠内营养标识。

➤ **操作准备**

1）套网套，撬瓶盖。

2）盖上一次性瓶盖并消毒（袋装营养液开启后直接插入营养输液器），将肠内营养输液器插入营养液，做好肠内营养标识。

➤ **携用物至病人床旁**

➤ **核　对**

用2种方法核对病人身份。

➤ **解　释**

➤ **戴手套**

➤ **评　估**

1）证实营养管在胃内或空肠内。

① 查看置管深度。

② 胃管中抽出胃液、听到气过水声、尾端置于水中无气泡溢出（建议用2种方法进行证实）。

2）评估病人胃排空情况，胃内残余液＞200mL时，汇报医生，查找原因，减慢速度或遵医嘱暂停灌注。

3）空肠营养管如回抽液体量＞50mL应汇报医生，重新确认导管位置。

➤ 滴注前准备

1）取合适卧位，经胃滴注时，根据病情取半坐卧位或抬高床头30°～45°。

2）一次性治疗碗内倒入温开水。

➤ 再次查对

➤ 滴注方法

1）先用少量温开水（约30mL）脉冲式冲洗营养管。

2）肠内营养输液器排气。

3）肠内营养输液器固定在营养泵上，与营养管连接，并贴上肠内营养标识。

4）设置滴速（根据医嘱决定滴注速度）及滴注总量，一般开始以20～50mL/h为宜，最快不超过80mL/h。或按营养液制剂说明书调整速度。

➤ 再次查对

➤ 观察病人耐受性

1）观察病人有无恶心、呕吐、腹痛、腹胀、腹泻、反流误吸。

2）经胃滴注者，每4小时检查胃潴留量；经空肠营养无需评估残余量。

➤ 滴注完毕

1）再用少量温开水（约30mL）脉冲式冲洗营养管。

2）封管并妥善固定。

3）经胃滴注后30～60min，避免床头低于30°，以免反流误吸。

➤ 整理用物

➤ 洗　手

➤ 记　录

记录滴注时间、滴注方式、滴注速度，营养液种类、量及病人反应。

➤ **并发症的预防与处理**

1. 腹胀、腹泻:选择合适的营养液;灌注速度由慢到快;控制温度38~42℃;必要时补充胰酶;操作卫生规范等。

2. 恶心、呕吐:灌注时床头抬高;灌注速度由慢到快;必要时加用胃动力药;改变喂养途径;评估胃残余量,尽早处理。

3. 便秘:采用富含膳食纤维的肠内营养配方;制定活动计划;增加液体的供应。

4. 反流、误吸:改变喂养途径,选择空肠内营养;输注中床头抬高30°以上;输入前及输入过程中应观察营养管位置;胃内残余液>200mL时,汇报医生,查找原因,减慢速度或遵医嘱暂停灌注。

➤ **注意事项**

1. 输注前、输注过程中检查营养管的位置。

2. 输注前后需冲洗营养管,鼻肠管需每4小时冲洗1次。

3. 输注时,需每4小时检查胃残余量1次。

4. 营养液现配现用,配置后的营养液放冰箱冷藏(2~10℃),24h内用完。

5. 严禁在营养液中添加任何药物。

6. 口服药给药方法:药物充分溶解,给药前后分别用至少30mL温开水冲管;一次给予多种药物时,每给一种药物前后都应至少用5mL温开水冲管,尤其注意不能将多种口服药物研磨后混合给药。缓释药物不宜管饲,液体制剂稀释后给药。

管饲灌注、滴注操作质量管理标准和方法

1. 目的:供给营养,促进肠道功能恢复,保护肠道黏膜屏障,防止细菌移位。

2. 检查方法:询问、观察、检查记录。

管饲灌注、滴注操作质量管理程序表

病区_____   日期_____

请在下表适当的方框内打"√":

序号	主要标准要求	是	否	不适用	备注
1	评估正确				
2	操作前、后洗手				
3	用物准备齐全、正确				
4*	管饲液新鲜无变质				

续表

序号	主要标准要求	是	否	不适用	备注
5	体位符合要求				
6*	证实营养管在胃、肠内方法正确				
7	至少用2种方法识别病人,正确执行"三查七对"				
8*	能判断病人能否灌(滴)注				
9	灌注前用温开水冲洗营养管				
10*	灌(滴)注方法、间隔时间,液体量、温度正确				
11*	灌(滴)注速度符合要求				
12	灌(滴)注后冲洗营养管				
13	管饲液有标识				
14	记录管饲时间和量				
15	经胃滴注后30~60min,避免床头低于30°				
16	仪表、态度、沟通,体现人文关怀				
17	操作熟练				

注:*为质量管理关键点。

二十二、静脉输血操作程序及质量管理标准

静脉输血操作程序

➤ **评估要点**

1)评估病人的年龄、目前病情、治疗情况。

2)评估病人的用血情况(了解血型、输血史及不良反应史)。

3)评估病人输血前的生命体征(测量体温、呼吸、脉搏、血压,并做好记录),评估心肺功能。

4)评估病人局部皮肤及血管情况。

5)评估病人的合作程度。

➤ **素质要求(仪表、态度)**

➤ **洗手、戴口罩**

➤ **准备用物**

建立静脉通路用物、输血器、生理盐水、血液、输血前用药、手套。

➤ **双人核对**

核对病人病历号、姓名、原始血型、血液种类、交叉配血报告单(配型结果)、血袋标签、输血卡,检查贮血袋有无渗漏、血液质量、有效期、输血量。

➤ **连接输血器**

➤ **携用物至病人床旁,双人核对**

核对病人病历号、姓名、性别、年龄、科室、血型(A/B/O/Rh)、血液种类、交叉配血报告单(配型结果)等,确认与配血报告相符,再次核对血液质量。

➤ **解　释**

➤ **戴手套**

➤ **输　血**

1)遵医嘱输血前用药。

2)用生理盐水开通静脉通路后输血。

➤ **调节滴数**

输血速度先慢后快,开始一般调至10～15滴/min,观察15min,测量体温、呼吸、脉搏、血压,并做好记录,如无不良反应,根据血液成分、病情、病人年龄调节滴速(一般40～60滴/min,血小板为80滴/min)。

➤ **安置病人**

➤ **再次核对病人身份及血液质量**

➤ **解释输血后注意事项**

➤ **观察并记录**

1)观察病人有无输血反应。

2)观察穿刺局部情况、静脉通路情况及滴速。

➤ **输血完毕,生理盐水滴注冲洗静脉通路**

1)评估病人输血后15min内的生命体征(测量体温、呼吸、脉搏、血压,并做好记录)。

2)有输血反应的病人,应逐项填写病人输血反应回报单,并返还输血科保存。

➤ **整理用物**

➤ **洗　手**

➤ **记　录**

➤ **并发症的预防和处理**

1. 发热反应

(1)严格无菌操作。

(2)一旦发生发热反应,立即停止输血,用生理盐水维持静脉通路,评估病人生命体征,汇报医生,保留血液、血袋及输血装置进行细菌学检验。

（3）遵医嘱给予解热镇痛药和抗过敏药物,体温过高者给予物理降温。

2. 溶血反应

（1）输血前认真做好血型鉴定及交叉配血试验,严格执行查对制度,双人核对无误后方可输注。

（2）血液在运送过程中避免剧烈震荡。

（3）发生溶血反应后,应立即停止输血,迅速通知医生。严密观察病人血压和尿量的变化,按医嘱进行处理。

3. 过敏反应

（1）对于有过敏史的病人,输血前根据医嘱给予抗过敏药物。

（2）一旦发生过敏反应,根据过敏反应轻重,遵医嘱减慢输血速度或停止输血,并给予抗过敏药物等处理。

4. 急性左心衰

（1）严格控制输血速度和输血量,对于老人、儿童、心脏功能不全者,根据病情调整滴速。

（2）发生肺水肿时,立即停止输血,通知医生,根据医嘱进行处理。

➤ 注意事项

1. 每一袋输血前,均需双人同时核对并签名。

2. 检查血液质量。在输血前严格检查血液的有效期,血袋有无破损、漏血,血液中有无凝块,血浆有无呈乳糜状或暗灰色,血浆中有无明显气泡、絮状物或粗大颗粒;未摇动时血浆层与红细胞的界面是否清晰、是否有溶血,若有异常,则不得输入,及时与血库联系。

3. 输血时,必须使用独立的静脉通路。

4. 血液中严禁加入其他药物。

5. 提取回的血液应在半小时内开始输注,4h内输完,原则上输血速度先慢后快,观察15min无不良反应后,根据病情和年龄调整滴速。提取回的血浆和血小板应尽快完成输注,以病人能耐受的最快速度进行输注。

6. 连续输用不同供血者的血液时,前一袋血输尽后,需再用生理盐水冲洗静脉通路,然后才能接下一袋血继续输注。

7. 输血开始时、输血开始后15min、输血结束后15min内三个时间段必须要有护理记录,说明输血过程中的情况。①输血开始时:护士记录输血开始时间,病人体温、血压、脉搏、呼吸、输血量、血液种类、输血前用药、输血速度。②输血开始后15min:评估并记录病人体温、血压、脉搏、呼吸、输血速度、穿刺部位有无异常、是否发生"不适、皮疹、寒战、发热"等输血不良反应。③每一袋血输完15min内:评估并记录病人体温、血压、脉搏、呼吸、穿刺部位有无异常、记录输血结束时间、是否发生"不适、皮疹、寒战、发热"等输血不良反应,发现输血不良反应的时间、处理及效果。

8. 输血结束后,将血袋送回输血科至少保留24h,将血交叉报告单保存在病历中。

9. 大量快速输血可以用专用血液加热器复温,并注意监测病人体温。

静脉输血操作质量管理标准及方法

1. 目的:补充血容量、增加心输出量,提升血压、促进血液循环;增加血红蛋白含量,纠正贫血,以促进携氧功能;补充抗体、增加机体抵抗力;增加蛋白含量,纠正低蛋白血症,改善营养,维持胶体渗透压,减少组织渗出和水肿,保证循环量;补充血小板,预防出血;补充各种凝血因子,改善凝血功能;促进骨髓和网状内皮系统功能。

2. 检查方法:询问、观察、检查记录。

静脉输血操作质量管理程序表

病区_____   日期_____
请在下表适当的方框内打"√":

序号	主要标准要求	是	否	不适用	备注
1	评估正确				
2	操作前、后洗手				
3	用物准备正确				
4	检查医嘱是否合理				
5*	双人核对(包括床边核对)符合要求				
6*	血交叉单上双签名				
7	询问输血史				
8	解释输血的原因				
9	按医嘱正确给予输血前用药				
10	检查静脉通路是否通畅				
11*	严格执行无菌技术				
12	排气方法正确,管路无气泡				
13	正确调节滴速				
14*	使用独立静脉通路,同一静脉通路不同时输入不同供血者的血液				
15	记录内容符合要求				
16	输毕正确保存输血袋				
17*	能说出血液质量检查的内容				
18	能说出输血并发症的预防及处理				
19*	能说出输血的注意事项				
20	仪表、态度、沟通,体现人文关怀				
21	操作熟练				

注:*为质量管理关键点。

二十三、血管超声引导结合心电定位下的PICC置管流程（以前端修剪导管为例）

血管超声引导结合心电定位下的PICC置管流程

➤ 评估病人

1）评估病人的用药情况和输液时间。

2）评估病人的年龄、病情、意识、心理状态和配合程度。

3）评估病人血管及局部皮肤情况。

4）评估病人静脉置管史、用药史、过敏史、手术史以及有无心血管疾病史（房颤等）。

5）评估病人有无置管禁忌证：如血栓形成、上腔静脉压迫综合征、腋下淋巴清扫等。

6）评估病人血小板计数、出凝血功能等。

➤ 操作前准备

1）病人签署知情同意书，清洗穿刺侧上肢，排空大小便。

2）环境整洁、安全。

➤ 规范洗手、戴口罩

➤ 用物准备及质量检查

准备外周中心静脉导管（peripheral inserted central venous catheter，PICC）、PICC穿刺配套包、注射器（20mL、10mL、1mL各一个）、无菌透明敷料、输液接头、肝素稀释液、生理盐水、2%利多卡因、常规消毒用品、一次性无菌保护套、心电监护仪、血管超声仪。

➤ 解释、核对

Time-out。

➤ 协助病人取合适体位

➤ 连接心电监护仪

选用Lead Ⅱ导联获得体表心电图。

➤ **选择静脉**

用超声探头评估选择静脉,首选贵要静脉,其次为肱静脉。测量穿刺侧上臂臂围(鹰嘴上10cm)。

➤ **消毒皮肤**

1)打开PICC穿刺包,取无菌治疗巾垫于病人手臂下。

2)戴无菌手套。

3)以穿刺点为中心,整臂消毒,用2%氯己定消毒液消毒至少2遍。

➤ **穿无菌隔离衣,更换无菌手套**

➤ **建立最大化无菌屏障**

➤ **准备穿刺用物**

在助手协助下准备PICC导管、生理盐水、稀释肝素液、2%利多卡因,超声探头套上无菌保护套。

➤ **超声下血管定位及局部麻醉**

超声探头确定血管穿刺部位,穿刺处行局部麻醉。

➤ **穿刺、送管**

1)超声引导下进行穿刺,进入血管后送入导丝,撤针。

2)助手协助测量置管长度。

3)生理盐水预冲导管,修剪导管(双人核对),穿刺处扩皮后送入导入鞘,撤出导丝。

4)沿导管鞘缓慢、匀速送入导管。

➤ **心电定位下判断导管尖端位置**

1)导管送至预测长度后,助手将RA导联与PICC内置导丝连接建立腔内心电图,根据P波改变判断导管尖端位置。

2)导管进入上腔静脉后,可见P波振幅开始升高,位于上腔静脉与右心房交界处时达到最高峰;进入右心房可见双向P波或倒置。见双向P波后往外退2cm,为导管最佳位置。双人核对并保留3份心电图:体表心电图、双向P波心电图,及往外退至最佳位置的心电图。

➤ **抽回血、冲管及封管**

1)撤去导管内置导丝,用生理盐水脉冲式冲管。

2)接输液接头,肝素稀释液正压封管。

➤ 固定导管

1)穿刺点上方盖无菌纱布(或明胶海绵),用透明敷料无张力粘贴。

2)第一根无菌胶带固定敷贴于皮肤,第二根胶带蝶形交叉固定,第三根胶带加强固定。

3)高举平台法固定输液接头。

➤ 安置病人,整理用物,宣教注意事项

➤ 记 录

1)记录置管经过、穿刺肢体、穿刺血管、导管型号规格、置入长度等。

2)双人核对导管条码(导管型号、批号)贴于知情同意书。

➤ 必要时行X线检查确定导管尖端位置

➤ 并发症的原因与处理

1. 静脉炎

出现机械性静脉炎的原因:①选用的导管管径太粗,与血管的粗细不匹配。②穿刺者技术不熟练,同一穿刺点反复穿刺,粗暴送管。③穿刺部位太靠近关节处或穿刺侧肢体过度活动或活动过少。④反复穿刺血管,送管不顺、置入困难造成反复送管。⑤病人过于紧张。⑥导管材质过硬。

出现细菌性静脉炎的原因:无菌操作不规范。

处理:①抬高患肢,以利于静脉回流,减轻局部水肿。②给予局部热敷或红外线照射,使组织温度增高,扩张毛细血管,加快血流,改善血液循环,增加细胞的吞噬功能,促进炎症的消散;松弛肌肉,降低感觉神经的兴奋性,减轻痛感。③静脉炎部位给予消炎镇痛等药物治疗。④若考虑为机械性静脉炎,可监测24~48h,若症状超过48h未缓解,可以考虑拔管。⑤若确诊为细菌性静脉炎,应遵循医嘱及时处理,必要时考虑拔管,并监测有无全身感染的体征。

2. 导管相关性血流感染

原因:①洗手不规范。②皮肤消毒不充分。③未达到无菌操作技术要求。④敷料护理不良。⑤穿刺时污染导管。⑥早期静脉炎。⑦免疫力低下。

处理:①仅有发热的病人,可不常规拔除导管,但应及时判断导管与感染的相关性,同时送检导管内血与周围血2份标本进行培养。②诊断为导管相关血流感染(catheter related blood stream infection,CRBSI)后,若发生以下情况则必须拔管:严重的脓毒症、化脓性血栓性静脉炎、心内膜炎;在超过72h抗菌治疗后,血流感染仍存在,怀疑微生物感染,或金黄色葡萄球菌、绿脓杆菌、真菌或分枝杆菌感染。③遵医嘱给予抗生素。

3. 导管断裂

原因：①拔管困难时暴力拔管。导管修复方法不正确。②长期导管固定不当。③暴力冲管，高压注射。④病人活动不当。

处理：①体外部分断裂处理方法：体外若能见到导管，则应立即反折导管并进行固定，防止导管滑入体内。根据导管型号判断是否可以使用配件修复，如不能修复则应考虑拔管；如可以修复，则需在无菌条件下剪去导管破裂部分再进行修复，修复后需要拍片重新定位。②体内部分断裂的处理方法：若在穿刺上方静脉内能触摸到导管，则应立即在置管部位上方或接近肩关节的上肢处扎止血带，限制病人肢体活动，同时通知医生，X线证实导管在外周静脉再行静脉切开取出体内断裂导管，注意止血带加压时间不能太长。关注桡动脉搏动，以防止肢体缺血坏死；对于已移位至中心静脉甚至心脏的断裂导管，须立即协助医生应用数字显影血管造影等介入方法进行血管内异物抓捕术或行开胸手术取出断裂导管。

4. 导管堵塞

原因：①冲管不到位，引起药物沉积。②药物配伍禁忌。③未经生理盐水脉冲式冲管即用肝素稀释液正压封管。④血栓栓塞、纤维蛋白鞘形成。

处理：查明堵管原因，给予对症处理。①由于导管尖端开口紧贴血管壁，抽回血及液体输注不畅，可将导管向外退少许。②由于血栓形成发生堵管，用尿激酶5000U/mL，1～4h后不能再通者，改10000U/mL；药物沉结堵管建议拔管。

5. 导管滑出

原因：①导管固定方法不正确。②敷料松动未及时更换。③换敷料时，未按要求由下向上180°水平撕除敷料。④过度活动。⑤病人或护士因素导致导管外拉。

处理：①导管部分滑出。评估滑出长度，必要时行X线检查导管尖端位置，根据输注的药物性质决定是否拔管，绝对禁止回送导管。②导管完全滑出。局部压迫，评估穿刺点有无血肿及渗血，消毒穿刺点，用无菌敷贴覆盖，检查导管完整性，刻度是否和导管信息一致。

6. 导管拔管困难

原因：①导管在血管内打结、盘绕。②纤维蛋白包裹或血栓形成。③病人紧张导致血管痉挛。

处理：①轻柔地、缓慢地、用力均匀地逐渐拔除导管，感觉有阻力或病人感到有尖锐的疼痛时应停止拔管。②保持平静、耐心的心情，血管痉挛引起的拔管困难可先稍等后再拔管。③局部热敷20～30min，再慢慢拔管。④经以上处理，拔除阻力仍存在的，则应考虑行放射检查，明确有无导管打结、盘绕，必要时请介入科会诊处理。如怀疑纤维蛋白包裹或血栓形成导致导管拔除困难，请血管外科医生会诊后处理。

▶ **注意事项**

1. 更换敷料

（1）评估：每天对穿刺点进行视诊和触诊，了解有无触痛及感染征象。

（2）透明的半透膜敷料每5～7天至少更换1次，纱布敷料每2天至少更换1次。

（3）如敷料有潮湿、污染、渗血、渗液、完整性受损或被揭开，需随时更换。

（4）更换敷料时，滑出的导管不应被重新送入。

2. 冲管与封管（维护中）

（1）冲　　管

①冲管液：用至少2倍于导管及附加装置容积的生理盐水脉冲式冲洗导管，中心静脉管路装置推荐使用10mL冲管液进行冲管。选择冲管液的量还应考虑导管的类型和规格、病人年龄以及输液治疗类型。如输注成分血、肠外营养、造影剂和其他黏稠溶液，则需要更大量的冲管液。

②脉冲式冲管：用10mL及以上的注射器脉冲式冲管，注射器内保留少量（0.5～1mL）冲管液，防止注射器引起的血液回流。或可用专为预防此类回流设计的预冲式冲洗器。

（2）封　　管

①封管液：用10U/mL稀释肝素液或生理盐水进行封管，封管液量应在等于血管通路及附加装置的内部容积基础上增加20%。

②正压封管：用10mL及以上的注射器，2～3mL生理盐水或肝素稀释液（10U/mL）封管。使用肝素帽时，边持续推注边向后退针，推注速度大于退针速度，注射器内剩少量（0.5～1mL）封管液时夹管（在推注的同时夹闭导管），再拔除针头。

（3）在每次输液前，应抽回血（回血在导管延长透明部分即可），评估导管是否通畅后，冲洗血管通路装置，再接输液。

（4）在每次输液之后，应以脉冲的方式冲洗血管通路装置，以清除导管内腔输入的药物，从而降低不相容药物相互接触的风险。输全血或成分血时，在每袋血之间应冲洗血管通路装置。持续输液时，每8小时冲洗血管通路装置。

（5）输液结束冲管后，应对血管通路装置进行封管。使用不同类型封管液可以降低内腔堵塞和导管相关性血流感染的风险。

3. 肝素帽和（或）无针接头消毒及更换

（1）每次输液前及冲封管前，应消毒肝素帽和（或）无针接头。

（2）常规每隔7天更换1次。

（3）如输血、抽血、输注脂肪乳剂后，及时更换。

（4）如肝素帽和（或）无针接头有回血，或任何原因将其从导管上取下，就应立即换上新的肝素帽和（或）无针接头。

（5）肝素帽和（或）无针接头疑有裂纹损坏时，应立即更换。

4. 测双侧上臂臂围方法：鹰嘴上10cm。

5. Time-out是指有创操作正式开始前的即刻核查。具体做法：在穿刺前，成员暂停手中的工作，由操作者召集开始Time-out，即共同核对病人姓名、病历号、操作名称、部位、病人体位、需要的植入物是否备齐，小组成员核对后回答是否正确。

血管超声引导下PICC置管操作质量管理标准及方法

1. 目的:减轻病人痛苦、减少长期静脉治疗和高渗静脉输液或有刺激性液体对血管壁的损伤;保持静脉通畅,便于抢救。

2. 检查方法:询问、观察、检查记录。

血管超声引导下PICC置管操作质量管理程序表

病区_____   日期_____

请在下表适当的方框内打"√":

序号	主要标准要求	是	否	不适用	备注
1	评估正确				
2	操作前、后洗手				
3	用物准备齐全				
4	一人一带				
5	病人体位正确				
6*	正确测量置管长度				
7	置管方法正确,穿刺次数不超过2次,固定安全				
8*	严格执行无菌技术				
9	消毒范围合格				
10	能说出常见的并发症				
11*	熟练掌握可视化穿刺操作				
12*	熟练掌握腔内心电图变化				
13	记录符合要求				
14	仪表、态度、沟通,体现人文关怀				
15	操作熟练				

注:*为质量管理关键点。

二十四、中心静脉导管维护操作程序及质量管理标准

中心静脉导管维护操作程序

➤ 评估要点

1)评估中心静脉导管固定情况,导管是否通畅。

2)评估病人穿刺点局部皮肤有无感染和敷料情况。

3)评估置管时间、敷料更换时间。

4)评估是否需要继续留置导管。

➤ 素质要求(仪表、态度)

➤ 洗手、戴口罩

➤ 用物准备

准备肝素帽或无针输液接头、含10~20mL生理盐水的注射器、含有肝素稀释液(10U/mL)2~3mL的10mL注射器、手套、中心静脉置管护理包(包含酒精棉棒、氯己定棉棒、酒精棉片、纱布、透明敷料、免缝胶带、无菌手套)。

➤ 携用物至病人床旁

➤ 核　对

用2种方法核对病人身份。

➤ 解　释

➤ 戴手套

➤ 操　作

1)穿刺部位在颈部,嘱病人头转向对侧,垫一次性治疗巾。

2)0°水平撕开敷料,顺穿刺方向180°撕除敷料,观察穿刺点有无异常。

3)打开护理包,更换无菌手套。

4)消毒穿刺点及周围皮肤,消毒范围直径大于使用的敷料大小,待干后贴透明敷料。在敷料标签上注明穿刺时间、更换时间及签名,将标签贴于敷料上。

5)更换肝素帽和(或)正压接头。取下肝素帽和(或)正压接头,用75%酒精棉球或棉片(尽量拧干)包住导管接口,用力旋转10次以上,消毒时间5~15s,换上预冲过的新肝素帽和(或)无针输液接头。

6)脉冲式冲管。

7)正压封管。

➤ 操作后处理

连接液体进行输液或备用。

➤ 安置病人

➤ 整理用物

➤ 洗　手

➤ 注意事项

1. 敷料更换

(1)评估:每天对穿刺点进行视诊和触诊,了解有无触痛及感染征象。

(2)透明的半透膜敷料每5~7天至少更换1次,纱布敷料应每2天至少更换1次。

(3)如敷料有潮湿、污染、渗血、渗液、完整性受损或被揭开,需随时更换。

(4)更换敷料时,滑出的导管不应被重新送入。

2. 冲管与封管

(1)冲　管

①冲管液:用至少2倍于导管及附加装置容积的生理盐水脉冲式冲洗导管,中心静脉管路装置推荐使用10mL冲管液进行冲管。选择冲管液的量还应考虑导管类型和规格、病人年龄以及输液治疗类型。如输注成分血、肠外营养、造影剂和其他黏稠溶液,需要更大量的冲管液。

②脉冲式冲管:用10mL及以上的注射器脉冲式冲管,注射器内保留少量(0.5~1mL)冲管液,防止注射器引起的血液回流。或可用专为预防此类回流设计的预冲式冲洗器。

(2)封　管

①封管液:用10U/mL稀释肝素液或生理盐水进行封管,封管液量应在等于血管通路及附加装置的内部容积基础上增加20%。

②正压封管：用10mL及以上的注射器，2～3mL生理盐水或肝素稀释液(10U/mL)进行封管。使用肝素帽时，边持续推注边向后退针，推注速度大于退针速度，注射器内剩少量(0.5～1mL)封管液时夹管，再拔除针头。

(3)在每次输液前，应冲洗血管通路装置，并抽回血，以评估导管功能，预防并发症。

(4)在每次输液之后，应冲洗血管通路装置，以清除导管内腔中输入的药物，从而减少不相容药物相互接触的风险。输全血或成分血时，在输注每袋血之间应冲洗血管通路装置。持续输液时，每8小时冲洗血管通路装置。

(5)输液结束冲管后应对血管通路装置进行封管。通过使用不同类型封管液可以减少内腔堵塞和导管相关性血流感染的风险。

3. 肝素帽和(或)正压接头消毒及更换

(1)每次输液前及冲封管前，应消毒肝素帽和(或)无针输液接头。

(2)常规每隔7天更换1次。

(3)如输血、抽血、输注脂肪乳剂后应及时更换。

(4)如肝素帽和(或)无针输液接头有回血，或任何原因将其从导管上取下，就应立即换上新的肝素帽和(或)无针输液接头。

(5)肝素帽和(或)无针输液接头疑有裂纹损坏时，应立即更换。

中心静脉导管维护操作质量管理标准及方法

1. 目的：保持静脉通畅，预防导管相关性感染，便于抢救。
2. 检查方法：询问、观察。

中心静脉导管维护操作质量管理程序表

病区_____ 日期_____

请在下表适当的方框内打"√"：

序号	主要标准要求	是	否	不适用	备注
1	评估正确				
2	操作前、后洗手				
3	用物准备齐全、正确				
4	导管、敷料及穿刺点局部情况评估正确				
5	解释、戴手套				
6	操作时病人体位正确				
7*	撕除敷料方法正确				

续表

序号	主要标准要求	是	否	不适用	备注
8*	消毒方法正确				
9*	无张力粘贴敷料				
10	有敷料更换时间及签名标注				
11*	更换肝素帽方法正确				
12*	脉冲式冲管方法正确				
13*	正压封管方法正确				
14*	能说出敷料、肝素帽/正压接头更换时机				
15	仪表、态度、沟通,体现人文关怀				
16	操作熟练				

注:*为质量管理关键点。

二十五、中心静脉压监测操作程序及质量管理标准

中心静脉压监测操作程序

➤ **素质要求(仪表、态度)**

➤ **洗手、戴口罩**

➤ **准 备**

1)用物准备：监护仪、模块、导线、压力传感器、三通、肝素帽、固定架、酒精棉球。用 10mL 及以上注射器抽取生理盐水 10mL。

2)压力传感器用生理盐水排气,排气后各接头端口更换为黄色防尘盖。

➤ **携用物至病人床旁**

➤ **核 对**

用 2 种方法核对病人身份。

➤ **解 释**

➤ **安装测压装置**

1)连接模块、导线。
2)压力传感器插入固定架。

➤ **连接测压装置**

压力传感器连接深静脉导管主腔。

➤ **调 零**

1)安置病人体位(仰卧位)。
2)停输液,用生理盐水脉冲式冲洗导管。
3)调节传感器固定架高度,将压力传感器处三通通大气端,置于右心房水平(腋中线第

四肋间)。

4)关闭三通病人端,使换能器通大气。

5)按模块上的"ZERO"或"调零"键,直至屏幕显示中心静脉压为"0",关闭三通大气端,进行测压。

6)测压完成后,关闭测压通路。

➤ **整理用物**

➤ **洗 手**

➤ **记 录**

中心静脉压监测操作质量管理标准及方法

1. 目的:中心静脉压反映右心房压力,通过测量以判断病人的循环功能状态。
2. 检查方法:询问、观察。

中心静脉压监测操作质量管理程序表

病区_____   日期_____

请在下表适当的方框内打"√":

序号	主要标准要求	是	否	不适用	备注
1	操作前、后洗手				
2	解释				
3	用物准备正确				
4*	测压装置连接符合要求				
5*	调零操作正确				
6*	压力传感器放置位置正确				
7	仪表、态度、沟通,体现人文关怀				
8	操作熟练				

注:*为质量管理关键点。

二十六、PiCCO监测操作程序及质量管理标准

PiCCO监测操作程序

➤ **素质要求（仪表、态度）**

➤ **洗手、戴口罩**

➤ **准　备**

1）用物准备：脉波指示剂连续心排出量监测（pluse indicator continuous cardiac output，PiCCO）监测仪（或监护仪及 PiCCO 监测模块、导线、专用压力电缆线）、PiCCO 穿刺套件（PiCCO 穿刺针、压力传感器、冰水组件）、深静脉留置针、穿刺包、500mL生理盐水溶液、加压袋、固定架、敷贴、胶布、冰生理盐水（温度＜8℃）100mL、20mL注射器、肝素帽、酒精棉球、治疗盘。

2）生理盐水溶液置于加压袋内，加压袋充气至300mmHg。

3）压力传感器用生理盐水排气。排气后各三通接头帽子更换为密闭防尘盖。

➤ **携用物至病人床旁**

➤ **核　对**

Time-out。

➤ **解　释**

➤ **安装PiCCO测压装置**

1）PiCCO监测仪开机或监护仪连接模块、导线，输入病人姓名、病历号、性别、身高、体重等信息。

2）压力传感器连接电缆线后，插入固定架。

➤ **颈内静脉或锁骨下静脉置管**

医生置管完成后，确认导管位置，主腔连接冰水组件，妥善固定导管。

▶ **股动脉置管,连接测压装置**

医生置管完成后,确认导管位置,妥善固定导管。

▶ **动脉测压调零**

1)安置病人体位(仰卧位)。

2)用生理盐水脉冲式冲洗导管。

3)调节传感器固定架高度,将压力传感器处三通通大气端置于右心房水平(腋中线第四肋间)。

4)调节三通,关闭病人端,使压力传感器通大气。

5)按 PiCCO 监测仪或模块上的"ZERO"或"调零"键,直至屏幕显示动脉压力为"0",三通关闭大气端,进行测压。

▶ **测定心输出量**

1)护士甲:确认身高、体重、性别等信息并输入完整,输入中心静脉压(central venous pressure,CVP)及注射液容量(采用其推荐的最小值或根据医生医嘱输入,用量<20mL),告知护士乙冰生理盐水用量。

2)护士乙:抽冰生理盐水,与冰水组件连接口相通,等待护士甲推注口令(手不可握住注射器,以免生理盐水温度升高)。

3)护士甲:①(PiCCO 监测仪)按"START"键,机器显示"Stable",立即告知护士乙推注冰生理盐水。②(监护仪模块)按"启动 C.O."键,机器显示"基线稳定可以注射",立即告知护士乙推注冰生理盐水。

4)护士乙:5s内平稳而匀速地将冰生理盐水推注完毕。注射完成后关闭装有注射液的注射器旋阀,等待测量结果出现之后方可触摸或移动病人导管。

5)机器显示测定成功,重复进行3~5次测量。

▶ **进行血流动力学计算**

1)PiCCO 监测仪:机器自动完成校准及计算。

2)监护仪模块:按"选择测量"键,删除误差较大的一组数据后,按保存。再按"血流动力学计算"键进行计算,采集即刻生命体征及 CVP 数值。计算完成后,按打印,交给医生分析判断,资料存档。

▶ **设置报警范围**

根据病人病情设置报警范围。

➤ **持续CCO监护并记录**

每小时记录连续心排出量(continuous cardiac output, CCO)、连续心指数(continuous cardiac index, CCI)、每搏输出量(stroke volume, SV)、每搏量变异度(stroke volum variation, SVV)、脉压变异度(pulse pressure variation, PPV)等

➤ **整理用物**

➤ **洗　手**

➤ **记　录**

➤ **注意事项**

1. 冰盐水经冰水组件由中心静脉导管注入。

2. 冰生理盐水以温度<8℃为宜,单次注射15mL(温度需要看一下说明书)。

3. 为保证数值准确,注射速度应快速、均匀,以5s内完成为佳,3～5次测量时间控制在10min以内。

4. 注射冰盐水时,手勿触及冰水组件,冰水组件与中心静脉导管之间勿加延长管。

5. 为保持准确的监测,推荐病情稳定后每8小时用热稀释测定一次心输出量,用于校正。

6. 校正首次测量之前,需暂停中心静脉输液30s以上(不包括微量泵注射)。

7. 校正可记录参数心输出量(cardiac output, CO)、心指数(cardiac index, CI)、胸腔内血容量(intrathoracic blood volunre, ITBV)、全心舒张末期容积指数(global endiastolic volume Inder, GEVI)、血管外肺水指数(extravascular lung water index, ECLWI)、肺血管通透性指数(pulmonary vascular prermeability index, PVPI)等。

8. Time-out是指有创操作正式开始前的即刻核查。具体做法为在穿刺前,成员暂停手中的工作,由操作者召集开始Time-out,即共同核对病人姓名、病历号、操作名称、部位、病人体位、需要的植入物是否备齐,小组成员核对后回答是否正确。

PiCCO监测操作质量管理标准及方法

1. 目的:通过热稀释原理及脉搏轮廓技术测量和计算病人血流动力学各参数,以判断病人的循环功能状态。PiCCO监测能够较准确地监测液体容量变化,指导疾病的诊断与治疗。

2. 检查方法:询问、观察。

PiCCO 监测操作质量管理程序表

病区_____　　　　　　　　　　　　日期_____

请在下表适当的方框内打"√":

序号	主要标准要求	是	否	不适用	备注
1	操作前、后洗手				
2	解释				
3	用物准备正确				
4*	病人信息输入完整				
5*	测压装置连接符合要求				
6*	动脉测压调零操作正确				
7	压力传感器放置位置正确				
8*	心输出量测定步骤正确、规范				
9*	血流动力学计算正确				
10*	能说出冰盐水推注的注意事项				
11	仪表、态度、沟通,体现人文关怀				
12	操作熟练				

注:*为质量管理关键点。

二十七、经外周插管的中心静脉导管维护操作流程及质量管理标准

更换敷贴操作程序

➤ 评估要点

1）评估导管置管时间、固定情况、导管外露长度。

2）评估病人穿刺处有无红、肿、热、痛等，穿刺点周围皮肤情况，穿刺侧肢体血液循环情况。听取病人主诉，有无痒等不适。

3）评估病人敷料情况及更换时间。

➤ 素质要求（仪表、态度）

➤ 洗手，戴口罩

➤ 用物准备

准备手消净、中心静脉护理包（内含3根75%酒精棉棒，3根氯己定棉棒、透明敷贴、酒精棉片2片、无菌手套1副、免缝胶带）、20mL注射器、生理盐水、一次性治疗巾。

➤ 携用物至病人床旁

➤ 核对并解释

➤ 打开换药包

➤ 撕除敷料，观察穿刺点

0°水平撕开敷料，顺穿刺方向180°撕除敷料，观察穿刺点周围皮肤有无发红、肿胀、皮疹，有无渗出物。

➤ 垫治疗巾于手臂下

> ### 以PICC穿刺点为中心进行皮肤消毒

1)75%酒精棉棒清洁皮肤,清除皮肤表面无菌胶带痕迹,再用2%氯已定棉棒擦拭消毒皮肤及导管至少2遍,皮肤消毒应呈"Z"字形由内向外进行,消毒直径在10cm以上,应大于敷料的尺寸。

2)注意清除导管和接头处胶带痕迹时,用力适中,避免损伤导管。

3)自然待干。

> ### 固定导管

1)将导管与手臂平行固定,如果用带有边框的透明敷料,用一条胶带在豁口处粘贴即可;如果用不带边框的透明敷料,第一条胶带贴在敷料与导管延长管处固定,第二条胶带交叉固定,第三条胶带加强固定(三条胶带重叠在同一个层面),并注明更换日期并签名。

2)输液接头以高举平台法固定。

3)切勿将胶带直接固定于导管上,避免撕除胶带时损伤导管,透明敷料中央应正对穿刺点,无张力粘贴,轻捏敷料下导管接头突出部位(塑形),指腹轻轻按压整片透明敷料(由内向外),使透明敷料与皮肤、接头充分黏合。

> ### 整理用物

> ### 洗　手

> ### 记　录

更换肝素帽/无针接头及冲封管操作程序

> ### 评估要点

评估导管置管时间、固定情况、导管位置、输液接头固定处皮肤情况。

> ### 素质要求(仪表、态度)

> ### 洗手,戴口罩

> ### 用物准备

准备无菌盘、治疗巾、含10～20mL生理盐水的注射器、含有肝素稀释液(10U/mL)或生理盐水2～3mL的10mL注射器、肝素帽或无针接头、无菌手套、酒精棉球或酒精棉片若干。

➤ **携用物至病人床旁**

➤ **核对病人身份**

➤ **解　释**

➤ **戴手套**

➤ **预冲肝素帽**

打开外包装,用生理盐水预冲肝素帽。

➤ **取下固定导管的胶带及旧的肝素帽**

➤ **消　毒**

以75%酒精棉球或棉片(尽量拧干)包住输液接头,用力旋转摩擦10次以上,用时＞15s。

➤ **检查回血及冲管**

1)以生理盐水注射器抽回血,检查导管是否通畅(回血到达导管延长透明部分即可)。
2)用10mL生理盐水以脉冲方式冲管。

➤ **连接新肝素帽和(或)无针接头**

➤ **正压封管**

用肝素稀释液(10U/mL)或生理盐水2～3mL正压封管。

➤ **固定导管**

用胶带高举平台法固定肝素帽和(或)无针接头。

➤ **整理用物**

➤ **洗　手**

➤ **记　录**

▶ **注意事项**

1. 更换敷料

(1)每天对穿刺点进行视诊和触诊,了解有无触痛及感染征象。

(2)透明或半透膜敷料每5～7天至少更换1次,纱布敷料每2天至少更换1次。

(3)如敷料有潮湿、污染、渗血、渗液、完整性受损或被揭开,需随时更换。

(4)更换辅料时,滑出的导管不应被重新送入。

2. 冲管与封管(维护中)

(1)冲　管

①冲管液:用至少2倍于导管及附加装置容积的生理盐水脉冲式冲洗导管,中心静脉管路装置推荐使用10mL冲管液冲管。选择冲管液的量还应考虑导管类型和规格、病人年龄以及输液治疗类型。如输注成分血、肠外营养、造影剂和其他黏稠溶液需要更大量的冲管液。

②脉冲式冲管:用10mL及以上的注射器脉冲式冲管,注射器内保留少量(0.5～1mL)冲管液,防止注射器引起的血液回流。或可用专为预防此类回流设计的预冲式冲洗器。

(2)封　管

①封管液:用10U/mL稀释肝素液或生理盐水进行封管,封管液量应在血管通路及附加装置的内部容积的基础上增加20%。

②正压封管:用10mL及以上的注射器,2～3mL生理盐水或肝素稀释液(10U/mL)封管。使用肝素帽时,边持续推注边向后退针,推注速度大于退针速度,注射器内剩少量(0.5～1mL)封管液时夹管(在推注的同时夹闭导管),再拔除针头。

③在每次输液前,应抽回血(回血在导管延长透明部分即可),以评估导管是否通畅,然后冲洗血管通路装置,再进行输液。

④在每次输液之后,应以脉冲的方式冲洗血管通路装置,以清除导管内腔中输入的药物,从而降低不相容药物相互接触的风险。输全血或成分血时,在输注每袋血之间应冲洗血管通路装置。持续输液时,每8小时冲洗1次血管通路装置。

⑤输液结束冲管后,应对血管通路装置进行封管。通过使用不同类型封管液可以降低内腔堵塞和导管相关性血流感染的风险。

3. 肝素帽和(或)无针接头消毒及更换

(1)每次输液前及冲封管前,应消毒肝素帽和(或)无针接头。

(2)常规每隔7天更换1次。

(3)如输血、抽血、输注脂肪乳剂后及时更换。

(4)如肝素帽和(或)无针接头有回血,或任何原因将其从导管上取下,应立即换上新的肝素帽和(或)无针接头。

(5)肝素帽和(或)无针接头疑有裂纹损坏时,应立即更换。

4. 测双侧上臂臂围位置为鹰嘴上10cm

经外周插管的中心静脉导管（PICC）维护操作质量管理标准及方法

1. 目的：保持静脉通畅，预防导管相关性感染，便于抢救。
2. 检查方法：询问、观察。

经外周插管的中心静脉导管（PICC）维护操作质量管理程序表

病区＿＿＿＿＿＿＿＿＿　　　　　　　　　　　　　　日期＿＿＿＿＿＿＿＿＿

请在下表适当的方框内打"√"：

序号	主要标准要求	是	否	不适用	备注
1	评估正确				
2	操作前、后洗手				
3	用物准备齐全、正确				
4	导管、敷料及穿刺点局部情况评估正确				
5*	解释、戴手套				
6	病人体位安置正确				
7*	去除敷料方法正确，避免导管拉出				
8*	消毒方法正确				
9*	无张力粘贴敷料并塑形				
10	有敷料更换时间及签名				
11*	更换肝素帽和（或）无针接头方法正确				
12*	脉冲式冲管方法正确				
13*	正压封管方法正确				
14*	能说出敷料、肝素帽和（或）无针接头更换时机				
15	仪表、态度、沟通，体现人文关怀				
16	操作熟练				

注：*为质量管理关键点。

二十八、植入式静脉输液港维护操作程序及质量管理标准

植入式静脉输液港维护操作程序

➤ **评估要点**

1)评估病人病情、意识状态、自理能力及合作程度。

2)评估注射座有无移位、翻转。

3)评估输液港植入处皮肤有无压痛、肿胀、血肿、感染等。

4)评估输液港植入侧肢体活动情况。

➤ **素质要求(仪表、态度)**

➤ **洗手,戴口罩**

➤ **用物准备**

准备无菌盘、换药包(洞巾1块、治疗碗2个、纱布1块、镊子1把、棉球若干)、无损伤针、0.9%生理盐水100mL、肝素稀释液(100U/mL)、20mL注射器、10mL注射器、无菌手套2副、2%氯己定消毒液、无菌小敷贴。

➤ **携用物至病人床旁**

➤ **核 对**

用2种方法核对病人身份。

➤ **解 释**

➤ **安置病人**

取平卧位,暴露输液港植入部位,准确确定注射座位置。

➤ **卫生手消毒**

用免洗消毒液洗手。

➤ **无菌物品准备**

1)打开换药包,将注射器、无损伤针等物品放入无菌区域。

2)将2%氯己定消毒液倒入治疗碗。

3)更换无菌手套。

4)抽取20mL生理盐水,连接无损伤针,排气,夹闭延长管。

5)用10mL注射器抽取5mL肝素稀释液。

➤ **消　毒**

用2%氯己定消毒棉球,以注射座为中心,螺旋状向外擦拭。至少消毒2遍,消毒直径＞10cm,待干。

➤ **更换无菌手套**

➤ **铺洞巾**

暴露穿刺点。

➤ **穿　刺**

一手持无损伤针,另一手拇指、食指、中指定位注射座,不要过度绷紧皮肤。无损伤针自三指中心处垂直刺入注射座隔膜,直达储液槽底部。注意遇阻力时不能强行进针。

➤ **抽回血**

打开延长管夹子,抽回血。

➤ **冲　管**

用生理盐水20mL以脉冲方式冲净无损伤针套件及输液港。

➤ **封管拔针**

1)5mL肝素稀释液封管,用两指固定泵体,边推注边撤出无损伤针,正压封管。

2)干棉球按压进针点5~10min后,用无菌小敷贴覆盖穿刺处。

➤ **安置病人**

➤ **宣　教**

➤ **整理用物,洗手**

➤ **记　录**

➤ **并发症的预防与处理**

1. 导管或输液座阻塞

预防:①充分冲管、方法正确。②正压封管,方法正确,肝素稀释液浓度合适。③及时冲管、封管(治疗间隙期4周1次)。

处理:①遵医嘱以尿激酶或其他溶栓药物溶栓。②采取负压方式溶栓。③导管通畅后,用正确的方法再次冲管、封管。

2. 导管脱落或断裂

预防:①使用10mL及以上的注射器执行各项推注操作。②正确实施冲管、封管技术。

处理:①出现导管脱落或断裂时,应立即通知医生,并安抚病人。②根据具体情况采取不同方法,修复或将断裂的导管拔除。

3. 注射座损伤

预防:①使用输液港专用穿刺针。②勿摇动或移动穿刺针。③勿使用10mL以下的注射器。④勿强行用力推入液体。

处理:停止使用,通知医生,必要时手术取出。

➤ **注意事项**

1. 静脉输液港的维护应由经过专门培训的医护人员进行。

2. 严格执行无菌操作原则。

3. 皮肤消毒推荐使用2%氯己定消毒液,也可使用有效碘浓度为0.5%以上的碘伏和75%的酒精。

4. 抽吸无回血时,应立即停止输液治疗,寻找原因,必要时行胸部X线检查,确认输液港位置。

5. 治疗期间敷料植入式、无损伤针每7天至少更换1次。

6. 避免在有植入式输液港的一侧肢体上进行血流动力学监测和静脉穿刺。

7. 尽可能避免从皮下输液港抽血。

8. 冲管、封管和静脉注射给药时必须使用10mL及以上注射器,以防止压强过大,进而损伤导管、瓣膜或导管与注射座连接处。

9. 输高黏性液体时,每4小时用生理盐水冲管1次;输血后应立即冲管;前后输注的2种药物有配伍禁忌时,应冲净输液港内药物再输注。

10. 治疗间歇应每4周冲管、封管1次。

11. 非耐高压导管禁用于高压注射泵推注造影剂。

植入式静脉输液港维护质量管理标准及方法

1. 目的:冲洗输液港,保持输液港通畅。

2. 检查方法:询问、观察。

植入式静脉输液港维护质量管理程序表

病区_____   日期_____

请在下表适当的方框内打"√":

序号	主要标准要求	是	否	不适用	备注
1	操作前、后洗手				
2	用物准备齐全、正确				
3	评估正确				
4	正确抽吸生理盐水				
5	预冲导管				
6	体位正确				
7*	消毒方法、范围正确				
8	注射座定位正确				
9*	注射部位、方法正确				
10*	冲管、封管方法正确				
12*	拔针方法正确				
13*	严格执行无菌技术				
14	病人舒适、痛感较小				
15	用物处置正确				
16	记录完整				
17	仪表、态度、沟通,体现人文关怀				
18	操作熟练				
19	能说出常见的并发症				

注:*为质量管理关键点。

二十九、植入式静脉输液港使用操作程序及质量管理标准

植入式静脉输液港使用操作程序

➤ 评估要点

1)评估病人病情、意识状态、自理能力及合作程度。

2)评估输液港注射座有无移位、翻转。

3)评估输液港植入处周围皮肤有无压痛、肿胀、血肿、感染等。

4)评估输液港植入侧肢体活动情况。

➤ 素质要求(仪表、态度)

➤ 洗手,戴口罩

➤ 用物准备

准备换药包(洞巾1块、弯盘2个、纱布1块、镊子1把、棉球若干),无损伤针、肝素帽、透明敷贴、胶带、2%氯已定消毒液、0.9%生理盐水100mL、肝素稀释液(100U/mL)、20mL注射器、10mL注射器、无菌手套2副、无菌剪刀1把、输液用物1套。

➤ 携用物至病人床旁

➤ 核　对

用2种方法核对病人身份。

➤ 解　释

➤ 安置病人

取平卧位,头偏向对侧。暴露输液港植入部位,准确确定注射座位置。

➤ 卫生手消毒

用免洗消毒液洗手。

➤ 无菌物品准备

1)打开换药包,将注射器、无损伤针、透明敷贴等物品放入无菌区域。

2)将2%氯己定消毒液倒入治疗碗。

3)更换无菌手套。

4)抽取20mL生理盐水,连接无损伤针,排气,夹闭延长管。

5)用10mL注射器抽取5mL肝素稀释液。

➤ 消毒

用2%氯己定消毒棉球,以注射座为中心,螺旋状向外擦拭。至少消毒2遍,消毒直径>10cm,待干。

➤ 更换无菌手套

➤ 铺洞巾

暴露穿刺点。

➤ 穿　刺

一手持无损伤针,另一手拇指、食指、中指定位注射座,不要过度绷紧皮肤。无损伤针自三指中心处垂直刺入注射座隔膜,直达储液槽底部。注意遇阻力时不能强行进针。

➤ 抽回血

打开延长管夹子,抽回血。

➤ 冲　管

用生理盐水脉冲方式冲净无损伤针套件及输液港,夹闭延长管。

➤ 固　定

1)无菌纱布垫于无损伤针针翼下方,避免完全覆盖穿刺点。

2)固定透明敷贴,注明更换日期和时间。

➤ 连接输液器,进行输液治疗

1)输高黏性液体时,每4小时用生理盐水冲管1次。

2)输血后应立即冲管。

3)前后输注的2种药物有配伍禁忌时,应冲净输液港内药物再输注。

➤ 输液结束,封管

5mL肝素稀释液(25U/mL)正压封管。

➤ 去除输液装置

➤ 妥善固定无损伤针

➤ 安置病人

➤ 宣　教

➤ 整理用物

➤ 洗　手

➤ 记　录

➤ 并发症的预防与处理

1. 药液外渗

(1)使用无损伤针穿刺输液港。

(2)针头必须垂直刺入,以免针尖刺入输液港侧壁。

(3)穿刺成功后,妥善固定穿刺针。

(4)一旦有药液外渗,需重新固定输液装置,选择合适长度的无损伤针重新穿刺,必要时通知医生进行处置。

2. 导管或注射座阻塞

(1)每次加药、抽血、输血后充分冲管。

(2)保持输液管道通畅。

(3)退针时正确实施维持输液港注射系统正压技术。

(4)定期进行标准脉冲冲管和正压封管。

(5)一旦发生导管或注射座阻塞,遵医嘱以尿激酶或其他溶栓药物进行溶栓;感觉阻力强时,不能强行注入溶栓药物,应采取负压方式溶栓;导管通畅后,使用20mL以上生理盐水以脉冲方式冲洗导管并正压封管。

3. 导管脱落或断裂

(1)必须使用10mL及以上的注射器执行各项推注操作。

(2)应正确实施冲管、封管技术。

(3)出现导管脱落或断裂时,应立即通知医生,并安抚病人,根据具体情况采取不同方法,修复或将断裂的导管拔除。

4. 注射座损伤

(1)使用输液港专用穿刺针。

(2)勿摇动或移动穿刺针。

(3)勿使用10mL以下的注射器。

(4)勿强行用力推入液体。

(5)一旦发生,停止使用,并通知医生,必要时手术取出。

➤ **注意事项**

1. 严格执行无菌操作原则。

2. 皮肤消毒推荐使用2%氯己定消毒液,也可使用有效碘浓度为0.5%以上的碘伏和75%的酒精。

3. 抽吸无回血时,应立即停止输液治疗,寻找原因,必要时行胸部X线检查,确认输液港位置。

4. 治疗期间敷料、无损伤针每7天至少更换1次。

5. 避免在有置入式输液港的一侧肢体上进行血流动力学监测和静脉穿刺。

6. 尽可能避免从皮下输液港抽血。

7. 冲管、封管和静脉注射给药时,必须使用10mL以上注射器,以防止压强过大,损伤导管、瓣膜或导管与注射座连接处。

8. 输高黏性液体时,每4小时用生理盐水冲管1次;输血后应立即冲管;前后输注的2种药物有配伍禁忌时,应冲净输液港内药物再输注。

9. 治疗间歇应每4周冲管、封管1次。

10. 非耐高压导管禁用于高压注射泵推注造影剂。

植入式静脉输液港使用质量管理标准及方法

1. 目的:冲洗输液港,保证输液港有效使用。

2. 检查方法:询问、观察。

植入式静脉输液港使用管理程序表

病区＿＿＿＿＿＿＿＿＿　　　　　　　　　日期＿＿＿＿＿＿＿＿＿

请在下表适当的方框内打"√"：

序号	主要标准要求	是	否	不适用	备注
1	操作前、后洗手				
2	用物准备齐全、正确				
3	评估正确				
4*	正确抽吸生理盐水				
5	预冲导管				
6	体位正确				
7*	消毒方法、范围正确				
8	注射座定位方法正确				
9*	注射部位、方法正确				
10*	冲管、封管方法正确				
11*	固定方法正确				
12*	输液期间及时冲管				
13*	严格执行无菌技术				
14	病人舒适、痛感较小				
15	用物处置正确				
16	记录完整				
17	仪表、态度、沟通体现人文关怀				
18	操作熟练				
19	能说出常见并发症				

注：*为质量管理关键点。

三十、鼻塞/双鼻导管吸氧（氧气筒）操作程序及质量管理标准

鼻塞/双鼻导管吸氧（氧气筒）操作程序

➤ 评估要点

1）评估病人意识、呼吸状况。

2）评估病人鼻腔状况，如鼻黏膜情况，鼻腔是否通畅。

3）评估病人咳嗽、咳痰情况。

4）评估病人SpO_2及血气分析情况。

5）评估病人合作程度。

➤ 素质要求（仪表、态度）

➤ 洗手、戴口罩

➤ 用物准备

准备氧气筒、推车、治疗盘、氧气表、一次性治疗碗2只（其中一只盛水）、纱布、胶布、扳手、吸氧记录卡、小污物盒、通气管、湿化瓶、一次性吸氧管（一次性湿化吸氧装置）。

➤ 推氧气筒，携用物至病人床旁，安全固定氧气筒

➤ 核　对

用2种方式核对病人身份

➤ 解释用氧目的

➤ 安置病人体位

➤ 冲气（向病人解释），安装氧气表、通气管、湿化瓶

➤ **调节氧流量**

关小开关→开大开关→开小开关(根据医嘱及病人缺氧程度调节氧气流量)。

➤ **根据医嘱及病人缺氧程度调节氧气流量**

根据氧疗目标调节吸入氧流量范围:1～6L/min。

➤ **连接一次性吸氧管、试气,清洁鼻腔,将吸氧管置于鼻腔内**

➤ **固　定**

1)鼻塞需用胶布固定于鼻尖及面颊部。
2)确保鼻孔和耳郭无压迫。

➤ **记录用氧开始时间、氧流量、签名**

➤ **安置病人**

➤ **解释用氧注意事项**

➤ **观　察**

1)观察氧气装置是否有漏气,是否通畅,流量是否正确,氧气表压力,氧气筒周围有无危险因素并及时排除。
2)观察病人缺氧状况有无改善,氧疗目标有无达成。

➤ **向病人说明停氧的理由**

➤ **停　氧**

1)取下吸氧管,揩净鼻面部。
2)至少观察5min,若SpO_2仍处于目标范围内,可每小时评估1次。

➤ **卸氧气表**

关大开关、拆湿化瓶、关小开关、卸氧气表。

➤ **记录氧气停止时间、签名**

➤ **整理用物**

➤ **洗 手**

➤ **并发症的预防与处理**

1. 无效吸氧

预防与处理:给氧前仔细检查吸氧装置是否完好,保证氧源压力正常;连接病人的吸氧管并妥善固定,保持通畅;遵医嘱或根据病人病情调节氧流量,吸氧过程中加强巡视,观察用氧效果;及时清除呼吸道分泌物,保持气道通畅;一旦发现无效吸氧,立即查明原因,采取相应处理措施,尽快恢复有效氧气供给。

2. 鼻腔黏膜干燥

预防与处理:保持室内适宜的温度、湿度,及时补充湿化瓶内的蒸馏水,保证吸入的氧气受到充分湿化。

➤ **注意事项**

1. 注意用氧安全,防火、防热,氧气筒应妥善固定放置。

2. 鼻塞/双鼻导管吸氧时,以鼻腔作为贮氧部位,氧气贮备容量约为50mL。吸入氧流量范围为1~6L/min;氧浓度范围为21%~44%;氧流量>6L/min时,因受氧气贮备容量的限制,氧浓度亦不再增加,应更换吸氧工具。

3. 对于有CO_2潴留风险的病人,SpO_2推荐目标为88%~92%;对于无CO_2潴留风险的病人,SpO_2推荐目标为94%~98%。

4. 禁用于鼻道梗阻的病人。

5. 固定时,应避免过紧并检查鼻孔和耳郭有无压迫。

6. 吸氧时,先调节好氧流量再与病人连接;停氧时先取下吸氧管,再关闭氧气开关。

7. 保持吸氧管路通畅,注意湿化气道;低流量鼻导管吸氧不必常规给予湿化。

8. 氧气筒内压力剩余0.5MPa时,应停止使用。

9. 备用氧气筒上应分别悬挂"满"或"空"的标志,并分区放置。

10. 妥善固定氧气筒,以免造成意外。

鼻塞/双鼻导管吸氧(氧气筒)操作管理标准及方法

1. 目的:改善和纠正低氧血症,防止组织缺氧,减少与缺氧代偿有关的心肺做功。

2. 检查方法:询问、观察、检查记录。

鼻塞/双鼻导管吸氧(氧气筒)操作质量管理程序表

病区_____ 日期_____

请在下表适当的方框内打"√":

序号	主要标准要求	是	否	不适用	备注
1	评估正确				
2	操作前、后洗手				
3	氧气筒放置安全				
4	解释				
5	用物准备齐全、无遗漏				
6*	湿化瓶内无菌蒸馏水及水位线符合要求				
7	正确执行三查七对				
8*	氧气表安装正确,无漏气				
9*	正确调节氧气流量				
10*	氧气通路通畅,有氧				
11	记录用氧时间、流量、签名				
12*	观察、记录用氧效果				
13*	停氧拔管方法正确				
14	卸氧气表方法正确				
15	用物处置正确				
16	能说出鼻导管吸氧的注意事项				
17	仪表、态度、沟通,体现人文关怀				
18	操作熟练				

三十一、鼻塞/双鼻导管吸氧（中心供氧）操作程序及质量管理标准

鼻塞/双鼻导管吸氧（中心供氧）操作程序

➤ 评估要点

1）评估病人的意识、呼吸状况。

2）评估病人的鼻腔状况：鼻黏膜情况以及鼻腔是否通畅。

3）评估病人咳嗽、咳痰情况。

4）评估病人 SpO_2 及血气分析。

5）评估病人合作程度。

➤ 素质要求（仪表、态度）

➤ 洗手，戴口罩

➤ 用物准备

准备推车、治疗盘、氧气表、一次性治疗碗2只（其中一只盛水）、纱布、胶布、用氧记录卡、小污物盒、通气管、湿化瓶、一次性吸氧管（一次性湿化吸氧装置）。

➤ 携用物至病人床旁

➤ 核　对

用2种方式核对病人身份。

➤ 解释用氧目的

➤ 安置病人体位

➤ 安装氧气表

先关氧气表开关，然后将氧气表插入壁式氧气孔并听到"咔嚓"声，装通气管、湿化瓶，连

接氧气管。

➤ **根据医嘱及病人缺氧程度调节氧气流量**

根据氧疗目标,调节吸入氧流量的范围:1～6L/min。

➤ **连接一次性吸氧管,试气,清洁鼻腔,将吸氧管置于鼻腔内**

➤ **固　定**

1)鼻塞需用胶布固定于鼻尖及面颊部。
2)确保鼻孔和耳郭无压迫。

➤ **记录用氧开始时间、氧流量,并签名**

➤ **安置病人**

➤ **解释用氧注意事项**

➤ **观　察**

观察氧气装置是否有漏气,是否通畅,流量是否正确;病人缺氧状况有无改善,氧疗目标有无达成。

➤ **向病人说明停氧的理由**

➤ **停　氧**

1)取下吸氧管,揩净鼻面部。
2)至少观察5min,若SpO_2仍处于目标范围内,可每小时评估1次。

➤ **安置病人**

➤ **卸氧气表**

关大开关,拆湿化瓶,关小开关,卸氧气表。

➤ **记录停氧时间,并签名**

➤ **整理用物**

➤ **洗 手**

➤ **并发症的预防与处理**

1. 无效吸氧

预防与处理:给氧前仔细检查吸氧装置是否完好,保证氧源压力正常;连接病人的吸氧管妥善固定,保持通畅;遵医嘱或根据病人病情调节氧流量,吸氧过程中加强巡视,观察用氧效果;及时清除呼吸道分泌物,保持气道通畅。一旦发现无效吸氧,立即查明原因,采取相应处理措施,尽快恢复有效氧气供给。

2. 鼻腔黏膜干燥

预防与处理:保持室内温湿度适宜,及时补充湿化瓶内的蒸馏水,保证吸入的氧气充分湿化。

➤ **注意事项**

1. 注意用氧安全。

2. 鼻塞和(或)双鼻导管吸氧时,以鼻腔作为贮氧部位,氧气贮备容量约为50mL。吸入氧流量范围为1~6L/min;氧浓度范围为21%~44%;氧流量＞6L/min时,受氧气贮备容量的限制,氧浓度亦不再增加,应更换吸氧工具。

3. 有CO_2潴留风险的病人,SpO_2推荐目标为88%~92%,对于无CO_2潴留风险的病人,SpO_2推荐目标为94%~98%。

4. 禁用于鼻道梗阻的病人。

5. 固定时,应避免过紧,并检查鼻孔和耳郭有无压迫。

6. 吸氧时,先调节好氧流量再与病人连接;停氧时,先取下吸氧管,再关闭氧气开关。

7. 保持吸氧管路通畅,注意气道湿化。低流量鼻导管吸氧不必常规给予湿化。

鼻塞/双鼻导管吸氧(中心供氧)管理标准及方法

1. 目的:改善和纠正低氧血症,防止组织缺氧,减少与缺氧代偿有关的心肺做功。

2. 检查方法:询问、观察、检查记录。

鼻塞/双鼻导管吸氧(中心供氧)质量管理程序表

病区＿＿＿＿＿＿＿＿＿　　　　　　　　　　　　日期＿＿＿＿＿＿＿＿＿

请在下表适当的方框内打"√":

序号	主要标准要求	是	否	不适用	备注
1	评估正确				
2	操作前、后洗手				
3	解释				
4	用物准备齐全、无遗漏				
5*	湿化瓶内无菌蒸馏水,水位线符合要求				
6	正确三查七对				
7*	氧气表安装正确,无漏气				
8*	正确调节氧气流量				
9*	氧气通路通畅、有氧				
10	记录用氧时间、流量、签名				
11*	了解氧疗目标,观察、记录用氧效果				
12*	停氧拔管方法正确				
13	卸氧气表方法正确				
14	用物处置正确				
15	能说出鼻导管吸氧的注意事项				
16	仪表、态度、沟通,体现人文关怀				
17	操作熟练				

三十二、面罩给氧（中心供氧）操作程序及质量管理标准

面罩给氧（中心供氧）操作程序

➤ 评估要点

1）评估病人意识、呼吸状况。

2）评估病人咳嗽、咳痰情况。

3）评估病人 SpO_2 及血气分析。

4）评估病人合作程度。

➤ 素质要求（仪表、态度）

➤ 洗手、戴口罩

➤ 用物准备

准备推车、治疗盘、氧气表、通气管、湿化瓶内装 1/3～1/2 灭菌蒸馏水、吸氧记录卡、小污物盒、面罩（根据医嘱及病人病情需要选择面罩类型）。

➤ 携用物至病人床旁

➤ 核　对

用2种方式核对病人身份。

➤ 解释用氧目的

➤ 安装氧气表，连接面罩

先关氧气表开关，然后将氧气表插入壁式氧气孔并听到"咔嚓"声，装通气管、湿化瓶，连接面罩。

➤ **调节流量,佩戴面罩**

1)根据氧疗目标调节氧气流量。

①简易面罩氧流量范围为5～12L/min,氧浓度范围为35%～50%。

②带贮氧气囊的部分再呼吸式面罩氧流量范围为6～10L/min,氧浓度范围为35%～60%。

③带贮氧气囊的非再呼吸式面罩氧流量范围为6～15L/min,氧浓度范围为60%～100%。

④文丘里面罩氧流量范围为4～12L/min,氧浓度范围24%～50%,氧浓度取决于氧气流量、射流孔径及空气入口口径。

2)固定时,面罩覆盖口、鼻及下巴,可弯曲金属条固定于鼻梁,与面部贴合良好,弹力带松紧适宜,并确保鼻梁和耳郭无压迫。

3)带贮气囊的非再呼吸式面罩贮气囊充盈好,避免打折,保持单向活瓣工作正常。

4)调节固定带松紧度,注意保护耳廓皮肤,预防受压。

➤ **记录用氧开始时间、氧流量,并签名**

➤ **安置病人**

➤ **解释用氧注意事项**

➤ **密切观察氧疗效果及有无并发症发生**

1)观察氧气装置是否有漏气,是否通畅,氧流量是否正确。

2)病人缺氧状况有无改善,氧疗目标有无达成。

➤ **停　氧**

1)取下氧气面罩,揩净鼻面部。

2)终止氧疗后,至少观察5min,若SpO_2仍处于目标范围内,可每小时评估1次。

➤ **安置病人**

➤ **卸氧气表**

关大开关,拆湿化瓶,关小开关,卸氧气表。

➤ **记录停氧时间、签名**

➤ **整理用物**

➤ **洗手**

➤ **并发症的预防与处理**

1. 无效吸氧

预防与处理:用氧前仔细检查吸氧装置是否完好,保证氧源压力正常、吸氧面罩连接严密不漏气;遵医嘱或根据病人病情调节氧流量(文丘里面罩根据所需氧浓度调节相对应的氧流量);吸氧过程中加强巡视,观察用氧效果。一旦发现无效吸氧,立即查明原因,采取相应处理措施。

2. 氧中毒

预防与处理:严格掌握给氧指征,选择恰当的给氧方式;严格控制吸氧浓度和时间,根据病情变化及时调整氧流量。

3. 呼吸抑制

预防与处理:选择合适的氧疗工具。

➤ **注意事项**

1. 注意用氧安全。

2. 吸氧时,先调节好氧流量再与病人连接;停氧时,先取下吸氧面罩,再关闭氧气开关。

3. 保持吸氧管路通畅,注意湿化气道。

4. 长期面罩吸氧病人,应检查面部、耳郭皮肤受压情况。

5. 氧疗的撤离时,应根据医嘱逐渐降低氧浓度直至停止氧疗,终止氧疗后,至少观察5min,若SpO_2仍处于目标范围内,可每小时评估1次。

6. 选择合适的氧疗工具。

(1)简易面罩:为一无活瓣及贮氧气囊的面罩,以鼻咽、口咽和面罩容积作为贮氧部位,氧气贮备容量约为150~250mL。呼出气体经面罩侧面的排气孔排出,氧浓度(fraction of inspired,FiO_2)受吸入氧流量、病人的潮气量、吸气流速及病人呼吸方式影响。当高峰吸入气流速超过氧气流速时,空气可通过排气孔和面罩边缘吸入面罩内。吸入氧流量范围为5~12L/min,氧浓度范围为35%~50%;应提供大于5L/min的氧流量,以冲洗面罩内的呼出气体。若呼出气体积聚在面罩内被重复吸入,可导致CO_2蓄积,引起高碳酸血症。

适用于无CO_2潴留的低氧血症病人。

(2)贮氧气囊面罩:由面罩和一个附加贮气囊组成。贮氧气囊面罩可分为2种。

1)部分再呼吸式面罩:面罩与贮气囊相通,呼出气体大部分经面罩侧面的排气孔排出。呼出气的前1/3返回贮气囊,这一部分气来自解剖无效腔,仅含有少量CO_2。再次呼吸时,部分前次呼出气体和新鲜气体一起被再吸入。如通过提高氧流量使贮气囊保持膨胀状态,贮气囊内的CO_2比例可忽略不计。吸入氧流量范围为6~10L/min;氧浓度范围为35%~60%。氧流量的调节原则应以保证贮气囊充盈,不发生塌陷为宜。

2）非再呼吸式面罩：无重复吸入面罩增加了三个单向活瓣，面罩和贮气囊之间有单向活瓣，以防止呼出气体返回贮气囊；面罩两侧亦有单向活瓣，允许呼出气体溢出并防止吸气时空气进入。吸入氧流量为6～15L/min，氧浓度范围为60%～100%。在使用过程中，仍需注意使贮气囊保持膨胀。

无重复吸入面罩和部分重复吸入面罩都可用于暂不需气管插管的急性呼吸衰竭病人和不能忍受无创正压通气的病人。

3）文丘里（Venturi）面罩：由面罩和一个附加Venturi装置组成，利用Venturi原理，通过氧射流产生的负压从Venturi装置侧孔带入一定量的空气以达到所要求的氧浓度；高速气流可促使呼出气体中的CO_2从面罩侧侧孔排出。文丘里面罩能提供较恒定的吸入氧浓度，不受病人呼吸方式影响，氧浓度取决于氧气流量、射流孔径及空气入口口径。吸入氧流量范围为4～12L/min，氧浓度范围为24%～50%。

适用于需严格控制的持续性低浓度氧疗，尤其适合用于治疗Ⅱ型呼吸衰竭病人。

面罩给氧（中心供氧）质量管理标准及方法

1. 目的：改善和纠正低氧血症，防止组织缺氧，并减少与缺氧代偿有关的心肺做功。
2. 检查方法：询问、观察。

面罩给氧（中心供氧）质量管理程序表

病区＿＿＿＿＿＿＿＿＿＿＿＿＿＿＿＿　　　　　　　日期＿＿＿＿＿＿＿＿＿＿＿＿＿＿＿

请在下表适当的方框内打"√"：

序号	主要标准要求	是	否	不适用	备注
1	评估正确				
2	操作前、后洗手				
3	解释				
4	用物准备齐全、无遗漏				
5*	湿化瓶内无菌蒸馏水及水位线符合要求				
6	正确三查七对				
7*	氧气表安装正确,无漏气				
8*	面罩选择正确				
9*	能按要求正确调节氧气流量				
10*	面罩固定妥当				

续表

序号	主要标准要求	是	否	不适用	备注
11*	氧袋充盈良好				
12	记录用氧时间、流量、签名				
13*	了解氧疗目标,观察、记录用氧效果				
14	仪表、态度、沟通,体现人文关怀				
15	操作熟练				

三十二、面罩给氧(中心供氧)操作程序及质量管理标准

续表

三十三、无创通气操作程序及质量管理标准

无创通气操作程序

> **评　估**

1)评估病人病情、生命体征、呼吸形态、血气分析结果。

2)评估病人意识、精神状态及配合程度。

> **用物准备及质量检查**

准备呼吸机、无创鼻(面)罩、固定头带、湿化用蒸馏水。

> **核　对**

用2种方法核对病人身份。

> **解　释**

宣教无创通气时呼吸方式及注意事项。

> **操作前准备**

1)操作者规范洗手、戴口罩。

2)病人取半卧位。

3)对无创呼吸机进行自检。

4)对留置胃管的病人进行胃肠减压。

5)必要时保护鼻梁、脸部,防止压力性损伤。

> **设置通气模式**

1)无创呼吸机:Spont 或 S/T 模式。

2)有创呼吸机:PSV 或 CPAP 模式。

> **参数初始设置**

1)无创呼吸机:吸气相压力(inspiratory positive airway pressure,IPAP):呼气相压力(expiratory positive airway pressure,EPAP)为(8~12)cmH_2O:4cmH_2O。

2)有创呼吸机:压力支持通气(pressure support ventilation,PSV):呼气末正压通气(positive end expiratory pressure,PEEP)为(4~8)$cmH_2O:4cmH_2O$。

➤ 合理固定鼻(面)罩

➤ 根据病情调节呼吸机参数、严密监测

1)指导病人正确配合。

2)尽可能减少鼻(面)罩漏气。

3)随时注意有无脸部压力性损伤和胃胀气。

4)关注无创通气后病人呼吸、循环改善情况。

5)必要时测定动脉血气分析。

➤ 当病人有气管插管指征时,应及时停用无创通气

(1)病人呼吸出现以下任何一个征象(中到重度):①呼吸困难。②辅助呼吸肌运动。③矛盾呼吸。

(2)病人达到以下指标:①Ⅱ型呼吸衰竭/慢性阻塞性肺疾病:$pH<7.35$,$PaCO_2>45mmHg$,$RR>24$次/min。②Ⅰ型呼吸衰竭:$PaO_2/FiO_2<200$,$RR>35$次/min。

无创通气质量管理标准及方法

1. 目的:通过无创的方式改善病人通气,同时减轻肺水肿引起的换气障碍,改善氧合。

2. 检查方法:询问、观察。

无创通气质量管理程序表

病区_____   日期_____

请在下表适当的方框内打"√":

序号	主要标准要求	是	否	不适用	备注
1	规范洗手、戴口罩				
2*	病人评估正确,能说出无创通气的适应证				
3*	选择合适的面罩				
4*	操作前准备正确				
5*	正确指导病人配合				
6*	呼吸机开机、自检、模式设置正确				
7*	鼻(面)罩佩戴正确				

续表

序号	主要标准要求	是	否	不适用	备注
8	能说出无创通气时的观察要点				
9	能说出终止无创通气的条件				
10	仪表、态度、沟通,体现人文关怀				
11	操作熟练				

三十四、女性病人导尿操作程序及质量管理标准

女性病人导尿操作程序

➤ 评估要点

1）评估病人的病情、意识、排尿状况、治疗情况。

2）评估病人的合作程度。

3）评估病人的膀胱充盈度和会阴部情况。

➤ 素质要求（仪表、态度）

➤ 洗手、戴口罩

➤ 用物准备

准备屏风（必要时）、治疗车、治疗盘、生理盐水 10mL、一次性无菌导尿包（内有一次性治疗巾、弯盘、镊子、碘伏棉球、液体石蜡棉球、气囊导尿管、引流袋、无菌手套、10mL 注射器、洞巾、尿液收集试管等）。

➤ 携用物至病人床旁

➤ 核　对

用 2 种方法核对病人身份。

➤ 解　释

➤ 环境准备

保护病人隐私（用床帘、屏风等遮蔽）。

➤ 安置体位

协助病人取仰卧位，两腿屈膝自然分开，充分暴露外阴。

➤ 初步消毒

1)打开无菌导尿包,戴手套,将一次性治疗巾垫于臀下。

2)消毒原则:持镊子夹碘伏棉球自上而下、从外到内消毒,每一个棉球只用1次。

➤ 再次消毒

1)更换无菌手套、铺洞巾。

2)检查导尿管气囊有无破损、漏气,导尿管后端接引流袋,液体石蜡棉球润滑导尿管前端,放入弯盘内备用。

3)消毒原则:持镊子夹碘伏棉球自上而下、从内到外消毒尿道口、两侧小阴唇、尿道口。

➤ 插导尿管

1)嘱病人放松,持另一镊子夹导尿管,轻轻插入尿道口4～6cm,见尿液流出后再插入1～2cm,用注射器向导尿管气囊内注生理盐水10mL,轻轻拉导尿管遇阻力即可。

2)根据需要留取尿液标本。

3)脱手套,移去用物。

4)导尿管固定于大腿内侧。

➤ 固定引流袋

1)引流袋低于膀胱水平,防止尿液逆流。

2)观察尿液的颜色、性状和量以及病人反应。

➤ 安置病人

➤ 宣　教

告知病人留置尿管期间的注意事项。

➤ 卫生手消毒

➤ 用物处理

➤ 洗　手

➤ 观察记录

记录导尿的时间、尿色、性状和尿量以及病人的反应等。

➤ 拔　管

将气囊内液体抽尽,动作轻柔地将导尿管拔出,整理床单位。

➤ 污物处理

➤ 再次洗手

➤ 观察、记录

➤ 并发症的预防与处理

1. 尿道黏膜损伤

预防:操作时动作轻柔;安慰病人,避免过度紧张;选择合适型号的导尿管;拔导尿管时,抽尽气囊内液体后再拔除。

处理:导尿管所致的黏膜损伤,轻者无需处理或对症处理即可痊愈,严重损伤者,请专科会诊。

2. 尿路感染

预防:严格执行手卫生、无菌技术操作;尽量避免留置导尿,掌握适应证,尽快拔管;维持无菌密闭引流;防止尿道黏膜损伤。

处理:发生尿路感染时,遵医嘱处理。在使用抗菌药物前更换或拔除导尿管。

3. 尿道出血

预防:插管动作轻柔,插入导尿管后,第1次引流尿液量不超过1000mL。

处理:镜下血尿一般无需处理,出血严重者,遵医嘱用药或采用膀胱冲洗。

4. 漏　尿

预防:尿管勿受压及扭曲,夹管时间合适,保持引流通畅;气囊注入液体量合适等。如长期留置导尿管,建议妥善固定导尿管。

处理:恢复通畅引流,冲洗或重新更换导尿管;调整气囊注水量,选择合适型号的导尿管。

➤ 注意事项

1. 评估病人是否需要导尿。

(1)减少不必要的置管。

(2)通过各种护理措施均无法引导病人排尿者。

(3)留置导尿的适应证主要为急性尿潴留或膀胱出口梗阻者,以及需精确记录尿量者如危重病人。

(4)实施安宁疗护时,为增加病人舒适度。

(5)可考虑使用便携式B超检查仪进行膀胱扫描,以决定是否有必要对术后病人进行留置导尿。

（6）避免对尿失禁病人常规留置导尿。

（7）避免围手术期常规留置导尿。

2. 建议置管期间每日评估，一旦无须使用，应尽早拔除，避免导尿管相关尿路感染的发生。

3. 不同于男性病人导尿管使用高举平台法固定于下腹部，女性病人导尿管使用高举平台法固定于大腿内侧。

女性病人导尿质量管理标准及方法

1. 目的：是解除尿潴留、留取尿标本、观察记录尿量、促进泌尿系手术后以及昏迷、尿失禁者膀胱功能恢复的一个重要手段，在诊断、治疗急、危、重症病人中起着积极的作用。

2. 检查方法：询问、观察、检查记录。

女性病人导尿质量管理程序表

病区＿＿＿＿＿＿＿＿＿＿＿＿　　　　　　　　　　日期＿＿＿＿＿＿＿＿＿＿＿＿

请在下表适当的方框内打"√"：

序号	主要标准要求	是	否	不适用	备注
1	评估正确				
2	操作前、后洗手				
3	注意保护病人的隐私				
4	向病人解释导尿的目的				
5*	严格执行无菌操作				
6*	插管动作轻、稳、准				
7	误插阴道时更换导尿管				
8*	导尿管及引流袋固定妥善，引流通畅				
9	向病人做好置管期间的宣教				
10	用物、污物处理正确				
11	护理记录完整（插管、拔管、引流情况）				
12	拔管符合要求				
13	能说出留置导尿管的注意事项				
14	仪表、态度、沟通，体现人文关怀				
15	操作熟练				

注：*为质量管理关键点。

三十五、更换人工肛门袋操作程序及质量管理标准

更换人工肛门袋操作程序

➤ 评估要点

1)评估病人病情、意识。

2)评估病人造口位置、类型、模式、高度及有无并发症,评估造口周围皮肤情况。

3)评估病人排泄物的量及颜色。

4)评估病人自理能力、合作程度、心理状态,评估病人或家属对造口护理方法和知识的掌握程度、家庭支持程度等。

➤ 素质要求(仪表、态度)

➤ 洗手、戴口罩

➤ 用物准备

准备脸盆、清水或温水、小毛巾、纸巾、垃圾袋、一件式开口造口袋1只或两件式造口袋一套(底盘和造口袋)、剪刀、造口测量尺子,必要时准备皮肤保护膜、造口护肤粉、防漏膏、造口腰带、黏胶清除剂、手套等。

➤ 携用物至病人床旁

➤ 核　对

用2种方法核对病人身份。

➤ 解　释

➤ 环境准备

调节室温,注意保暖,保护病人隐私(用床帘、屏风等遮蔽)。

➤ **更换造口袋**

1)协助病人取平卧位、低半坐卧位或坐位,将物品放于易取的位置,露出造口,在同侧铺上纸巾或治疗巾。

2)撕除一件式开口造口袋:揭去原有造口袋,撕离时,一手固定皮肤,另一手由上往下撕除造口袋。

撕除两件式造口袋:一手固定于底盘上,一手由上往下分离造口袋;一手按压皮肤,一手由上往下撕除底盘,注意避免损伤皮肤。检查造口袋底盘上是否有排泄物渗漏(正常的护理流程下底盘应该是清洁完整的);检查皮肤是否有变红、色素沉着或损伤。如果出现底盘附着排泄物、皮肤损伤,建议增加更换频率或更换造口袋型号。

3)由外到内顺序,清洁造口周围皮肤。

4)观察造口形状、颜色及周围皮肤有无并发症。

5)测量造口大小(如有异常情况及时处理),依据造口形状修剪造口袋底盘,修剪的开口内径大于造口黏膜直径1~2mm。

6)拭干皮肤,由下而上粘贴造口袋底盘(一件式造口袋一次性粘贴即可),扣上造口袋,方向正确,必要时使用造口腰带,用夹子夹紧袋尾部。

7)用手按压造口袋5~10min,使造口袋与皮肤粘贴牢固。

➤ **观　察**

1)观察造口袋密闭性。
2)观察造口功能、排气、排便情况。
3)观察人工肛门乳头形状、颜色。

➤ **安置病人**

➤ **整理用物**

➤ **洗　手**

➤ **记　录**

记录人工肛门乳头形状、颜色、周围皮肤情况、排泄物性状、使用造口袋的型号。

➤ **并发症的预防与处理**

1. 造口出血:少量渗血者,用棉球或纱布稍加压迫。若出血较多,通知医生,遵医嘱用去甲肾上腺素溶液纱布压迫。

2. 造口皮肤黏膜分离:予清创换药,选择合适的敷料填充腔隙。用水胶体敷料覆盖,防漏膏遮挡,贴上造口袋。解除引起造口皮肤黏膜分离的诱因,如控制血糖水平、加强营养等。

> **注意事项**

1. 保持造口装置密闭、通畅。

2. 移除造口袋时,注意保护皮肤,必要时可使用黏胶清除剂;粘贴造口袋前,保证造口周围皮肤清洁干燥。

3. 观察排气、排便情况。

4. 保持造口周围皮肤完整,做好皮肤护理,必要时使用皮肤保护膜、造口护肤粉、防漏膏等。

5. 评估病人体力恢复情况、病人的学习能力,并进行健康教育;指导病人或家属如何更换、清洗、储存造口袋。

更换人工肛门袋操作程序管理标准及方法

1. 目的:收集排泄物,观察其性质、量及颜色;清洁造口周围皮肤,减轻异味,改善病人舒适度;保持造口周围皮肤的完整性。

2. 检查方法:询问、观察、检查记录

更换人工肛门袋操作程序管理表

病区＿＿＿＿＿＿＿＿＿　　　　　　　　　　　日期＿＿＿＿＿＿＿＿＿

请在下表适当的方框内打"√"：

序号	主要标准要求	是	否	不适用	备注
1	评估正确				
2	操作前、后洗手				
3	用物准备齐全				
4	环境准备符合要求,保护病人隐私				
5	评估病人方法正确				
6*	造口袋大小选择正确				
7*	粘贴造口袋方法正确,位置合适				
8*	能说出护理要点				
9	整理用物符合要求				
10	记录符合要求				
11	仪表、态度、沟通,体现人文关怀				
12	操作熟练				

注:*为质量管理关键点。

三十六、人工气道吸痰操作程序及质量管理标准

人工气道吸痰操作程序

➤ 评估要点

评估有无痰多的征象:人工气道出现可见的痰液,肺部听诊可闻及痰鸣音;评估有无气道分泌物增多引起的气道高压报警、低潮气量报警、氧饱和度下降、呼吸频率过快、呼气末二氧化碳升高等临床症状;排除呼吸机管路积水和(或)抖动等原因引起的锯齿样的流速和(或)压力波形。

➤ 洗手、戴口罩

➤ 用　物

准备听诊器、氧气、流量表、呼吸皮囊(必要时连接PEEP阀)、氧气连接管、无菌手套、一次性治疗碗、生理盐水、一次性吸痰管(外径不超过气管导管内径的1/2)、负压吸引装置。

➤ 解　释

向病人(清醒)或家属(昏迷病人)解释,取得合作。

➤ 叩肺(病情许可)

➤ 协助病人取合适体位

➤ 吸痰前准备

1)按呼吸机纯氧键吸入1～2min纯氧或用呼吸皮囊辅助通气给纯氧呼吸10～15次(或根据病人病情延长吸氧时间)。

2)开动吸引器,试负压。

3)生理盐水倒入一次性治疗碗内。

4)打开吸痰管外包装,暴露末端,戴上无菌手套,一手保持无菌,取出吸痰管,与负压吸引管相连,试吸。

➤ 吸痰操作

1)将吸痰管轻柔地插入气管导管内(不要在负压的状态下插入)。

2)确定吸痰管插入深度的方法(符合一项即可):①病人出现咳嗽反射;②气管导管通畅的情况下,吸引管已经无法再深入;③有肺叶切除的病人可参考外科医生的建议。

3)做间歇性吸引,用食指和拇指旋转吸痰管,边吸边提,在痰多处停留以提高吸痰效率,切忌将吸痰管上下提插;吸引时,负压维持在 80~120mmHg(13.3kPa),最大不超过200mmHg(26.7kPa)。吸引时间不宜超过15s;病人出现氧饱和度下降或呼吸困难时,应立即停止吸引。

4)一次吸引完成后,按呼吸机纯氧键吸入 1~2min 或用呼吸皮囊辅助加压给纯氧呼吸10~15次(或根据病人病情延长时间)后,再行吸引。

5)吸痰管取出后,抽吸生理盐水,冲洗管内痰液,以免阻塞。

6)吸痰过程中观察病人的咳嗽反射,痰液的颜色、量和黏滞度,密切监测心率、血压、呼吸及氧饱和度。

➤ 吸痰后处置

1)立即按呼吸机纯氧键吸入 1~2min 或用呼吸皮囊加压给纯氧呼吸 10~15次(或根据病人病情延长时间),将病人气管导管与给氧装置连接。

2)关闭吸引器,分离吸痰管,封闭吸引管头,将手套反转脱去并包住用过的吸痰管,手套及吸痰管按一次性物品处理。

3)吸痰管、治疗碗每次更换,其余吸痰用物每日更换。贮液瓶(或一次性集液袋)至2/3满应及时更换。

➤ 再次评估

评估病人的呼吸、氧饱和度、痰鸣音、气道内压力、潮气量,并与吸痰前比较。

➤ 安置病人

➤ 整理用物

➤ 洗　手

➤ 记　录

记录病人痰液的颜色、量和黏滞度,必要时记录咳嗽反射的发生情况。

➤ **并发症的预防与处理**

1. 低氧血症

预防:掌握吸痰指征,选择合适的吸痰管,保证吸痰前给纯氧;高 PEEP($\geqslant$10cmH$_2$O)、平均气道压$\geqslant$20cmH$_2$O、吸气时间$\geqslant$1.5s、需高吸入氧浓度($\geqslant$60%)病人吸痰次数$\geqslant$6次/d或断开呼吸机将引起血流动力学不稳定时,应给予封闭式气道内吸引。吸痰过程中严密观察生命体征变化。

处理:若发生低氧血症,则立即停止吸痰,纯氧吸入或呼吸皮囊加压给氧。

2. 气道黏膜损伤

预防:严格掌握吸痰指征,规范执行操作流程,动作轻柔,选择合适的吸痰管。

3. 误 吸

预防:病情允许时,应抬高床头大于30°;管饲喂养的病人在吸痰前可停用管饲营养,必要时进行胃肠减压。

➤ **注意事项**

1. 严格执行无菌操作,严禁在口腔或鼻腔内吸引后,不更换吸痰管又行气管内吸引。

2. 吸痰过程中密切监测心率、血压、呼吸及氧饱和度。

3. 高 PEEP($\geqslant$10cmH$_2$O)、平均气道压$\geqslant$20cmH$_2$O、吸气时间$\geqslant$1.5s、需高吸入氧浓度($\geqslant$60%)病人吸痰次数$\geqslant$6次/d或断开呼吸机将引起血流动力学不稳定时、气道传染性疾病病人(如肺结核等)应给予封闭式气道内吸引。封闭式吸痰管无需每日更换,出现可见污染时,应及时更换;每次使用后应及时冲洗,最长可7d更换。

4. 病人病情允许情况下,吸痰前应予规范的叩肺治疗,并安置合适的体位。

5. 吸引时,最大负压不超过 200mmHg(26.7kPa),切忌将吸痰管上下提插,吸引时间不宜超过15s。

6. 特殊感染病人换下的贮液瓶或一次性集液袋内加消毒液(建议使用含氯消毒剂,用量为痰液量的1/4),静置30min后再倾倒。

7. 不建议在气道内吸引时常规注入痰液稀释液或生理盐水。

8. 必要时,吸痰前行胃肠减压以免吸痰刺激引起反流、误吸。

9. 咳嗽反射、痰液黏滞度、痰液量评估表如下。

项目	程度	临床表现
咳嗽反射	强	咳嗽时闻及明显气流声或痰能自行咳至人工气道
	弱	咳嗽动作弱,气流声较低或不能闻及气流声
	无	无咳嗽动作
分泌物(痰液)的黏滞度	I°	稀痰,状如米汤或泡沫样,吸痰后负压连接管内壁上无痰液滞留
	II°	中度黏痰,痰液如稀米糊,吸痰后负压连接管管内少量滞留,但易被水冲洗干净

续表

项目	程度	临床表现
分泌物(痰液)的黏滞度	Ⅲ°	重度黏痰,痰液外观明显黏稠呈坨,常呈黄色,吸痰后在负压连接管内大量滞留,不易被水冲洗干净
分泌物(痰液)的量	少	24h痰量＜20mL
	中	24h痰量为20～100mL
	多	24h痰量＞100mL

人工气道吸痰质量管理标准及方法

1. 目的:吸痰是通过合适的负压吸引方法将气切、气管插管病人呼吸道内潴留的分泌物吸出,维持呼吸道通畅,改善通气,防治感染。

2. 检查方法:询问、观察。

人工气道吸痰管理程序表

病区_____ 日期_____

请在下表适当的方框内打"√":

序号	主要标准要求	是	否	不适用	备注
1	操作前、后洗手				
2	评估正确				
3	病人体位安置恰当				
4	叩肺部位、方法正确				
5*	吸引前、吸引间歇、吸引后用纯氧键或用呼吸皮囊加压给纯氧				
6	吸痰管选择正确				
7*	插管动作轻柔、敏捷,吸引方法正确				
8*	吸引压力正确				
9*	遵守无菌操作原则				
10	用物处置正确				
11	安置病人舒适体位				
12	再次评估				
13	记录内容符合要求				
14	仪表、态度、沟通,体现人文关怀				
15	操作熟练				

注:*为质量管理关键点。

三十七、经口腔或鼻腔吸痰操作程序及质量管理标准

经口腔或鼻腔吸痰操作程序

➤ **评估要点**

评估病人有无痰多的征象:喉部有痰鸣音或肺部听诊闻及痰鸣音,咳嗽能力差,痰不易咳出,有缺氧症状(氧饱和度下降、呼吸频率过快)。

➤ **洗手、戴口罩**

➤ **用　物**

准备氧气、流量表、呼吸皮囊、面罩、氧气连接管、无菌手套、一次性吸痰管、治疗碗、生理盐水、负压吸引装置、听诊器、餐巾纸,口咽通气管(仅用于无咳嗽或无咽反射病人)。

➤ **解　释**

向病人(清醒)或家属(昏迷病人)解释,取得合作。

➤ **叩肺(病情许可)**

➤ **协助病人取合适体位**

➤ **吸痰前准备**

1)取下病人的活动义齿。
2)开动吸引器,试负压。
3)将生理盐水倒入治疗碗内。
4)打开吸痰管外包装,暴露末端,右手戴上手套保持无菌,取出吸痰管,保持无菌。
5)将无菌吸引管的连接头与负压吸引器管相连,试吸。

➤ **吸痰操作**

1)将吸痰管轻柔地经口或鼻插入咽喉部(不要在负压状态下),待病人吸气时,将导管插

入气管一定深度约20cm或病人有剧烈咳嗽时,立即作间歇性吸引;用右手食指和拇指旋转吸痰管,边吸边提,在痰多处停留以提高吸痰效率,切忌将吸痰管上下提插。吸引时,负压维持在80~120mmHg(13.3kPa),最大不超过200mmHg(26.7kPa);吸引时间不宜超过15s。病人出现氧饱和度下降或呼吸困难时,应立即停止吸引。

2)插管遇到阻力时,可适当变动吸引管头的位置后再行插入,勿强行插入,以免损伤黏膜。

3)如自口腔吸痰有困难,可由鼻腔插入;脑脊液漏的病人禁止经口鼻吸痰。

4)吸痰管取出后,抽吸生理盐水,冲洗管内痰液,以免阻塞。

5)吸痰过程中,观察病人的咳嗽反射,痰液的颜色、量和黏滞度,密切监测心率、血压、呼吸及氧饱和度等。

➤ 吸痰后处置

1)关闭吸引器,分离吸痰管,封闭吸引管头,将手套反转脱去并包住用过的吸痰管。手套及吸痰管按一次性物品处理。

2)吸痰用物每日更换,吸痰管、一次性治疗碗每次更换,贮液瓶/一次性集液袋至2/3满应及时更换。

➤ 再次评估

评估病人的呼吸、氧饱和度、痰鸣音,并与吸痰前比较。

➤ 安置病人

舒适体位,擦净病人面部分泌物。

➤ 整理用物

➤ 洗 手

➤ 记 录

记录病人痰液的颜色、量和黏滞度,必要时记录咳嗽反射的发生情况。

➤ 并发症的预防与处理

1. 低氧血症

预防:把握吸痰时机,控制吸引时间<15s;选择合适的吸痰管;吸引前适当提高吸氧浓度;吸痰过程中严密观察生命体征变化。

处理:立即停止吸痰,提高氧流量或呼吸皮囊加压给氧。

2. 口鼻腔黏膜损伤

预防:规范执行操作流程,动作轻柔。吸引困难或出血风险较大的病人,可建立并通过口咽通气道行气管内吸痰。

处理:加强口腔护理,密切观察口腔黏膜损伤程度,可用氯己定替硝唑含漱液(或多贝尔氏液)、碱性漱口水预防感染。鼻腔黏膜损伤可涂抗生素眼膏。

3. 误 吸

预防:病情允许情况下,应抬高床头大于30°。管饲的病人在吸痰时可停用管饲营养,必要时进行胃肠减压。

➤ **注意事项**

1. 严格执行无菌操作,动作轻柔、敏捷。

2. 病人病情允许情况下,吸痰前应予规范的叩肺治疗,并安置合适的体位。

3. 吸引时,最大负压不超过200mmHg(26.7kPa),切忌将吸痰管上下提插,吸引时间不宜超过15s。

4. 吸痰过程中,密切观察病人反应,监测心率、血压、呼吸及氧饱和度等。

5. 特殊感染病人换下的贮液瓶或一次性集液袋内加消毒液,建议使用含氯消毒剂,用量为痰液量的1/4,静置30min后再倾倒。

6. 必要时,吸痰前行胃肠减压以免吸痰刺激引起反流、误吸。

经口腔或鼻腔吸痰质量管理标准及方法

1. 目的:吸痰是通过合适的负压吸引的方法将病人呼吸道内潴留的分泌物吸出,以维持呼吸道通畅,改善通气,防治感染。

2. 检查方法:询问、观察。

经口腔或鼻腔吸痰质量管理程序表

病区_____　　　　　　　　　　　　日期_____

请在下表适当的方框内打"√":

序号	主要标准要求	是	否	不适用	备注
1	操作前、后洗手				
2	解释				
3*	评估正确				
4	病人体位安置恰当				
5	叩肺部位、方法正确				

续表

序号	主要标准要求	是	否	不适用	备注
6	吸痰管管径选择正确				
7*	插管动作轻柔、敏捷,吸引方法正确				
8*	吸引压力正确				
9*	遵守无菌操作原则				
10	口咽通气管适应证、型号、使用方法正确				
11	用物处置正确				
12	安置病人舒适体位				
13	再次评估				
14	记录内容符合要求				
15	仪表、态度、沟通,体现人文关怀				
16	操作熟练				

注:*为质量管理关键点。

三十七、经口腔或鼻腔吸痰操作程序及质量管理标准

三十八、叩肺操作程序及质量管理标准

叩肺操作程序(附医用震动排痰机操作程序)

➤ 评估要点

1)了解病人病史及叩肺适应证,确定无禁忌证。禁忌证包括不稳定的头颅和(或)脊髓损伤、肺栓塞、大咯血、胸部骨折、多发肋骨骨折、肺癌、肺大泡、哮喘急性发作、急性心梗早期、活动性出血或凝血障碍、未处理的胸腹主动脉夹层动脉瘤等。

2)评估病人缺氧程度、咳嗽能力、痰液黏滞度。

3)听诊肺部,以确定痰液积聚部位。

4)评估病人合作程度。

5)检查背部皮肤情况。

➤ 素质要求(仪表、态度)

➤ 洗手、戴口罩

➤ 用物准备

准备听诊器、枕头,必要时准备吸引设备、吸痰管、呼吸皮囊。

➤ 核　对

用2种方法核对病人身份。

➤ 解　释

➤ 安置合适体位

体位取决于病人病情及所叩的肺段,以利于引流。

➤ 肺叩击

1)方法:掌合成杯状,拇指紧贴四指,用腕部力量,有节奏地扣击肺部,叩击顺序由下至上,由外至内,每肺叶反复扣击1~3min。

2)肺叩击时间:避免在病人生命体征不稳定时或进食前后扣击。

3)禁止肺叩击的部位:禁止在脊柱、胸骨、切口上和胸腔引流管处、肾区、肝区、脾区、女性乳房叩击,避免直接在赤裸的皮肤上叩击。

➤ 取合适体位,指导有效咳嗽

取坐位,双脚着地,身体前倾,或取半卧位,双手环抱枕头;进行数次深呼吸;再深吸一口气,屏气3~5s,进行2~3次短促有力的咳嗽。

➤ 安置病人

➤ 再次评估

评估痰液颜色、性状、黏滞度和量,听取主诉,听诊肺部并与叩肺前比较。

➤ 洗　手

➤ 记　录

➤ 注意事项

1. 严格掌握适应证及禁忌证。

2. 叩肺方法正确为叩击由下至上,由外至内。建议每肺叶反复叩击1~3min,但叩击的力度与时间应以病人能耐受为度。

3. 痰液黏滞度为Ⅲ°的病人,应在改进湿化的基础上叩肺。

4. 严密监测病人血压、脉搏、呼吸及SpO_2变化,重视病人主诉及反应,避免在病人生命体征不稳定时或进食前后进行叩击。

叩肺质量管理标准及方法

1. 目的:利用手部、空气震动的方法,协助病人排出肺部分泌物。

2. 检查方法:询问、观察。

叩肺质量管理程序表

病区_____   日期_____

请在下表适当的方框内打"√":

序号	主要标准要求	是	否	不适用	备注
1	操作前、后洗手				
2	解释恰当				
3*	评估正确				
4*	安置病人体位正确				
5*	肺叩击方法正确				
6*	能指导病人进行有效咳嗽				
7	安置病人舒适体位				
8	再次评估及方法正确				
10	观察、记录正确				
11	能说出叩肺禁忌证及禁忌部位				
12	仪表、态度、沟通,体现人文关怀				
13	操作熟练				

注:*为质量管理关键点。

医用震动排痰机操作程序

➤ 评估要点

1)了解病人病史及适应证,确定病人无禁忌证。

2)评估叩击部位皮肤情况,有无出血点及瘀斑、皮肤感染等。

3)评估病人呼吸形态、咳嗽能力及痰液颜色、性质、量、黏稠度,听诊肺部以确定痰液积聚部位,必要时进行雾化吸入。

4)了解病人及家属意愿、认知和执行能力。

➤ 素质要求(仪表、态度)

➤ 洗手、戴口罩

➤ **用物准备**

准备听诊器、枕头、排痰机(电源、合适的叩击头、一次性叩击头罩,机器性能良好),必要时准备吸引设备、吸痰管、呼吸皮囊。

➤ **携用物至床边**

➤ **核　对**

用2种方法核对病人身份。

➤ **解　释**

➤ **安置合适体位**

体位取决于病人病情及需叩击的肺段,以利于引流。

➤ **肺部震动叩击排痰**

1)排痰机连接电源、开机,设定叩击时间及频率或选择自动模式。叩击频率:15～35CPS/s;叩击时间:10～15min。

2)接叩击接合器和(或)叩击头,套一次性叩击头罩。

3)平稳握住叩击头,由下而上,由外向内叩击,每个部位持续1～2min,再移动到下一个部位,直至整个胸廓。叩击重点部位时,可适当延长时间及增加频率,以促进痰液排出。

4)在叩击治疗的过程中,观察病人生命体征、面色、SpO_2,倾听病人主诉,如有不适或异常,应立即停止操作。

➤ **安置病人**

1)治疗结束后,协助病人取合适体位,5～10min后指导病人进行有效咳嗽,或进行气管内吸引。

2)取坐位,双脚着地,身体前倾,或取半卧位,双手环抱枕头;进行数次深呼吸;再深吸一口气,屏气3～5s,进行2～3次短促有力的咳嗽。

➤ **再次评估**

评估痰液颜色、性状和量,听取主诉,听诊肺部,并与叩击前比较。

➤ **处置机器**

关机拔电源,整理用物,用中性消毒剂擦拭后备用。

➤ **洗 手**

➤ **记 录**

➤ **注意事项**

1. 严格掌握适应证及禁忌证。禁忌证包括胸部接触部位皮肤及皮下感染;肺部肿瘤(包括肋骨及脊柱的肿瘤)及血管畸形;肺结核、气胸、胸水及胸壁疾病,未局限的肺脓肿;出血性疾病或凝血机制异常有出血倾向者,肺出血、咯血;急性心肌梗死、房颤、室颤、心脏内附壁血栓;不能耐受叩击者。

2. 根据病人情况选择合适的叩击头。

(1)普通叩击头:适用于成人,连接叩击接合器使用。

(2)重症叩击头:采用聚氨酯海绵,连接叩击接合器使用,适用于儿童、老人及耐叩击能力较弱者。

(3)轭状叩击头:不需连接叩击接合器使用,有两个接触点,适用于病人胸、背部两侧的治疗。

(4)使用叩击接合器治疗时,叩击接合器上的箭头必须指向病人主气道。

3. 叩击方法正确为由下而上,由外向内叩击,叩击头紧贴皮肤,每个部位持续叩击1~2min。叩击总时间为10~15min,叩击频率为15~35CPS/s,可根据病人病情进行调整。

4. 每日治疗2~4次,餐前1~2h或餐后2h进行治疗。痰液黏稠者治疗开始前可进行20min雾化,治疗中、治疗后嘱病人有效咳嗽以促进排痰;有行走能力的病人可鼓励其下床活动以帮助排痰,无自主能力的病人给予吸痰。

5. 使用一次性叩击头罩以防止交叉感染。

6. 严密监测病人血压、脉搏、呼吸及SpO_2变化,重视病人主诉及反应,避免在病人生命体征不稳定时或进食前后进行叩击。

三十九、雾化吸入操作程序及质量管理标准

雾化吸入操作程序

➤ 评估病人,选择合适的雾化吸入装置

评估病人呼吸音,进行深呼吸和有效咳嗽的宣教。

➤ 素质要求(仪表、态度)

➤ 洗手、戴口罩

➤ 用物准备

准备氧气面罩雾化器或超声雾化器,专用氧气雾化接头(氧气面罩雾化吸入);按医嘱准备雾化液,将雾化液加入雾化器中,根据不同雾化器使用说明要求正确连接。

➤ 携用物至病人床旁

➤ 核　对

用2种方法核对病人身份。

➤ 治疗前宣教

清洁口腔,指导病人采用正确的呼吸方式(缓慢吸气,深吸气后屏气2~3s,缓慢呼气,尽可能通过鼻腔呼出)等。

➤ 安置合适体位

取半坐卧位或坐位,或取侧卧位并抬高床头。

➤ 雾化吸入操作

(1)氧气面罩雾化吸入

1)检查壁式氧气表状态。

2)连接管路。

3）氧流量调节至6～8L/min。

4）面罩罩住口鼻，采用正确的呼吸方式，治疗时间为15～20min。

（2）超声雾化吸入

1）连接电源，打开雾化器，根据病情调节雾量。

2）指导病人含住口含器，采用正确的呼吸方式，治疗时间为15～20min。

➤ 观　察

观察病人的呼吸方式是否正确，有无剧烈、刺激性咳嗽，有无呼吸困难，有无支气管痉挛。必要时减少雾量或停止雾化吸入。

➤ 安置病人

必要时漱口，给予舒适卧位，鼓励并协助病人有效咳嗽、排痰。

➤ 再次评估

听诊两肺呼吸音。

➤ 整理用物

➤ 洗　手

➤ 记　录

➤ 注意事项

1. 遵循无菌操作原则，按医嘱配制雾化液。

2. 雾化前，应先进行肺部评估，闻及病人有明显痰鸣音时，应鼓励病人咳嗽、咳痰后再行雾化吸入，以免痰液引起窒息。

3. 雾化前，宣教正确的呼吸方式和有效咳嗽的方法，并评估病人掌握情况；若病人涂有油性面膏，需清除；嘱病人勿让药液或气溶胶进入眼中，以减少刺激。

4. 雾化过程中密切观察病人呼吸、咳嗽等情况。

5. 使用含激素成分的雾化液时，应嘱病人用药后及时漱口、洗脸。

6. 根据产品说明书进行操作，氧气雾化应选用有减压装置的流量表，禁止连接湿化瓶，以免湿化瓶爆裂。

雾化吸入质量管理标准及方法

1. 目的：湿化气道，稀释痰液，帮助祛痰，改善通气功能。

2. 检查方法：询问、观察、检查记录。

雾化吸入质量管理程序表

病区＿＿＿＿＿＿＿＿＿　　　　　　　　　　　　　　　　　日期＿＿＿＿＿＿＿＿＿

请在下表适当的方框内打"√"：

序号	主要标准要求	是	否	不适用	备注
1	操作前后洗手				
2	用物准备符合要求				
3*	操作前后进行肺部评估,方法正确				
4*	指导病人正确的呼吸方式及有效咳嗽				
5	正确安置病人体位				
6*	正确选择流量表				
7*	不同雾化器操作正确				
8	能说出观察要点及注意事项				
9*	协助病人排痰				
10	用物整理符合要求				
11	记录符合要求				
12	仪表、态度、沟通,体现人文关怀				
13	操作熟练				

注:*为质量管理关键点。

四十一、机械通气病人雾化吸入操作程序及质量管理标准

机械通气病人雾化吸入操作程序

➤ **规范洗手、戴口罩**

➤ **用物准备及质量检查**

雾化器、呼吸机管路(30cm)、手套、遵医嘱准备雾化药物、定量吸入器(MDI)、储雾罐。

➤ **携用物至病人床旁,解释**

用2种方法核对病人身份。

➤ **操作前准备**

1)评估呼吸、循环情况。

2)气道内吸引。

3)将呼吸机延长管移除。

4)移除人工鼻。

5)调整呼吸机参数(成年人):①潮气量＞500mL;②呼吸频率8～12次/min;③吸气时间/呼吸周期＞0.3。

➤ **雾化吸入**

1)喷射雾化

①将雾化液稀释到所需容量(4～6mL)后注入雾化器。

②暂时关闭流量监测,并取下流量传感器。

③如流量传感器不能取下,需在呼气端放置过滤器。

④管路连接:Y形管–呼吸机管路(30cm)–雾化器–吸气端呼吸机管路。

⑤如呼吸机无自带雾化驱动气流,需外接气流6～8L/min。

⑥雾化时间为5～15min,雾化过程中观察雾化器产雾情况。

2)定量雾化

①评估定量吸入器(metered–dose inhaler,MDI)药罐内药物剩余量。

②使用前用双手或体温加热MDI药罐。

③连接储雾罐于吸气管路中。

④在呼吸机吸气开始时按压MDI 1次。

⑤使用吸气暂停3～5s。

⑥两喷间隔时间至少应为20～30s。

➤ **雾化结束**

1)雾化结束移除雾化设备,呼吸机管路恢复至雾化前状态。

2)重新调整呼吸机参数至雾化前状态。

➤ **口鼻腔冲洗**

➤ **整理用物、洗手**

➤ **观察并记录病人对治疗的反应和副作用**

机械通气病人雾化吸入质量管理标准及方法

1. 目的:为机械通气病人进行雾化治疗,降低其痰液黏滞度,促进排痰,缓解气道痉挛。

2. 检查方法:询问、观察。

机械通气病人雾化吸入质量管理程序表

病区_____   日期_____

请在下表适当的方框内打"√":

序号	主要标准要求	是	否	不适用	备注
1	规范洗手、戴口罩				
2	用物准备正确				
3	核对病人身份正确				
4	解释合理				
5*	操作前准备充分,并能说出呼吸机参数要求				
6*	正确连接雾化装置				
7*	雾化操作正确				
8*	雾化结束后呼吸机管路连接正确,参数调整正确				

续表

序号	主要标准要求	是	否	不适用	备注
9	雾化后行口鼻腔冲洗				
10	仪表、态度、沟通,体现人文关怀				
11	操作熟练				

注:*为质量管理关键点。

四十一、普通引流管护理（更换引流袋）操作程序及质量管理标准

普通引流管护理（更换引流袋）操作程序

➤ 评估要点

1）评估病人的病情及腹部体征。

2）评估引流管留置时间、置管深度,评估引流是否通畅,引流液的颜色、性状和量。

3）评估局部有无红、肿、热、痛等感染征象。

4）评估伤口敷料处有无渗出液。

➤ 素质要求(仪表、态度)

➤ 洗手、戴口罩

➤ 用物准备

准备治疗车、治疗盘、无齿血管钳一把、一次性引流袋1只、污物筒1只、治疗碗2只(内置纱布1块、镊子1把)、消毒棉签、污物杯、手套。

➤ 携用物至病人床旁,解释

➤ 核 对

用2种方法核对病人身份。

➤ 戴手套

➤ 安置病人体位

1）取低半卧位或平卧位。

2）保护病人隐私(用床帘、屏风等遮蔽)。

3）将引流管侧上肢放置于胸前,暴露引流管。

➤ **检查伤口,注意保暖**

➤ **准备引流袋**

1)打开引流袋外包装。

2)检查引流袋有无破损、管子有无扭曲。

3)旋紧尾端阀门。

➤ **更换引流袋**

1)引流袋外包装垫在引流管接口下面。

2)挤压引流管。

3)用无齿血管钳夹住引流管尾端上3～6cm。

4)消毒接口处2次(以接口处为中心,上下至少5cm)。

5)取无菌纱布,裹住接口处并进行分离。

6)消毒引流管横截面。

7)连接无菌引流袋,松开血管钳,挤压引流管,观察引流是否通畅。

➤ **妥善放置引流袋,保持有效引流**

粘贴时间标识。

➤ **安置病人,观察引流液的颜色、性状和量**

➤ **健康宣教**

➤ **用物处理**

➤ **洗　手**

➤ **记　录**

➤ **并发症的预防与处理**

1. 感染:避免引流袋位置高于引流管置入口部位,防止引流液发生逆流。定期在无菌操作下更换引流装置,严防感染。

2. 引流不畅:引流管不可受压、扭曲、折叠,经常以离心方向挤捏引流管,若有阻塞可用注射器回抽,禁止擅自冲洗。

3. 非计划性拔管:根据管道放置部位及风险做好相应的标识,防止误拔。有效固定引流管,告知病人或家属翻身、活动时注意引流袋的位置,避免牵拉过紧。对躁动不安的病人应有专人守护或适当加以约束,防止导管滑脱。一旦滑脱及时通知医生处理,并上报意外拔管不良事件。

▶ **注意事项**

1. 严格执行无菌操作,定期更换引流装置。

2. 有效固定引流管,标识清晰,防止导管滑脱或误拔。

3. 保持有效引流。按引流管的放置目的、位置给予不同体位;负压引流时,应保持适宜的负压;保持引流通畅,防止阻塞。

4. 做好病情观察及记录。观察并记录引流液的颜色、性状和量,与病情是否相符,发现异常及时与医生联系。

5. 保持引流管周围皮肤的干燥清洁,有渗液时及时更换敷料,防止皮肤被浸渍损伤。

普通引流管护理(更换引流袋)质量管理标准及方法

1. 目的:①有效引流液体(消化液、腹腔液、脓液、切口渗出液)至体外,降低局部压力,减少感染因素,促进愈合。②作为检测、治疗途径。

2. 检查方法:询问、观察、检查记录。

普通引流管护理(更换引流袋)质量管理程序表

病区＿＿＿＿＿＿＿＿＿＿＿＿　　　　　　　　日期＿＿＿＿＿＿＿＿＿＿＿＿

请在下表适当的方框内打"√":

序号	主要标准要求	是	否	不适用	备注
1	评估正确				
2	操作前、后洗手				
3	用物准备齐全				
4	安置病人卧位合适				
5	检查伤口				
6	检查无菌引流袋质量				
7	挤压引流管方法正确				
8	正确夹闭引流管				
9*	消毒方法正确,严格执行无菌操作				
10*	引流管通畅				

续表

序号	主要标准要求	是	否	不适用	备注
11*	观察及记录引流液的颜色、性状和量				
12*	引流袋位置合适,离地				
13	用物处理符合要求				
14	仪表、态度、沟通,体现人文关怀				
15	操作熟练				

注:*为质量管理关键点。

四十二、胸腔闭式引流管护理(更换一次性Ⅰ型水封瓶)操作程序及质量管理标准

胸腔闭式引流管护理(更换一次性Ⅰ型水封瓶)操作程序

➤ 评估要点

1)评估引流管留置日期、深度、固定情况。
2)评估引流液的颜色、性状及量。
3)评估水柱波动情况,有无气泡溢出及严重程度。
4)评估病人的呼吸情况及局部有无渗液、出血、皮下气肿等。

➤ 素质要求(仪表,态度)

➤ 洗手,戴口罩

➤ 用物准备

准备治疗车、治疗盘、血管钳2把、一次性Ⅰ型水封瓶1只、生理盐水、污物桶、消毒弯盘2只,内放消毒纱布一块、镊子一把,碘伏棉球、手套、治疗巾。

➤ Ⅰ型水封瓶准备

检查装置的有效期,有无破损;按无菌要求向引流装置内倒入生理盐水至水位线,使引流量口位于液面下约2cm。

➤ 携用物至病人床旁

➤ 核 对

用2种方法核对病人身份。

➤ 解 释

➤ 戴手套

➤ 更换引流装置

1）安置病人体位，取低半卧位或平卧位。

2）保护病人隐私（用床帘、屏风等遮蔽）。

3）正确放置引流装置，保证引流装置液平面低于胸壁引流口平面60cm。

4）检查伤口，观察水柱波动情况及有无气泡溢出，引流管周围有无皮下气肿。

5）将治疗巾垫在引流管接口下面，挤压引流管，用两把血管钳夹住胸腔引流管近端。

6）用碘伏棉球消毒引流管接口处2次（以接口处为中心，上下至少5cm）。

7）用纱布裹住脱开连接处。

8）再用碘伏棉球消毒引流管的管口。

9）胸腔引流管与引流装置连接，检查确认引流装置内管在水面下，放开血管钳，检查管道是否通畅，再次挤压引流管。

➤ 妥善放置引流装置，保持有效引流

➤ 妥善安置病人，观察引流液的颜色、性状和量

➤ 健康宣教

➤ 用物处理

➤ 洗　手

➤ 记　录

➤ 并发症的预防与处理

1. 气胸：保持引流系统的密闭性，引流装置内管保持在液面下。更换及转运病人时，需用2把血管钳夹闭胸管。气泡持续溢出的病人在转运途中不能夹闭胸管。有效固定引流管，并留有足够长度，以防翻身、活动时引流管外移或拔脱，导致空气进入胸腔。告知病人或家属翻身、活动时注意引流装置的位置，避免牵拉过紧，对躁动不安的病人应有专人守护或适当加以约束，防止引流管滑脱。一旦发生引流管滑脱，应立即压住敷料或用手捏闭引流口处皮肤，使引流口创缘闭合，以免空气进入胸膜腔；如果引流管与引流装置接口脱开或引流装置损坏，应立即将上段引流管反折，按流程更换引流装置。

2. 胸腔内感染：引流装置应保持无菌，每日更换，更换时应严格执行无菌操作。保持引流口敷料清洁、干燥，保持引流通畅，引流装置液平面应低于胸壁引流口平面60cm，防止逆行感染。密切观察病人体温、引流液的性状等，一旦出现体温升高、畏寒、胸痛加剧、引流液

混浊等,应及时报告医生。

3. 纵隔移位:有持续气泡溢出者更换及转运时引流管忌用血管钳夹闭。全肺切除术后病人胸腔引流管夹闭,根据气管位置由医生开放调压。支气管损伤或肺破裂口较大致漏气严重、胸腔引流管水柱波动过大时,应连接负压吸引促进排气。一旦发生纵隔移位,应立即报告医生处理。

4. 复张性肺水肿:胸腔大量积液引流时,一次放液不超过1000mL。

➤ 注意事项

1. 保持引流通畅。

(1)取半卧位,以利于引流及呼吸。

(2)鼓励病人深呼吸及咳嗽,促使胸膜腔内液体及气体排出,使肺复张。

(3)避免引流管受压或曲折,经常挤压引流管,防止引流管被血块或脓块堵塞。

(4)引流装置内管在液面下超过6cm时,须及时更换引流装置。

2. 评估引流液的颜色、性状和量。

若短时间内胸腔引流管引出血性液体,如引流量>200mL/h连续3h以上,且颜色过深或伴有血块时,应立即报告医生,密切监测病人血压、心率,遵医嘱处理。

3. 拔管指征:引流管中无气体排出,胸腔引流量在100mL/24h以下,引流管中液面波动小或固定不动,听诊呼吸音清晰,胸部X线片显示肺复张良好,可拔除胸腔引流管。拔管后的24h内观察病人的呼吸情况及局部有无渗血渗液、皮下气肿等。发现异常,及时处理。

胸腔闭式引流管护理(更换一次性Ⅰ型水封瓶)质量管理标准及方法

1. 目的:正确地更换Ⅰ型水封瓶,观察引流液的颜色、性状和量,有无气泡,水柱波动情况。

2. 检查方法:询问、观察、检查记录。

胸腔闭式引流管护理(更换一次性Ⅰ型水封瓶)质量管理程序表

病区＿＿＿＿＿＿＿＿＿＿　　　　　　　　　　　　日期＿＿＿＿＿＿＿＿＿＿

请在下表适当的方框内打"√":

序号	主要标准要求	是	否	不适用	备注
1	评估正确				
2	操作前、后洗手				
3	用物准备符合要求				
4*	引流装置准备正确				

第二篇 临床护理技术

序号	主要标准要求	是	否	不适用	备注
5*	严格执行无菌操作				
6	保暖				
7*	连接方法正确				
8*	引流装置位置正确,引流通畅				
9*	引流管接口上方夹2把血管钳,确认夹闭				
10*	保证引流系统密封				
11*	能说出胸腔引流管的护理要点				
12*	确保更换及引流装置引流过程的安全				
13*	检查水柱波动及有无气泡溢出				
14	记录符合要求				
15	仪表、态度、沟通,体现人文关怀				
16	操作熟练				

注:*为质量管理关键点。

四十三、三腔二囊管护理操作程序及质量管理标准

三腔二囊管护理操作程序

➤ 评估要点

1)病人是否有肝硬化病史。

2)胃镜是否提示有食道胃底静脉曲张。

3)病人是否有呕血。

4)病人能否配合吞咽。

➤ 素质要求(仪表、态度)

➤ 洗手、戴口罩

➤ 用物准备

准备治疗盘、治疗巾、三腔二囊管、润滑油(根据产品说明选用)、纱布、棉签、胶布、50mL注射器、治疗碗2只、血管钳2把、夹子3只(根据三腔二囊管种类准备)、剪刀、0.5kg重物连牵引绳、牵引固定架、生理盐水、手套、负压引流袋、污物杯。

➤ 操作前准备

1)戴手套。

2)试气、标识。检查胃管是否通畅,用50mL注射器分别在胃囊注入200mL气体,食道囊注入150mL气体或注入气体量根据产品要求,并做好标识(根据使用的三腔二囊管要求注入气体量)。放在水中观察气囊有无漏气、形状是否符合要求。

3)抽瘪气囊,擦干,用润滑油润滑后置于治疗碗中备用。

➤ 携用物至病人床旁

➤ 核　对

用2种方法核对病人身份。

➤ 解　释

➤ 戴手套

➤ 协助病人取合适卧位

➤ 润滑油再次充分润滑三腔二囊管

➤ 插管(同插胃管法)

➤ 抽吸胃液,听气过水声,这两种方法确认三腔二囊管是否在胃内

➤ 向胃气囊注气200mL,用夹子夹闭胃气囊开口端,并标明注气量

➤ 向外牵拉三腔二囊管至有轻度阻力感,在管尾扎牵引绳与0.5kg重物相连,牵引绳与水平位以45°角悬挂于牵引架上,牵引物距地面10~15cm

➤ 观察如有继续出血,再向食管气囊注气100~150mL,并夹闭食管气囊开口端,标明注气量

➤ 胃管按医嘱接负压袋

➤ 安置病人,整理用物

➤ 健康宣教

➤ 记　录

记录插管时间、充气量、插管深度。

➤ 间歇放松

根据医嘱,每12～24小时放松牵引、食管气囊放气1次,每次15～30min,放松时妥善固定导管。

➤ 评估拔管

1)评估有无再出血。

2)出血停止后,予放松牵引,继续观察24h,如未再出血,放出囊内气体,可拔管。

➤ **用物准备**

准备治疗盘、润滑油、纱布、治疗碗。

➤ **解　释**

➤ **拔　管**

吞服润滑油20～30mL,等待20～30min,如遇阻力,可再次吞服润滑油,不可强行拔管。

➤ **整理用物**

➤ **洗　手**

➤ **记　录**

➤ **并发症的预防与处理**

1. 窒息:胃气囊漏气或破裂使三腔二囊管往外脱出,压迫气管可引起窒息。置管后,应在鼻外管做好明显的标记,保持有效的牵引,一旦发生窒息应立即用剪刀从三岔分口末端剪断导管,使气囊迅速放气,拔出三腔二囊管。一手拉住病人导管端,以免导管滑入胃内。

2. 心律失常:由于胃气囊充气不足而使导管向外滑出,进入食管下段压迫心脏,引起胸骨后不适,严重者出现频繁期前收缩。应遵医嘱适当调整。

3. 食管、胃底黏膜损伤:根据病情遵医嘱定时放松牵引,每12～24小时放松牵引、食管气囊放气1次,每次放气15～30min,以免引起黏膜糜烂、坏死。拔管前先口服液体润滑油20～30mL,轻轻转动导管,使导管和黏膜松开,缓慢、轻柔拉出。拔管时动作一定要轻柔,切忌粗暴,以防鼻腔出血。

4. 吸入性肺炎:由于气囊的填塞,唾液等口腔分泌物不能进入胃,易误入气管引起吸入性肺炎,应及时清理呕吐物、口腔内分泌物等。

➤ **注意事项**

1. 向气囊内注气前需先抽瘪气囊。充气时先充胃气囊再充食管气囊,放气时先放食管气囊再放胃气囊。胃气囊可以单独充气,食管气囊不能单独充气。

2. 为了保证气囊压迫的有效性,必要时可检测气囊压力。正常胃气囊压力为50mmHg,食管气囊为40mmHg。三腔二囊管的固定主要为牵引固定,牵引线与人体纵轴成45°角,但是放松放气时,应用胃管固定方法妥善固定,以防滑脱。

3. 剪刀需悬挂于牵引架上。

4. 留置深度:为55～65cm,为病人剑突至发迹的距离。

5. 留置时间：一般为3~4d,若继续出血可适当延长。

6. 留置期间,每班在鼻腔滴入少许润滑油,以防止管腔与鼻黏膜黏连引起不适以及拔管时鼻出血。

7. 胃管接负压引流袋,保持引流通畅,观察引流液的颜色、性状和量,若出血量大,及时通知医生。

三腔二囊管质量管理标准及方法

1. 目的：门静脉高压病人食道胃底静脉曲张破裂出血的压迫止血。

2. 检查方法：询问、观察。

三腔二囊管质量管理程序表

病区_____　　　　　　　　　日期_____

请在下表适当的方框内打"√"：

序号	主要标准要求	是	否	不适用	备注
1	评估正确				
2	操作前、后洗手				
3	用物准备齐全				
4*	插管前准备充分、正确				
5*	气囊标识清楚				
6*	卧位合适				
7*	能说出正确的插管方法				
8*	能说出胃气囊、食管气囊的充气量				
9*	牵引物重量、距离地面高度、牵引角度恰当				
10	用物处置正确				
11	记录符合要求				
12*	能说出并发症的预防及相应的处理措施				
13*	能说出注意事项				
14*	能说出拔管方法				
15	仪表、态度、沟通,体现人文关怀				
16	操作熟练				

注：*为质量管理关键点。

四十四、胃肠减压操作程序及质量管理标准

胃肠减压操作程序

➤ 评估要点

1）评估病人病情、意识状态、合作程度。

2）评估病人鼻腔有无异常。

3）评估病人有无消化道狭窄或食道静脉曲张等。

4）评估病人以往是否有插管的经历。

➤ 素质要求（仪表、态度）

➤ 洗手、戴口罩

➤ 用物准备

准备治疗盘、一次性胃管、液体石蜡、手套、治疗巾、听诊器、治疗碗内盛生理盐水、纱布、棉签、胶布、负压引流袋、甘油注射器、污物杯。

➤ 携用物至病人床旁

➤ 核　对

用2种方法核对病人身份。

➤ 解　释

➤ 戴手套

➤ 插胃管前准备

1）病人取舒适体位（平卧位、半卧位或坐位）。

2）检查鼻腔是否存在异常，垫弯盘或治疗巾于颌下。

3）清洁鼻腔。

4)检查胃管是否通畅,测量插入胃管的长度并做好标记。

5)液体石蜡润滑胃管。

➤ 插胃管

1)经鼻腔插胃管至咽喉部(约 15cm),嘱病人做吞咽动作(昏迷病人头部抬起,使下颌靠近胸骨柄),同时送入胃管 45～55cm 至胃内(发际至剑突的长度)。

2)病人如出现呛咳、发绀、呼吸困难,立即拔出胃管。

3)病人出现恶心、呕吐,休息片刻,嘱深呼吸再插入胃管。

4)证实胃管在胃内,方法有以下 3 种,但判断胃管位置的金标准是 X 线检查。

①抽出胃液(最可靠)。

②听到气过水声。

③无气体逸出(嘱病人呼吸)。

➤ 固定胃管

1)胃管位置放置合适,病人感觉舒适。

2)有效固定胃管,确保安全。

➤ 连接负压袋

1)保持负压状态,且引流通畅。

2)观察引流液的颜色、性状和量。

3)有效固定。

➤ 安置病人,健康宣教

标识插入胃管的时间、深度。

➤ 用物处理

➤ 洗　手

➤ 记　录

➤ 并发症的预防与处理

1. 误插气管:插管过程中应给予病人合适的体位,把握插管时机,在病人吞咽时插管。严格按操作规程判断胃管位置。及时观察病人有无呛咳,面色、口唇等有无发绀。如发现剧烈呛咳、呼吸困难、发绀等情况,应立即拔出胃管,休息片刻后重新插入。

2. 引流不畅:置管期间应定时检查胃管置管深度,有效固定,避免导管扭曲、折叠;定期挤捏、检查胃肠减压装置,保持引流通畅。

3. 声音嘶哑:勿强行插管,操作时应选择粗细适宜、质地较柔软、表面光滑的胃管以减轻喉咽反射,避免引起环杓关节脱位导致声音嘶哑。

4. 吸入性肺炎:胃肠减压过程中,由于咽喉部分泌物增加而病人又不敢咳嗽或胃肠减压引流不畅导致食管反流,造成吸入性肺炎。应及时清理呕吐物、口腔内分泌物等。

5. 水电解质紊乱胃肠减压持续时间长,大量胃液引出,易导致水电解质紊乱。观察引流物的颜色、性状和量,并记录24h引流总量,监测电解质变化。

(二)注意事项

1. 给昏迷病人插胃管时,应先撤去枕头,头向后仰,当胃管插入15cm时,将病人头部托起,使下颌靠近胸骨柄以增大咽喉部通道的弧度,便于胃管顺利通过会厌部。

2. 插管时若病人出现恶心,应休息片刻,嘱病人深呼吸再插入,出现呛咳、呼吸困难、发绀等情况时,立即拔出胃管,休息后再重新插入。

3. 保持引流袋负压状态,引流通畅。每日更换负压袋,液体量超过1/2~2/3时,及时更换。

4. 观察并记录胃管内引流液的颜色、性状和量。

5. 观察并记录置管深度,有效固定胃管,防止滑脱。

6. 观察病人胃肠道功能恢复情况。

7. 胃管留置期间做好口腔护理。

8. 证实胃管在胃内方法以X线检查为金标准。

胃肠减压质量管理标准及方法

1. 目的:利用负压原理,将胃肠道积聚的气体、液体吸出,减轻胃肠道内压力。适用于消化道及腹部手术,以提高手术安全性,减轻胃肠胀气,促进胃肠道功能恢复。通过对胃肠减压吸出物的判断,可观察病情变化,协助诊断。

2. 检查方法:询问、观察、检查记录。

胃肠减压质量管理程序表

病区_____　　　　　　　　　日期_____

请在下表适当的方框内打"√":

序号	主要标准要求	是	否	不适用	备注
1	评估正确				
2	操作前、后洗手				
3	用物准备正确				

续表

序号	主要标准要求	是	否	不适用	备注
4	插胃管方法正确				
5*	置管深度正确				
6*	证实胃管在胃内的方法正确				
7*	胃管固定安全、舒适				
8*	正确记录胃管内引流液的颜色、性状、量及胃管插入的深度				
9*	引流袋保持在负压状态并保持通畅				
10	能说出胃肠减压的注意事项				
11	仪表、态度、沟通体现人文关怀				
12	操作熟练				

注:*为质量管理关键点。

四十五、穿戴和脱卸防护装备流程
及质量管理标准(以新冠肺炎防护为例)

穿戴防护装备流程

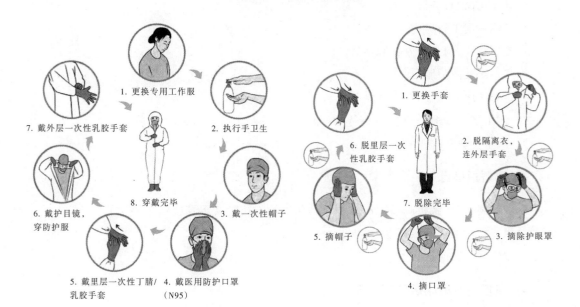

1. 更换专用工作服
2. 执行手卫生
3. 戴一次性帽子
4. 戴医用防护口罩(N95)
5. 戴里层一次性丁腈/乳胶手套
6. 戴护目镜,穿防护服
7. 戴外层一次性乳胶手套
8. 穿戴完毕

1. 更换手套
2. 脱隔离衣,连外层手套
3. 摘除护眼罩
4. 摘口罩
5. 摘帽子
6. 脱里层一次性乳胶手套
7. 脱除完毕

穿个人防护用品:
更换专用工作服、工作鞋—执行手卫生—戴一次性帽子—戴医用防护口罩(N95)—戴里层一次性丁腈/乳胶手套—戴护目镜,穿防护服(备注:对于无脚防护服,加穿防水鞋套,穿一次性隔离衣(根据需要),戴面具/正压呼吸头罩(根据需要)—戴外层一次性乳胶手套。

脱个人防护用品:
手卫生,去除外表面肉眼可见血体液污染物—手卫生,更换外层手套—摘去正压呼吸头罩或自吸过滤式全面罩/面罩(根据需要)—手卫生—脱一次性隔离衣,连外层手套(根据需要)—手卫生,戴外层手套—进入缓冲区①—手卫生,脱防护服,连外层手套(里面反转在外,往下卷)(备注:如有防水鞋套,一并脱去)—手卫生—进入缓冲区②—手卫生,摘去护眼罩—手卫生,摘眼罩—手卫生,摘帽子—手卫生,脱里层一次性乳胶手套—手卫生,离开缓冲区②—手卫生,沐浴更衣,进入清洁区。

➤ **自身准备**

穿上吸汗的棉质背心、裤子、袜子。

➤ **防护用品准备**

准备分体式工作服,一次性手术帽、N95口罩、乳胶/丁腈手套、护目镜、一次性鞋套、一次性防护服、防水隔离衣、一次性面屏、长筒靴套。检查防护用品,确保无破损,并在护目镜、面屏上涂喷防雾液。

➤ **穿衣间**

1)穿分体式工作服、工作鞋。

2)穿鞋套。

3)速干手消毒剂手消毒。

4)戴一次性手术帽。

5)戴医用防护口罩(N95)。

6)戴第一层丁腈/乳胶手套。

7)戴护目镜,调节头带松紧适宜。

8)穿一次性防护服。

9)若防护服无脚套,穿一次性长筒靴套。

10)速干手消毒剂手消毒。

11)戴第二层乳胶手套。

➤ **穿戴后检查**

1)做伸展运动(做扩胸、转身、下蹲等动作以检查防护装置穿戴的牢固度)。

2)相互检查确认穿戴规范、无皮肤暴露。

3)在背部或胸前标记姓名。

➤ **根据需要可以增加的穿戴**

1)速干手消毒剂手消毒。

2)穿防水隔离衣。

3)按需选择戴一次性面屏,调节头带的松紧适宜。

4)戴第三层乳胶手套。

5)按需选择戴正压呼吸头罩,检查装置性能。

➤ **穿戴后检查**

1)相互检查确认穿戴规范。

2)在背部或胸前标记姓名。

➤ **脱卸防护装备流程**

➤ **出隔离病房**

1)速干手消毒剂手消毒。

2)更换最外层手套。

3)速干手消毒剂手消毒。

4)脱正压呼吸头罩或自吸过滤全面罩/面罩。

5)速干手消毒剂手消毒。

6)脱防水隔离衣和最外层手套。

7)速干手消毒剂手消毒。

8)戴外层手套。

➤ 进入第一缓冲间

1)速干手消毒剂手消毒。

2)松靴套系带

3)速干手消毒剂手消毒。

4)脱防护服,连外层手套(里面翻转在外,往下卷),连同靴套一并脱去。

5)速干手消毒剂手消毒。

➤ 进入第二缓冲间

1)速干手消毒剂手消毒。

2)脱护目镜。

3)速干手消毒剂手消毒

4)脱N95口罩。

5)速干手消毒剂手消毒。

6)脱一次性手术帽。

7)速干手消毒剂手消毒。

8)脱一次性鞋套。

9)速干手消毒剂手消毒。

10)脱最内层丁腈/乳胶手套。

11)速干手消毒剂手消毒。

12)戴普通医用外科口罩。

13)离开第二缓冲间。

➤ 进入浴室

1)脱去一次性分体式工作衣。

2)沐浴更衣。

➤ 注意事项

1. 进入病房遵循清洁区第一、第二穿衣间穿戴好防护装备并仔细检查后,经过半污染区,进入污染区的活动线路;离开病房时严格按照流程分别在污染区和半污染区的第一、二脱衣间脱卸相应防护装备,沐浴更衣后方可进入清洁区,整个进出过程必须严格遵循单向循环行走路线。

2. 需结伴同时进出病房,以便互相监督、提醒和协助,不得单人进入隔离区。

3. 按照个人体形、身高选择合适的防护服,避免面部两侧皮肤覆盖不全;连体防护服穿好后拉链锁住,以防抬头时拉链下滑暴露连肩帽和分体式工作衣;连肩帽必须使头部和颈部全覆盖,面屏必须使面部全覆盖;防水隔离衣长度至少延伸到小腿中部,靴套需长及膝盖。

4. 严格执行结伴脱卸防护装备离开污染区域,与同伴相互轮流用含0.05%有效氯消毒剂喷洒消毒后方可脱卸。在喷洒正面时,工作人员屏气,以免吸入含氯气体引起刺激性咳嗽甚至窒息;每脱掉一件防护用品后都必须进行手消毒,必要时更换手套。

5. 分别在间隔有缓冲区域的两个不同房间内完成,并应有宽敞的空间,能使同伴间保持足够的距离,避免触碰,以降低被污染的风险。

穿脱防护装备操作程序质量管理标准和方法

目的:护理通过接触和气溶胶传播疾病的患者,预防可能受到患者血液、体液、分泌物、排泄物的污染。

检查方法:观察穿脱防护装备。

穿脱防护装备操作程序表

病区_____　　　　　　　　日期_____
请在下表适当的方框内打"√":

序号	主要标准要求	是	否	不适用	备注
1	自身准备				
2*	用物准备及质量检查正确				
3*	穿戴顺序正确				
4*	穿戴方法正确				
5*	N95口罩无漏气				
6*	护目镜、面屏头带松紧度适宜				
7*	穿戴后检查方法正确				
8*	穿戴后皮肤无暴露				
9*	脱卸顺序正确				

续表

序号	主要标准要求	是	否	不适用	备注
10*	脱卸方法正确				
11*	脱卸过程无污染				
12	操作熟练				

注：*为质量管理关键点。

四十六、N95口罩穿戴操作程序及质量管理标准

N95口罩穿戴操作程序

➤ **规范洗手**

➤ **用物准备及质量检查**

根据使用者脸型,选择合适型号的口罩。

➤ **整理头发,准备穿戴**

➤ **手呈杯状托住口罩,头带自然下垂,金属鼻夹位于指尖**

➤ **鼻夹向上,将面罩罩住口鼻**

➤ **固定口罩**

1)将下方的头带绕过头顶放在颈后,再将上方系带拉至头顶中部。
2)将扭曲的带子调整好。

➤ **塑 型**

用双手食指指尖从中间开始向两侧下压,使金属鼻夹与自己的鼻梁形状一致。

➤ **做面部密合性试验**

用双手手掌盖住口罩,用力呼气,如果感觉有气体从鼻子两侧、下巴或其他部位泄漏,需要重新调整头带和口罩位置,重新试验,直至没有泄漏;然后同样用双手手掌盖住口罩,用力吸气,如果没有气体从口罩四周漏入,说明口罩与脸密合良好。

N95口罩穿戴操作质量管理标准和方法

1. 目的:预防飞沫传播疾病,能有效地预防医务人员感染病毒和细菌定植。
2. 检查方法:观察。

N95口罩穿戴操作程序表

病区_____　　　　　　　　　　　　　日期_____

请在下表适当的方框内打"√"：

序号	主要标准要求	是	否	不适用	备注
1	操作前洗手				
2*	型号选择正确				
3	手呈杯状托住口罩，头带自然下垂				
4*	戴口罩方法正确				
5*	塑型方法正确				
6*	面部密合性试验正确				
7	操作熟练				

注：*为质量管理关键点。

四十七、动脉血气标本采集操作程序及质量管理标准

动脉血气标本采集操作程序

➤ **评估要点**

1) 评估病人体温、吸氧浓度、血红蛋白计数。

2) 评估穿刺部位皮肤及动脉搏动情况。

3) 评估操作环境。

4) 评估病人配合程度。

➤ **素质要求（仪表、态度）**

➤ **洗手，戴口罩**

➤ **用物准备**

准备注射盘、动脉采血器、手套、检验条形码，注明体温、血红蛋白计数、吸氧浓度。

➤ **携用物至病人床旁**

➤ **核　对**

用 2 种方法核对病人身份。

➤ **解　释**

➤ **戴手套**

➤ **动脉首选桡动脉**

➤ **取合适位置（以桡动脉为例）**

➤ 消 毒

以穿刺点为中心,环行消毒,直径>5cm,连续消毒2次,并消毒操作者定位的食指和中指。

➤ 定 位

消毒后的食指和中指放在动脉搏动最强处或腕横纹上二横指处。

➤ 穿 刺

另一手持针,进针点离定位手食指0.5cm处,进针角度为30°~45°,逆动脉血流方向刺入,注意回血(动脉血色鲜红,且自动回退针芯)。

➤ 拔 针

拔针后立即隔绝空气并轻摇采血器(采血器内不得留有空气),穿刺处压迫至少5min,直至止血。

➤ 标本立刻送检

➤ 整理用物,安置病人

➤ 洗 手

➤ 记 录

➤ 并发症预防与处理

1. 动脉痉挛及血管迷走神经反应:操作前向病人耐心解释,缓解紧张情绪,提高穿刺成功率。

2. 血 肿

(1)预防:抽血完毕后在穿刺部位以指腹按压时间不少于5min,凝血机制障碍者应再适当延长按压时间。禁止环揉,以免引起穿刺局部出血或肿胀。

(2)处理:血肿较小时,可密切观察肿胀范围有无增大,若肿胀逐渐局限,不影响血流时,可不予特殊处理;若肿胀程度加剧,应立即按压穿刺点,局部按压无效时,应给予加压包扎,或遵医嘱处理。

动脉血气标本采集质量管理标准及方法

1. 目的：判断血液酸碱度，观察血液中气体成分的动态变化。
2. 检查方法：询问、观察。

动脉血气标本采集质量管理程序表

病区_____　　　　　　　　　　　　日期_____

请在下表适当的方框内打"√"：

序号	主要标准要求	是	否	不适用	备注
1	评估正确				
2	操作前、后洗手，戴手套				
2	解释，核对病人身份				
3	用物准备正确				
4*	严格执行无菌操作				
5*	穿刺方法正确				
6*	送检采血器内无空气				
7	标本立刻送检				
8	送检化验注明体温、血红蛋白计数、氧浓度				
9	能说出并发症的预防及处理				
10	用物处置正确				
11	仪表、态度、沟通，体现人文关怀				
12	操作熟练				

注：*为质量管理关键点。

四十八、床边快速血糖测定操作程序及质量管理标准

床边快速血糖测定操作程序

➤ 评估要点

1）评估血糖仪性能，检查试纸有效期。

2）评估病人手指皮肤及末梢循环情况。

➤ 素质要求（仪表、态度）

➤ 洗手、戴口罩

➤ 用物准备

准备治疗盘、血糖仪、一次性采血针、相匹配的血糖试纸（试纸密码号与血糖仪内的密码牌一致）、消毒干棉签、75%酒精棉签或医用酒精棉片、污物杯、锐器盒。

➤ 携用物至病人床边

➤ 核　对

用2种方法核对病人身份。

➤ 解　释

➤ 戴手套

➤ 测血糖

1）部位首选无名指指腹两侧。

2）75%酒精棉签或棉片消毒采血部位，待干。

3）将试纸插入血糖仪测量口，完全推入。

4）将采血针对准手指采血部位，采血。

5)见滴血符号吸入血样,用干棉签按压采血点。

6)等待血糖结果,双人核对结果,无误后记录。

➤ **整理用物**

采血针放入锐器盒内,废弃试纸放入医疗垃圾袋内。

➤ **洗　手**

➤ **记　录**

➤ **注意事项**

1. 清洁手指,用酒精消毒皮肤,预防感染。

2. 手指需干后采血,防止血液被稀释,亦不可过分用力挤血。

3. 检查试纸瓶盖是否密闭,每次取出试纸后立即将瓶盖盖紧。试纸应放在阴凉、干燥处,切忌将试纸放入冰箱内,试纸一旦受潮,则不能再使用。

4. 试纸打开后的有效使用时间参照生产商的具体要求。

5. 血糖仪代码应与试纸代码一致。

6. 血糖仪确保在6～44℃的环境下测试。

7. 血糖<2.6mmol/L或血糖>25mmol/L,应按危急值流程处理。

8. 血糖仪应按生产商使用要求定期进行标准液校正。

床边快速血糖测定质量管理标准和方法

1. 目的:了解病人血糖水平,为临床治疗提供依据。

2. 检查方法:观察。

床边快速血糖测定质量管理程序表

病区_____ 　　　　　　　　　　日期_____

请在下表适当的方框内打"√":

序号	主要标准要求	是	否	不适用	备注
1	评估正确				
2	操作前、后洗手				
3	用物准备齐全				
4	检查试纸、一次性采血针的有效期				

续表

序号	主要标准要求	是	否	不适用	备注
5*	试纸密码号与血糖仪内的密码牌一致				
6*	采血部位消毒方法正确				
7	试纸取出后立即将盖子盖紧				
8*	待干后采血				
9*	采血部位、方法正确				
10	吸入血量足够				
11*	正确记录结果,第2人核对				
12*	能说出危急值及处理流程				
13	用物处置正确				
14	仪表、态度、沟通,体现人文关怀				
15	操作熟练				

注:*为质量管理关键点。

第
二
篇

临
床
护
理
技
术

四十九、冰袋物理降温操作程序及质量管理标准

冰袋物理降温操作程序

> **评估要点**

1)评估病人的意识、病情、体温、年龄。

2)评估病人局部皮肤的颜色、温度、有无硬结、淤血等情况,有无感觉障碍及对冷敏感度。

3)评估病人语言表达能力、活动能力和合作程度。

> **素质要求(仪表、态度)**

> **洗　手**

> **用物准备**

准备冰袋、冰袋套、体温计。

> **携用物至病人床旁**

> **核　对**

用2种方法核对病人身份。

> **解　释**

> **操　作**

1)冰袋外套布套,不要直接接触皮肤。

2)冰袋放在体表大血管处,如颈部、腋下、腹股沟等处(禁放颈后、胸腹部、阴囊、足底)。

> **观　察**

1)每10min观察一次放置冰袋部位的皮肤情况,若有苍白、青紫、颤抖、疼痛或麻木感,须立即停止使用。

2)肛温不能低于32℃。

➤ **降温30min后测量体温**

如测腋温,一侧腋窝去除冰袋30min后方可测量。

➤ **整理用物**

➤ **洗　手**

➤ **记　录**

➤ **注意事项**

1. 10~15min更换一次冰袋放置部位,降温时间一般不超过30min,防止发生继发反应,如需长时间降温,间隔1min后再重复使用。降温30min后测量体温,在体温单上做好记录。

2. 化学制冷袋使用前需放入冰箱内吸冷,使用时避免折叠,以免制冷袋破损。用后用消毒液擦拭,平整放入冰箱吸冷备用。

冰袋物理降温操作质量管理标准和方法

1. 目的:物理降温,避免高热对机体产生的损伤。
2. 检查方法:测量、观察、检查记录。

冰袋物理降温操作质量管理程序表

病区_____　　　　　　　　　　　　　　日期_____

请在下表适当的方框内打"√":

序号	主要标准要求	是	否	不适用	备注
1	评估正确				
2	操作前、后洗手				
3*	冰袋使用方法正确				
4*	冰袋放置位置正确				
5*	降温时间不超过30min				
6*	降温30min后测量体温,体温测量部位正确				
7	用物处理符合要求				
8*	病情观察符合要求				

续表

序号	主要标准要求	是	否	不适用	备注
9	记录符合要求				
10	仪表、态度、沟通，体现人文关怀				
11	操作熟练				

注：*为质量管理关键点。

五十、控温仪降温/升温操作程序及质量管理标准

控温仪降温/升温操作程序

➤ 评估要点

评估病人的体温情况。

➤ 素质要求（仪表、态度）

➤ 洗　手

➤ 物品准备

准备水毯并检查仪器性能、管路、控温毯主机、温度传感器，蒸馏水加至水位线、手套。房间气流通畅；主机背侧通风孔与物体间距须大于20cm，以免影响机器散热。

➤ 携用物至病人床头

➤ 核　对

用2种方法核对病人身份。

➤ 解　释

➤ 戴手套

➤ 降温前准备

1）将水毯平铺于床单下，出水口朝床尾。
2）保护枕后、足跟、双肘部，防止压力性损伤发生。
3）将水毯与主机正确连接。
4）连接温度传感器。传感器一端插入主机接口，另一端夹于病人腋窝或插入肛门。

➤ **冰毯使用步骤**

1)打开主机电源,水温表和体温表显示开机时实测温度。

2)选择控温模式。①自动模式:按医嘱设定目标温度范围。亚低温治疗时,温度介于32～36℃;头部重点降温的病人维持鼻腔温度在33～34℃;发热、低温病人的物理降温、升温温度为37℃。②手动模式:高热病人以能耐受、不引起寒战为限;低温病人的水温温度可设定为42℃。

3)自动模式设置目标温度,分动模式设定水温。

4)亚低温治疗按医嘱先使用镇静剂、肌松剂,再采取物理降温。

➤ **观　察**

1)观察水毯运行情况,有无漏水,床单潮湿时及时更换。

2)监护病人病情变化,皮肤、肢端情况及生命体征变化,如有异常,及时通知医生。

➤ **结束使用**

1)治疗时间:亚低温治疗一般为3～5d,不超过10d。升温、降温达到目标温度。

2)复温方法:采用复温法使体温逐渐恢复至正常。先停用控温仪,再停用肌松冬眠复合剂。

3)复温:应缓慢并可控(速度为0.25～0.5℃/h),时间控制在10～12h。

➤ **整理用物**

1)将温度传感器从病人身上和传感器插孔中移除。

2)断开电源线与电源的连接,绕好电源线并将其用尼龙带子固定在后面板上。

3)断开管子和设备的连接。

4)移除毯子。

5)消毒湿巾擦拭毯子后卷起备用。

➤ **洗　手**

➤ **记　录**

记录病人病情、开停机时间、设置温度以及病人生命体征变化、治疗效果。

➤ **低温治疗并发症的预防和处理**

1. 心律失常:低温治疗期间,应行心电监护。一旦发生心律失常,应立即通知医生,遵医嘱用药。

2. 呼吸抑制:使用肌松剂、镇静剂时,观察病人的呼吸变化,必要时行机械通气;有效及时排痰,保持呼吸道通畅。

3. 凝血功能障碍(或出血倾向):密切观察病人皮肤、黏膜有无出血,定期检测凝血功能。

4. 电解质紊乱(常见低钾血症):定期检测血电解质;记录24小时液体出入量。若有异常,按医嘱处理。

5. 低血压:动态监测血压的变化;记录24小时液体出入量;使用过程中避免激烈翻动或搬动病人。

6. 皮肤损伤:因冰毯置于病人躯干部、背部及臀部,皮肤温度较低,血液循环减慢,容易发生压力性损伤,应每1~2小时更换体位;耳郭、枕后、足后跟等部位做好保护;保持床单干燥平整,注意观察肢体温度、颜色,评估末梢循环情况。

7. 寒战:寒战作为身体温度应激的主要机制,会影响降温管理的效果。降温同时注意保暖,以预防寒战。降温速度不易过快,以每小时降低1~1.5℃为宜。

➤ **注意事项**

1. 冰毯铺放平整,管路保持通畅,避免弯曲、折叠,以免水循环受阻,影响降温效果。

2. 注意观察体温探头的放置位置,检查有无脱落。

3. 严密监测病人血压、脉搏、呼吸、体温的变化,低温状态可引起血压降低和心率减慢,尤其是儿童和老年病人。

4. 亚低温治疗时,根据医嘱先用肌松剂或镇静剂,再用冰毯降温;停止亚低温治疗时,先停冰毯,后停肌松剂或镇静剂,防止寒战发生。

冰毯降温操作质量管理标准和方法

1. 目的:用于危重病人目标体温管理,尤其是脑损伤病人或心肺复苏后病人的神经保护治疗。

2. 检查方法:测量、观察、检查记录。

冰毯降温操作质量管理程序表

病区＿＿＿＿＿＿＿＿＿＿　　　　　　　　　　　　　日期＿＿＿＿＿＿＿＿＿＿

请在下表适当的方框内打"√":

序号	主要标准要求	是	否	不适用	备注
1	评估正确				
2	操作前、后洗手				
3	检查冰毯仪器性能,并加水至水位线				

续表

序号	主要标准要求	是	否	不适用	备注
4	控温前测量体温并记录				
5*	检查病人皮肤,骨突部位做好皮肤保护				
6*	水毯垫放平整,防止管道折叠				
7*	开机步骤、设置模式和温度正确				
8	监测病人体温变化并记录				
9	观察皮肤情况,预防皮肤损伤				
10	监测生命体征变化,及时记录				
11*	亚低温治疗开始及结束时,冰毯及镇静、肌松药物的使用和停止顺序正确				
12	床单潮湿时及时更换				
13	能说出冰毯降温的并发症和处置措施				
14	仪表、态度、沟通,体现人文关怀				
15	操作熟练				

注:*为质量管理关键点。

五十一、病人身体约束操作程序及质量管理标准

病人身体约束操作程序

➤ **评估要点**

1)明确约束原因。

2)评估病人病情、意识状态、精神状况、肢体活动度。

3)评估约束工具类型、约束部位和时间。

4)评估约束部位皮肤完整性、血运情况。

5)评估病人生理、心理需要。

➤ **素质要求(仪表、态度)**

➤ **洗　手**

➤ **用物准备**

准备约束带、约束手套或约束衣。

➤ **核　对**

用2种方法核对病人身份。

➤ **解　释**

➤ **操　作**

根据医嘱选择约束工具及相应的约束部位,妥善固定,避免过度牵拉,尽可能保持病人安全范围内的最大功能活动度。

➤ **观察、记录**

1)记录约束原因、开始时间、方式、部位、局部皮肤完整性、血运情况。

2)观察约束过程中约束的有效性、松紧度(以能伸进1手指为宜)、舒适度(尽可能使肢体处于功能位置),局部皮肤、血运情况并记录。

3）每2小时放松1次，每次3～5min，并记录。

➤ **停止约束**

➤ **整理用物**

➤ **洗　手**

➤ **记　录**

记录约束停止时间，局部皮肤、血运情况。

➤ **注意事项**

1. 严格掌握适应证，根据医嘱实施约束，注意维护病人自尊。使用前向病人及家属解释，并取得知情同意。

2. 约束期间满足病人喝水、进食、如厕等需求。

3. 约束带松紧适度、约束肢体抬高，防止肢端水肿，尽可能使肢体处于功能体位。

4. 正确使用各种约束工具，如遇火灾或其他紧急情况时易于取下。

5. 肩部约束时，注意松紧适度，避免约束过紧导致呼吸困难；若有病人气促、胸闷主诉，应立即检查肩部约束工具是否约束过紧。

6. 如非必须，应及时解除约束工具。

7. 帮助性措施：止痛和安慰手段；在条件允许情况下，尽量将病人移至靠近护士站的房间；减少噪声；经常帮助病人变换体位；向病人宣传相关内容。

病人身体约束质量管理标准及方法

1. 目的：预防病人伤害自己或他人；协助意识欠清且躁动不安的病人安静卧床休息，预防意外发生。

2. 检查方法：评估、观察、检查记录。

病人身体约束质量管理程序表

病区_____　　　　　　　　　　日期_____

请在下表适当的方框内打"√"：

序号	主要标准要求	是	否	不适用	备注
1	评估正确				

续表

序号	主要标准要求	是	否	不适用	备注
2	操作前、后洗手				
3*	约束医嘱合法有效				
4	向病人和家属说明使用约束工具的目的和必要性,并取得知情同意				
5*	正确使用约束工具				
6	记录符合要求				
7*	能说出约束期间的观察要点				
8*	能说出约束的注意事项				
9	仪表、态度、沟通,体现人文关怀				
10	操作熟练				

注:*为质量管理关键点。

五十二、病人轮椅转运操作程序及质量管理标准

病人轮椅转运操作程序

➤ **评估要点**

1）评估病人病情、意识状态。

2）评估病人损伤部位、肢体受限情况及合作程度等。

3）评估轮椅性能。

➤ **素质要求（仪表、态度）**

➤ **洗　手**

➤ **用物准备**

再次检查轮椅的制动性能、轮子的活动度、安全带锁扣的完整性。

➤ **轮椅推至床旁，与床呈30°~45°角，拉上手刹，翻起脚踏板**

➤ **核　对**

用2种方法核对病人身份。

➤ **解　释**

➤ **转移病人至轮椅**

1）协助病人穿好衣服及鞋子。

2）扶病人缓慢坐于床缘，嘱双手掌撑在床面上维持坐姿。

3）护士面对病人，两脚前后分开，嘱病人双手置于护士肩上，护士单手环绕病人的腰部，协助病人下床站立、移向轮椅，让病人扶住轮椅把手，转身坐入轮椅。

4）系好安全带。

5）翻上脚踏板，指导病人双脚放置于踏板上（冬季注意保暖），打开手刹。

> **运送病人**

> **下轮椅**

1)将轮椅推至床旁,轮椅椅背与床尾平齐。

2)病人面向床头,拉手刹,翻起脚踏板。

3)护士立于病人面前,两脚前后分开,屈膝曲髋,单手置于病人腰部,病人双手放于护士肩上。

4)协助病人站立、转身、慢慢坐回床缘,扶上病床。

> **安置病人**

> **轮椅消毒**

> **洗　手**

> **注意事项**

1. 扶病人起床时,动作缓慢,停顿数秒无不适时再进行下一个动作,防止体位性低血压。

2. 病人上下轮椅时,确定手刹已刹住,以保证安全。

3. 推轮椅时,确保已系好安全带。嘱病人手扶轮椅扶手,身体尽量向后靠,勿向前倾或自行下轮椅。

4. 进电梯时,工作人员先行,以后退方式将轮椅拉入电梯,下坡时要减慢速度。

5. 运送过程注意保暖,妥善安置导管,随时观察病人病情变化。

病人轮椅转运质量管理标准及方法

1. 目的:护送能坐起但不能行走的病人。

2. 检查方法:询问、观察。

病人轮椅转运质量管理程序表

病区_____　　　　　　　　　　日期_____

请在下表适当的方框内打"√":

序号	主要标准要求	是	否	不适用	备注
1	操作前、后洗手				

续表

序号	主要标准要求	是	否	不适用	备注
2	用物准备,检查轮椅性能(制动性、轮子活动度、安全带锁扣)				
3	轮椅放置正确				
4	核对病人信息				
5*	协助病人上下床做到安全、节力				
6*	安全带的使用有效				
7*	注意保暖				
8*	推行方法正确				
9	推行过程中观察病人情况				
10	轮椅的消毒方法正确				
11	仪表、态度、沟通,体现人文关怀				
12	操作熟练				

注:*为质量管理关键点。

五十三、病人转运床转运操作程序及质量管理标准

病人转运床转运操作程序

➤ 评估要点

1)评估病人病情、意识状态。

2)评估病人损伤部位、肢体受限情况及合作程度等。

3)评估转运床性能。

4)评估各种转运设备的性能(如转运呼吸机、转运钢瓶、移动吸引器、移动监护仪、转运微泵等)。

5)评估转运时药物使用情况。

➤ 素质要求(仪表、态度)

➤ 洗 手

➤ 用物准备

准备性能良好的转运床,各种转运设备以及药物。

➤ 转运床推至床旁

➤ 核 对

用2种方法核对病人身份。

➤ 解 释

➤ 连接好转运设备,搬运病人

(1)"过床易"使用法:适用于不能自行活动的病人。

1)移开床旁桌、椅,推转运床与床平行。

2)2名护士分别站于转运床与病床的两侧,病床侧护士按翻身方法将病人向同侧翻30°

左右,转运床侧护士将"过床易"平放在病人身下1/3或1/4,转运床靠紧床边,与床的平面处于同一水平,固定脚轮刹车。

3)床侧护士将病人双手交叉抱于胸前,同侧腿交叉置于对侧腿上。

(2)挪动法:适用于病情允许,并能在床上配合的病人。

1)移开床旁桌、椅。

2)协助病人缓慢移至床边,停顿数秒无不适再行下一步操作。

3)将转运床紧靠床边,固定脚轮刹车。

4)确保头部高于足部,当转运床高于病床时,挪动顺序应遵循上半身、臀、下肢的顺序向转运床移动;自转运床移回床时,顺序相反,先移动下肢,再移上半身。

5)协助病人取合适卧位,拉起床栏,整理床单位。

(3)单人搬运法:适用于体重较轻或儿童,且病情允许的病人。

1)推转运床至床尾,使转运床头端与床尾呈钝角,固定脚轮刹车。

2)护士立于床边,屈膝,两脚前后分开,一臂自病人腋下伸至对侧肩部外侧,另一臂伸至病人大腿下。病人双臂交叉于护士颈部。

3)护士抱病人移步转身,轻放于转运床中央。

4)协助病人取合适卧位,拉起床栏,整理床单位。

(4)两人或三人搬运法:适用于病情较轻,但自己不能活动且体重又较重的病人。

1)推转运床至床尾,使转运床头端与床尾呈钝角,固定脚轮刹车。

2)护士站在病床边,将病人两手交叉置于胸腹部。

3)两人搬运时:甲一手臂托住病人头、颈、肩部,另一手臂托住腰部;乙一手臂托住臀部,另一手臂托住腘窝处,两人同时托起病人,并使其身体向护士倾斜,同时移步向转运床,将病人轻放于转运床中央,盖好盖被。

4)三人搬运时:甲托住病人头、颈、肩和背部,乙托住病人腰和臀部,丙托住病人腘窝和小腿部,三人同时托起病人,并使其身体向护士倾斜,同时移步向转运床,将病人轻放于转运床中央。

5)协助病人取合适卧位,拉起床栏,整理床单位。

(5)四人搬运法:适用于颈、腰椎骨折,或病情较重的病人。

1)移开床旁桌、椅。

2)转运床紧靠床边,大轮端靠床头,固定脚轮刹车。在病人腰、臀下铺中单。

3)甲站在床头,托住病人头、颈、肩部;乙站在床尾,托住病人双腿;丙和丁分别站在病床和转运床两侧,紧紧抓住中单四角,四人同时将病人抬起,轻稳放置于转运床中央。

4)协助病人取合适卧位,拉起床栏,整理床单位。

➤ **运送病人**

➤ **转运床消毒**

➤ 洗　手

➤ **注意事项**

1. 搬运时,动作轻稳,尽量使病人的身体靠近搬运者。多人搬运时,应由一人发出指令,确保动作协调一致。

2. 推转运床时,护士站在病人头侧,便于观察病人病情,注意病人的面色、呼吸及脉搏的变化。

3. 转运床上下坡时,速度适宜,病人头部应在高处一端;进出门时,避免碰撞,以免引起不适。

4. 转运过程中,应当固定好各类导管,防止滑脱。

5. 注意保暖。

病人转运床转运质量管理标准及方法

1. 目的:运送不能起床的病人。
2. 检查方法:询问、观察。

病人转运床转运质量管理程序表

病区＿＿＿＿＿＿＿＿＿　　　　　　　　　日期＿＿＿＿＿＿＿＿＿

请在下表适当的方框内打"√":

序号	主要标准要求	是	否	不适用	备注
1	评估正确				
2	操作前、后洗手				
3	用物准备				
4	转运床放置正确				
5	核对病人身份信息				
6*	搬运方法正确				
7*	过床易使用正确				
8*	搬运过程中注意节力原则				
9*	搬运过程中固定好各类导管				
10*	注意保暖				
11*	病人安全(床栏拉起)				

第
二
篇

临
床
护
理
技
术

续表

序号	主要标准要求	是	否	不适用	备注
12*	运送方法正确（特别是上、下坡）				
13*	转运过程中观察病人情况				
14	转运床的消毒				
15	仪表、态度、沟通，体现人文关怀				
16	操作熟练				

注：*为质量管理关键点。

五十四、尸体护理操作程序及质量管理标准

尸体护理操作程序

➤ 评估要点

1)明确病人死亡时间

2)评估尸体清洁程度,有无伤口、引流管等。

3)评估死者家属的心理状态、合作程度及宗教信仰。

➤ 素质要求(仪表、态度)

➤ 洗手、戴口罩

➤ 用物准备

准备屏风、毛巾、擦浴脸盆内盛温水、梳子、弯盘、棉球、棉签、血管钳(弯)、裹尸单、别针、尸体识别卡3张、隔离衣、手套、绷带、剪刀、尸体衣裤、无菌敷料。

➤ 穿隔离衣,戴手套

➤ 解 释

1)向家属解释,安慰家属,尊重其信仰。

2)保护死者隐私(用床帘、屏风等遮蔽)。

➤ 操 作

1)撤去一切治疗用物。

2)将床放平,使尸体仰卧,头下置一枕头,两臂置于身体两侧。

3)装上义齿,闭合口、眼。

4)洗脸,擦身,更换衣裤。

5)必要时棉球塞口、鼻、耳道、阴道、肛门,缝合或包扎伤口、更换敷料。

6)胸前别一张尸体识别卡。

7)将体位摆放端正,用裹尸单包裹尸体,用绷带在胸部、腰部、踝部固定,别上第二张尸

体识别卡。

8)用转运床送至尸体存放间,交第三张尸体卡。

➤ **终末消毒**

➤ **洗　手**

➤ **记　录**

➤ **注意事项**

1. 由医生确认并开具死亡诊断书,经抢救无效,明确死亡,方能进行尸体料理。
2. 死者家属不在时,应尽快通知家属,尽快料理尸体,以防僵硬。
3. 为防止体液外溢,用棉球填塞口、鼻、喉、肛门、阴道等,但切勿外露。
4. 尸体护理时,态度严肃认真,尊重死者,维护死者隐私权,安置于自然体位。
5. 传染病病人按隔离原则进行。
6. 死者遗物及时交给家属,若家属不在,则由两人清点,妥善保管。

尸体护理质量管理标准及方法

1. 目的:清洁尸体,无渗液、无污迹,姿态良好,尊重逝者,安慰家属,减轻哀痛。
2. 检查方法:观察、检查。

尸体护理质量管理程序表

病区＿＿＿＿＿＿＿＿＿＿　　　　　　　　　日期＿＿＿＿＿＿＿＿＿＿

请在下表适当的方框内打"√":

序号	主要标准要求	是	否	不适用	备注
1	操作前、后洗手				
2	用物准备齐全				
3*	尊重死者、安慰家属				
4	有屏风遮挡				
5*	如需要,各孔道有棉球填塞;衣裤平整				
6*	逝者清洁、整齐、安详				
7*	伤口无渗液				

续表

序号	主要标准要求	是	否	不适用	备注
8	尸体识别卡填写完整、放置正确				
9	终末消毒完善				
10	仪表、态度、沟通,体现人文关怀				
11	操作熟练				

注:*为质量管理关键点。

参考文献

Balzer K, Pohl C, Dassen T, et al.The Norton, Waterlow, Braden, and Care Dependency Scales:comparing their validity when identifying patients'pressure sore risk. J Wound Ostomy Continence Nurs, 2007, 34(4): 389-398.

Curley M A, Razmus I S, Roberts K E, et al. Predicting pressure ulcer risk in pediatric patients: the Braden Q Scale. Nurs Res, 2003, 52(1): 22-33.

Curley M, Hasbani N R, Quigley S M, et al. Predicting Pressure Injury Risk in Pediatric Patients: The Braden QD Scale. J Pediatr, 2018, 192: 189-195.

Huffines B, Logsdon M C. The Neonatal Skin Risk Assessment Scale for predicting skin breakdown in neonates.Issues Compr Pediatr Nurs, 1997, 20(2): 103-114.

Lund C H, Osborne J W.Validity and reliability of the neonatal skin condition score. J Obstet Gynecol Neonatal Nurs, 2004, 33(3): 320-327.

Quigley S M, Curley M A. Skin integrity in the pediatric population: preventing and managing pressure ulcers. J Soc Pediatr Nurs, 1996, 1(1): 7-18.

Shi C, Dumville J C, Cullum N. Evaluating the development and validation of empirically-derived prognostic models for pressure ulcer risk assessment: A systematic review. Int J Nurs Stud, 2019, 89: 88-103.

Waterlow J. Pressure sores: a risk assessment card. Nurs Times, 1985, 81(48): 49-55.

办公厅.卫生部关于印发《急诊科建设与管理指南(试行)》的通知:卫医政发〔2009〕50号.北京:卫生部.[2009-05-25].http://www.nhc.gov.cn/bgt/s9509/200906/1239a65af0d04b64af703e9704cf856e.shtml

办公厅.卫生部关于印发《综合医院分级护理指导原则(试行)》的通知:卫医政发〔2009〕49号.北京:医政医管局.[2009-05-22].http://www.nhc.gov.cn/yzygj/s3593/200905/bc4b8bab01d146b8a024fad4746854eb.shtml.

鲍雨婷.危重症患者便失禁性皮炎及与压疮发生相关性研究.天津医科大学,2018.

陈佳佳,童莺歌,黎晓艳,等.中文版行为疼痛评估工具的研究进展.护理研究,2017,31(32):4043-4047.

丁淑贞,张素等.ICU护理学.北京:中国协和医科大学出版社,2015.

法规司.医疗机构临床用血管理办法:卫生部令(第85号).北京:卫生部,[2012-3-19].http://www.nhc.gov.cn/fzs/s3576/201808/c62ef981584e4705bbc072748ad4966b.shtml

法规司.中华人民共和国传染病防治法实施办法：中华人民共和国卫生部令（第17号）.北京.国务院.[1991-12-06].http://www.nhc.gov.cn/fzs/s3576/201808/58d2b24710c14c2f97ae6de5a8059b73.shtml.

法规司.中华人民共和国献血法：中华人民共和国主席令（第九十三号）.北京：中华人民共和国主席，[1997-12-29].http://www.nhc.gov.cn/fzs/s3576/201808/d7f8887cb0d340a48ee78d347b6ea346.shtml

冯秀兰，彭刚艺.医院消毒供应中心建设与管理工作指南.广州：广东科技出版社，2011.

付秀云.医用粘胶剂相关性皮肤损伤的国内外研究现状.护士进修杂志，2018，33（18）：1665-1668.

桂园园，范玲.NICU新生儿医用粘胶相关性皮肤损伤的风险评估及预防措施.中华护理杂志，2016，51（8）：979-983.

郭卫婷.老年患者医用胶粘剂相关性皮肤损伤预防的证据总结及实证研究.山东大学，2019.

国家卫生和计划生育委员会.危重新生儿救治中心建设与管理指南.发育医学电子杂志，2018，6（1）：7-14.

国家卫生和计划生育委员会通告 国卫通〔2013〕6号.中华人民共和国国家卫生和计划生育委员会公报，2013-11-14（11）.

国家卫生计生委医院管理研究所护理中心.护理敏感质量指标实用手册（2016版）.北京：人民卫生出版社，2016.

胡必杰，郭燕红.医院感染预防及控制.上海：上海科技出版社，2010.

黄灿，马玉霞，蒋梦瑶，等.压力性损伤风险评估工具的研究进展.上海护理，2021，21（1）：50-53.

黄晓军.实用造血干细胞移植.北京：人民卫生出版社，2014.

冷飞燕，赵金龙.机械通气病人肠内营养同时行胃肠减压对呼吸机相关性肺炎的影响.中华护理杂志，2012，47（6）：504-505.

李麟荪，徐阳，林汉英.介入护理学.北京：人民卫生出版社，2015.

李玮桐.早产儿医用粘胶相关性皮肤损伤危险因素分析及其列线图的建立与评价.青岛：青岛大学，2019.

李霞，胡艳玲，万兴丽.《预防医用粘胶相关皮肤损伤的最佳实践国际共识》解读.护理研究，2021，35（10）：1693-1696.

李盈，张中军.复张性肺水肿的临床诊治进展.中华临床医师杂志：电子版，2016，10（7）：1025-1028.

刘超.失禁相关性皮炎评估工具的研究进展.中华护理教育，2018，15（1）：73-75.

刘慧娟，陈华，杨园园，等.新生儿皮肤损伤风险评估工具的构建.中国护理管理，2019，19（12）：1785-1790.

刘明，陈利琴，郑佳丽.儿童疼痛行为量表在唇腭裂患儿术后疼痛评估中的应用及其信效度.解放军护理杂志，2012，29（13）：20-22.

刘希英,乔红.探讨胃肠减压的并发症与操作时的注意事项.世界最新医学信息文摘:电子版,2016,16(29):246-247.

美国医疗机构评审国际联合委员会医院评审标准中文版.6 版.北京:中国协和医科大学出版社,2017.

瞿小龙,黄慧,李来娟,等.儿童压力性损伤风险评估工具和影响因素研究进展.中华现代护理杂志,2020,26(29):4136-4139.

任昱燊.压力性损伤风险评估工具的汉化及应用研究.天津医科大学,2019.

省卫生计生委医政处.浙江省卫生计生委关于印发浙江省护理事业发展规划(2017—2020年)的通知.http://www.zjwjw.gov.cn/art/2017/11/20/art_1202194_13127010.html.

唐绪容,周蓉,屈虹,等.儿童压力性损伤风险评估量表的比较分析.护理学杂志,2019,34(18):58-61.

童笑梅,封志纯.早产儿母乳喂养.北京:人民卫生出版社,2017.

童莺歌,田素明.疼痛护理学.浙江:浙江大学出版社,2016.

涂家红,张明清,赵斌.危险性急性上消化道出血141例临床诊治分析.中华急诊医学杂志,2018,27(5):518-523.

王泠,郑小伟,马蕊,等.国内外失禁相关性皮炎护理实践专家共识解读.中国护理管理,2018,18(1):3-6.

王琦.现代医院门诊流程管理.北京:军事医学科学出版社,2011.

王启.三种压疮风险评估量表在手术患者中的应用研究.郑州大学,2019.

王亚珂,贺芳,杨依慧,等.预防新生儿医用粘胶相关性皮肤损伤的最佳证据总结.广州医药,2021,52(3):104-107.

王亚丽,马继红.ICU监护手册一本通.北京:中国医药科技出版社,2013.

王亚婷.三种压力性损伤风险评估量表在ICU心脏外科术后患者中的应用研究.新疆医科大学,2019.

王玉龙,高晓平,龚尊科.神经康复学评定方法.北京:人民卫生出版社,2015.

温贤秀,孙晓燕.临床护理人员岗位培训.北京:人民卫生出版社,2013.

吴光英,陈劼,金爱丽,等.中文版Braden QD压力性损伤风险评估量表在患儿中的信效度研究.护理学杂志,2021,36(5):47-51.

吴仕英,肖洪松.老年综合健康评估.成都:四川大学出版社,2015.

吴欣娟,张晓静.护理管理工具与方法实用手册.北京:人民卫生出版社,2015.

熊振芳,李春卉,陈丽.基础护理学.武汉:华中科技大学出版社,2017.

胥小芳,孙红,李春燕,等.《动脉血气分析临床操作实践标准》要点解读.中国护理管理,2017,17(9):1158-1161.

杨明玉.外科护士规范操作指南.北京:中国医药科技出版社,2016.

杨霞,马俊,刘华平.重症监护病房语言交流障碍病人疼痛评估的研究进展.中国护理管理,2014,14(4):388-390.

姚飞,万荣,李凯.三腔二囊管辅助急诊内镜下治疗食管胃底静脉曲张破裂出血的临床研究.中国内镜杂志,2016,22(8):57-60.

姚蕴伍.护理管理与临床护理技术规范.杭州:浙江大学出版社,2004.

医政医管局.关于印发《医疗废物分类目录》的通知:卫医发〔2003〕287号.北京:卫生部、国家环保总局.[2003-10-10].http://www.nhc.gov.cn/yzygj/s3573/200804/e67ad21c68ec4032a283 29823bfb875f.shtml.

医政医管局.关于印发医疗质量安全核心制度要点的通知:国卫医发〔2018〕8号.北京:国家卫生健康委员会.[2018-04-18].http://www.nhc.gov.cn/yzygj/s3585/201804/aeafaa4fab304bd d88a651dab5a4553d.shtml.

医政医管局.国家卫生计生委办公厅关于开展优质护理服务评价工作的通知:国卫办医函〔2014〕522号.北京:国家卫生计生委办公厅.[2014-06-16].http://www.nhc.gov.cn/yzygj/ s3593/201407/8c99ec14e65f4289894a66c279edd08b.shtml

医政医管局.国家卫生计生委办公厅关于印发新入职护士培训大纲(试行)的通知:国卫办医发〔2016〕2号.北京:国家卫生计生委办公厅.[2016-01-22].http://www.nhc.gov.cn/yzygj/ s3593/201602/6ae15991f91e41e795e7f9ecb9047d32.shtml

医政医管局.新入职护士培训大纲(试行):国卫办医发〔2016〕2号.北京:国家卫生计生委办公厅,[2016-1-22].http://www.nhc.gov.cn/yzygj/s3593/201602/6ae15991f91e41e795e7f9ecb9 9047d32.shtml

曾娟琴,周燕红,高露,等.胸腔闭式引流病人应用集束化护理的效果研究.护士进修杂志,2017,32(12):1059-1062.

张斌,李瑞杰,姜生茂,等.ICU目标体温管理:法国指南.中国急诊医学杂志,2017,26(8):858-859.

张莉,彭刚艺.病人安全高危风险评估及护理管理.上海:第二军医大学出版社,2013.

张鹭鹭,王羽.医院管理学.2版.北京:人民卫生出版社,2003.

张素,乔红梅,王雯.呼吸科护士操作规范指南.北京:中国医药科技出版社,2017.

赵正言.实用儿科护理.北京:人民卫生出版社,2009.

浙人社发〔2013〕229号《浙江省人力资源和社会保障厅、浙江省财政厅、浙江省卫生厅关于提高护士待遇有关问题的通知》.

中国医师协会儿童健康专业委员会母乳库学组,中华医学会儿科学分会儿童保健学组,编辑委员会中华儿科杂志.中国大陆地区人乳库运行质量与安全管理专家建议.中华儿科杂志,2017,55(8):577-579.

中国医师协会儿童重症医师分会,中华医学会儿科学分会急救学组,中华医学会急诊医学分会儿科学组.中国儿童重症监护病房分级建设与管理的建议.中华儿科杂志,2016,54(1):17-22.

中国医师协会新生儿科医师分会.早产儿治疗用氧和视网膜病变防治指南(修订版).中华实用儿科临床杂志,2013,28(23):1835-1836.

中国医师协会新生儿科医师分会营养专业委员会,中国医师协会儿童健康专业委员会母乳库学组,编辑委员会中华儿科杂志.新生儿重症监护病房推行早产儿母乳喂养的建议.中华儿科杂志,2016,54(1):13-16.

中国医师协会新生儿专业委员会.中国新生儿病房分级建设与管理指南(建议案).中华实用儿科临床杂志,2013,28(3):231-237.

中华护理学会编.护士守则.北京:人民卫生出版社,2008.

中华人民共和国国家卫生健康委员会.病区医院感染管理规范:WS/T 510—2016.北京:中华人民共和国卫生行业标准,[2016-12-27].http://www.nhc.gov.cn/wjw/s9496/201701/d98872b367644755a5be80a69f5faf36.shtml.

中华人民共和国国家卫生健康委员会.关于实施医院护士岗位管理的指导意见:(卫医政发〔2012〕30号).北京:中国标准出版社.[2012-04-28].http://www.nhc.gov.cn/wjw/gfxwj/201304/67d11ef015f34688aab66b1e56d6bab2.shtml

中华人民共和国国家卫生健康委员会.关于印发《医疗机构病历管理规定(2013年版)》的通知:国卫医发〔2013〕31号.北京:医政医管局.[2013-11-20].http://www.nhc.gov.cn/yzygj/s3593/201312/a84f3666d1be49f7a959d7912a978db7.shtml.

中华人民共和国国家卫生健康委员会.关于印发《医院手术部(室)管理规范(试行)》的通知:卫医政发〔2009〕90号.北京:卫生部.[2009-09-18].http://www.nhc.gov.cn/wjw/ywfw/201306/4cb8bcbf4b4e497099b2021c8fbd1492.shtml.

中华人民共和国国家卫生健康委员会.关于印发电子病历应用管理规范(试行)的通知:国卫办医发〔2017〕8号.北京:中国标准出版社.[2017-02-15].http://www.nhc.gov.cn/mohwsbwstjxxzx/s8553/201702/fb49f9487d884645b7247218b764bba3.shtml

中华人民共和国国家卫生健康委员会.国家卫生计生委办公厅关于印发《医疗机构新生儿安全管理制度(试行)》的通知:国卫办医发〔2014〕21号.北京.医政医管局.[2014-03-14].http://www.nhc.gov.cn/yzygj/s3593/201403/9d10202a47e14454986b0a9ce8f8c826.shtml.

中华人民共和国国家卫生健康委员会.国家卫生计生委关于印发全国护理事业发展规划(2016—2020年)的通知:国卫医发〔2016〕64号.北京:医政医管局.[2016-11-18].http://www.nhc.gov.cn/yzygj/s3593/201611/92b2e8f8cc644a899e9d0fd572aefef3.shtml

中华人民共和国国家卫生健康委员会.经空气传播疾病医院感染的预防与控制规范:WS/T 511—2016.北京:中华人民共和国卫生行业标准,[2016-12-27].http://www.nhc.gov.cn/wjw/s9496/201701/7e0e8fc6725843aabba8f841f2f585d2.shtml.

中华人民共和国国家卫生健康委员会.静脉血液标本采集指南:WS/T 661—2020..北京:中华人民共和国卫生行业标准,[2020-03-26].http://www.nhc.gov.cn/wjw/s9492/202004/31b4fa14ee174bb1999142525ceba608.shtml.

中华人民共和国国家卫生健康委员会.临床微生物实验室血培养操作规范:WS/T 503—2017 中华人民共和国卫生行业标准.[2017-09-06].http://www.nhc.gov.cn/xxgk/pages/wsbzsearch.jsp.

中华人民共和国国家卫生健康委员会.内镜自动清洗消毒机卫生要求：GB 30689—2014.北京：中国标准出版社.[2015-07-01].http://www.nhc.gov.cn/wjw/s9488/201503/0eb19cc4635d4711ba73a52cc62a449e.shtml

中华人民共和国国家卫生健康委员会.软式内镜清洗消毒技术规范：WS 507—2016.北京：中华人民共和国卫生行业标准，[2016-12-27].http://www.nhc.gov.cn/wjw/s9496/201701/491ec38efc884531801549cfb90d865d.shtml.

中华人民共和国国家卫生健康委员会.卫生部办公厅关于推荐使用《腹膜透析标准操作规程》的函：卫办医政函〔2011〕405号.北京：医政医管局.[2011-05-09].http://www.nhc.gov.cn/xxgk/pages/viewdocument.jsp?dispatchDate=&staticUrl=/zwgkzt/wsbysj/201105/51693.shtml&wenhao=%E5%8D%AB%E5%8A%9E%E5%8C%BB%E6%94%BF%E5%87%BD%E3%80%942011%E3%80%95405%E5%8F%B7&utitle=%E5%8D%AB%E7%94%9F%E9%83%A8%E5%8A%9E%E5%85%AC%E5%8E%85%E5%85%B3%E4%BA%8E%E6%8E%A8%E8%8D%90%E4%BD%BF%E7%94%A8%E3%80%8A%E8%85%B9%E8%86%9C%E9%80%8F%E6%9E%90%E6%A0%87%E5%87%86%E6%93%8D%E4%BD%9C%E8%A7%84%E7%A8%8B%E3%80%8B%E7%9A%84%E5%87%BD&topictype=&topic=&publishedOrg=%E5%8C%BB%E6%94%BF%E5%8F%B8&indexNum=000013610/2011-04285&manuscriptId=51693

中华人民共和国国家卫生健康委员会.卫生部办公厅关于印发《重症医学科建设与管理指南（试行）》的通知：卫办医政发〔2009〕23号.北京：卫生部办公厅.[2009-02-13].http://www.nhc.gov.cn/wjw/gfxwj/201304/cc4ffaa8314e4ddab76788b3f7be8e71.shtml.

中华人民共和国国家卫生健康委员会.卫生部关于印发《病历书写基本规范》的通知：卫医政发〔2010〕11号.北京：医政医管局.[2010-01-22].http://www.nhc.gov.cn/wjw/gfxwj/201304/1917f257cd774afa835cff168dc4ea41.shtml.

中华人民共和国国家卫生健康委员会.卫生部关于印发《新生儿病室建设与管理指南（试行）》的通知：卫医政发〔2009〕123号.北京：医政医管局.[2009-12-25].http://www.nhc.gov.cn/bgt/s10695/201001/56307c3f4ad14bb494c01410c44f8adc.shtml.

中华人民共和国国家卫生健康委员会.卫生部关于印发《血液净化标准操作规程（2010版）》的通知：卫医管发〔2010〕15号.北京：医政医管局，[2010-01-25].http://www.nhc.gov.cn/wjw/gfxwj/201304/e4144b4c4ddd4a23891f5d2bbba29578.shtml.

中华人民共和国国家卫生健康委员会.卫生部关于印发《医疗机构血液透析室管理规范》的通知：卫医政发〔2010〕35号.北京：医政医管局.[2010-03-23].http://www.nhc.gov.cn/wjw/ywfw/201306/011a11e520404555a74d0932a7bf59fd.shtml.

中华人民共和国国家卫生健康委员会.卫生部教育部关于印发《医学教育临床实践管理暂行规定》的通知：卫科教发〔2008〕45号.北京：科技教育司.[2008-08-18].http://www.nhc.gov.cn/wjw/zcjd/201304/fdc61a9eb2894ce19f3897ef209ef61b.shtml.

中华人民共和国国家卫生健康委员会.医疗废物管理条例：中华人民共和国国务院令（第380号）.北京：政策法规司.[2003-06-16].

中华人民共和国国家卫生健康委员会.医疗机构病人活动场所及坐卧设施安全要求 第2部分:坐卧设施:WS 444.2—2014.北京:中华人民共和国卫生行业标准,〔2014-07-04〕.http://www.nhc.gov.cn/wjw/s9495/201407/b038f364830141c9b5f0655c7899bd6a.shtml.

中华人民共和国国家卫生健康委员会.医务人员手卫生规范:WS/T 313—2019.北京:中华人民共和国卫生行业标准,〔2019-11-26〕.http://www.nhc.gov.cn/wjw/s9496/202002/dbd143c44abd4de8b59a235feef7d75e.shtml.

中华人民共和国国家卫生健康委员会.医院隔离技术规范:WS/T 311—2009.北京:中华人民共和国卫生行业标准,〔2009-04-01〕.http://www.nhc.gov.cn/wjw/s9496/200904/40116.shtml.

中华人民共和国国家卫生健康委员会.医院空气净化管理:WS/T 313—2012.北京:中华人民共和国卫生行业标准,〔2012-04-05〕.http://www.nhc.gov.cn/wjw/s9496/201204/54511.shtml.

中华人民共和国国家卫生健康委员会.医院空气净化管理规范.中华人民共和国卫生行业标准:WS/T 368—2012.北京:中国标准出版社,〔2012-04-05〕.http://www.nhc.gov.cn/wjw/s9496/201204/54511.shtml.

中华人民共和国国家卫生健康委员会.医院消毒供应中心第1部分:管理规范:WS 310.1—2016.北京:中华人民共和国卫生行业标准,〔2016-12-27〕.http://www.nhc.gov.cn/wjw/s9496/201701/bbf3172246bd4fc49d4562a66407dd99.shtml.

中华人民共和国国家卫生健康委员会.医院消毒供应中心 第2部分:清洗消毒及灭菌技术操作规范:WS 310.2—2016.北京:中华人民共和国卫生行业标准,〔2016-12-27〕.http://www.nhc.gov.cn/wjw/s9496/201701/bbf3172246bd4fc49d4562a66407dd99.shtml.

中华人民共和国国家卫生健康委员会.医院消毒供应中心第3部分:清洗消毒及灭菌效果监测标准:WS 310.3—2016.北京:中华人民共和国卫生行业标准,〔2016-12-27〕.http://www.nhc.gov.cn/wjw/s9496/201701/bbf3172246bd4fc49d4562a66407dd99.shtml.

中华人民共和国国家卫生健康委员会.医院医用职织物洗涤消毒技术规范:WS/T 508—2016.北京:中华人民共和国卫生行业标准,〔2016-12-27〕.http://www.nhc.gov.cn/wjw/s9496/201701/a8276e1baed54ac382c61baae6e009ae.shtml.

中华人民共和国国家卫生健康委员会卫生部医疗服务监管司.卫生部三级综合医院评审标准实施细则:卫办医管发〔2011〕148号.北京:卫生部办公厅.〔2012-5-11〕.http://www.nhc.gov.cn/wjw/gfxwj/201304/0404f9cd71764ab29b2365e069cfbf2d.shtml.

中华人民共和国国家卫生健康委员会医政司.临床输血技术规范:卫医发〔2000〕184号.北京:卫生部办公厅,〔2001-11-08〕.http://www.nhc.gov.cn/cms-search/xxgk/getManuscriptXxgk.htm?id=18676

中华人民共和国国务院令《医疗废物管理条例》.中国环保产业,2004,000(0z1):5-9.

中华人民共和国国务院令:护士条例第517号.北京:国务院.〔2008-01-31〕.http://www.nhc.gov.cn/jnr/gjhsjflfg/201405/2da67d6ee28d45338fab6d6b236aa88a.shtml

中华人民共和国卫生部药典委员会编.中华人民共和国药典.北京:人民卫生出版社,2015.

中华医学会检验医学分会临床实验室管理学组.医学检验危急值报告程序规范化专家共识.

中华检验医学杂志,2016,39(7):484-486.

中华医学会麻醉学分会.小儿术后镇痛专家共识(2014).北京:人民卫生出版社,2014.

中华医学会糖尿病学分会.中国血糖监测临床应用指南(2015年版).中华糖尿病杂志,2015,7(10):603-613.

中华预防医学会医院感染控制分会.临床微生物标本采集和送检指南.中华医院感染学杂志,2018,28(20):3192-3200.

仲骏,徐建鸣.成人失禁相关性皮炎评估与分类工具新进展.解放军护理杂志,2016,33(7):47-49.

周军,李岩.医院现场评价——评审员工作手册.北京:北京大学医学出版社,2013.

庄逸洲,黄崇哲.医疗机构管理制度.上海:上海交通大学出版社,2006.

附录一 常用评估工具

一、压力性损伤评估量表

应用压力性损伤危险因素评估量表(risk assessment scale, RAS)是预防压力性损伤关键性的一步,是有效护理干预的一部分。压力性损伤 RAS 具有简便、易行、经济、无侵袭性的特点。目前,国内外已有多于 57 个 RAS 可供选择。常见的成人压力性损伤 RAS 有 Braden 量表、Norton 量表和 Waterlow 量表 3 种,新生儿及儿童压力性损伤常见评分表有儿童压力性损伤风险评估量表(Braden Q)、新生儿皮肤风险评估量表(neonatal skin risk assessment scale, NSRAS)。

(一)成人压力性损伤危险因素评估表

1. 成人压力性损伤 Braden 量表

Braden 量表是全球公认的应用最广泛的压力性损伤危险评估量表,由美国的 Braden 和 Bergstrom 博士于 1987 年编制,包括 6 个最主要危险因素,即感觉、潮湿、活动方式、移动能力、营养状况以及摩擦和剪切力,总分为 6~23 分,得分越低,表明发生压力性的危险性越高。

适用范围:普通病房。

(1)成人压力性损伤 Braden 量表

项目	1分	2分	3分	4分
感觉	完全受限	非常受限	轻度受限	没有改变
潮湿	持续潮湿	非常潮湿	偶尔潮湿	极少潮湿
活动方式	卧床	局限于椅	偶尔行走	经常行走
移动能力	完全不能移动	非常受限	轻度受限	未受限
营养	非常差	可能不足	充足	营养摄入极佳
摩擦力和剪切力	已存在问题	潜在问题	没有明显问题	
评分标准:低危 15~18 分;中危 13~14 分;高危 10~12 分;极高危≤9 分				

（2）成人压力性损伤 Braden 量表评分细则

项目	1分	2分	3分	4分
1. 感觉	完全受限	非常受限	轻度受限	没有改变
机体对压力所引起不适感的反应能力	对疼痛刺激没有反应（没有呻吟、退缩或抓握）或者身体大部分对疼痛的感觉受限	只对疼痛刺激有反应。只能通过呻吟和烦躁的方式表达机体不适。或者机体一半以上的部位对疼痛或不适感感觉障碍	对语言指令有反应，但不是所有时间都能用语言表达不适感。或者机体的一到两个肢体的部位对疼痛或不适感感觉障碍	对语言指令反应正常，没有对疼痛或不适感的感觉缺失
2. 潮湿	持续潮湿	经常潮湿	偶尔潮湿	极少潮湿
皮肤暴露于潮湿中的程度	皮肤由于出汗、小便等原因皮肤一直处于潮湿状态，每当移动患者或给患者翻身时就可发现患者的皮肤是湿的	皮肤经常但不是总是处于潮湿状态。床单每班至少换一次	每天大概需要额外换一次床单	通常皮肤是干的，只要按常规换床单即可
3. 活动方式	卧床	局限于椅	偶尔行走	经常行走
身体活动的程度	限制在床上	行走能力严重受限或没有行走能力。不能承受自身的重量，必须由椅子或轮椅辅助	白天在帮助或无需帮助的情况下偶尔可以走很短的一段路。每天中大部分的时间在床上或椅子上度过	每天至少2次室外行走，白天醒着的时候至少每2小时行走1次
4. 移动能力	完全不能移动	非常受限	轻度受限	不受限
改变和控制体位的能力	没有帮助的情况下躯体或四肢不能做哪怕是轻微的移动	偶尔能轻微地移动躯体或四肢，但不能独立完成经常的或显著的躯体位置变动	能独立经常轻微地改变躯体或四肢的位置	独立完成大的经常性的体位改变
5. 营养	非常差	可能不足	营养摄入适当	营养摄入极佳
通常摄入食物的方式 NPO:禁食 IV:静脉营养 TPN:肠外营养	从来不能吃完一餐饭；很少能摄入所给食物量的1/3；每天能摄入2份或以下的蛋白量（肉或者乳制品）；很少摄入液体；没有摄入流质饮食；或者禁食和（或）清液摄入或静脉输入大于5天	很少吃完一餐饭，通常只能摄入所给食物量的1/2；每天蛋白摄入量是3份肉或者乳制品；偶尔能摄入规定食物量；或者可摄入略低于理想量的流质或者是管饲	可摄入供给量的一半以上。每天摄入4份蛋白量（肉、乳制品）。偶尔会拒绝肉类，通常会吃完所供给食物。或者管饲或 TPN 的量达到绝大部分的营养所需	每餐能摄入绝大部分食物。从来不拒绝食物。通常吃4份或更多的肉类和乳制品；两餐间偶尔加餐；不需要额外营养补充

续表

项目	1分	2分	3分	4分
6. 摩擦力和剪切力	已存在问题	潜在问题	没有明显问题	
摩擦力:发生于皮肤在支持物表面移动时;剪切力:发生于皮肤及邻近骨表面从一侧滑向另一侧	移动时需要中到大量的帮助;不可能做到完全抬空而不碰到床单;在床上或者椅子上时经常滑落,需要大力帮助下重新摆体位。痉挛、挛缩或躁动不安通常导致摩擦	躯体移动乏力,或者需要一些帮助。在移动过程中,皮肤在一定程度上会碰到床单、椅子、约束带或其他设施。在床上或椅子上可保持相对好的位置,偶尔会滑落下来	能独立在床上和椅子上移动,并具有足够的肌肉力量在移动时完全抬空躯体。在床上和椅子上总能保持良好的位置	
评分标准:低危15~18分;中危13~14分;高危10~12分;极高危≤9分				

缺点:无法准确评估出器械压力性损伤的风险。

2. Norton量表

Norton量表由英国的Norton于1962年编制,是第一个用于结构化评估压力性损伤的量表。该量表包括5项评估内容,即一般身体状况、精神状态、活动能力、移动能力、大小便失禁。每项评分1~4分,总评分为5~20分,得分越低表示发生压力性损伤的风险越高。

适用范围:老年患者。

(1)Norton量表

项目\评分	4分	3分	2分	1分
身体情况	良好	尚可	虚弱	非常差
精神状态	清醒	淡漠	混淆	木僵
活动能力	活动自如	扶助行走	轮椅活动	卧床不起
移动能力	移动自如	轻度受限	严重受限	移动障碍
失禁	无	偶尔	经常	二便失禁
评分标准:低危15~19分;中危13~14分;高危≤12分				

(2)Norton量表评分细则

项目\评分	4分	3分	2分	1分
身体情况	良好	尚可	虚弱	非常差
目前身体状况和体格健康(考虑营养状况、肌肉丰满程度和皮肤状况)	身体状况稳定,看起来很健康,营养状态很好	身体状况大致稳定,看起来健康尚好	身体状况不稳定,看起来健康尚可	身体状况很危险,急性病面容

续表

项目\评分	4分	3分	2分	1分
精神状态	清醒	淡漠	混淆	木僵
指意识状况和定向感	对人、事、地点认知非常清楚,对周围事物敏感	对人、事、地点认知只有2～3项清楚,反应迟钝、被动	对人、事、地点认知只有1～2项清楚,经常对答不切题	常常不能对答,嗜睡的
活动能力	活动自如	扶助行走	轮椅活动	卧床不起
个体可行动的程度	可走动的:能独立走动,包括使用手杖或扶车	行走需协助:无人协助则无法走动	由于病情或医嘱限制,仅能以轮椅代步	因病情或医嘱限制留在床上
移动能力	移动自如	轻度受限	严重受限	移动障碍
个体可以移动和控制四肢的能力	可随心所欲地,独立的移动,控制四肢	可移动、控制四肢但需人稍微协助才能变换体位	无人协助下无法变换体位,移动时能稍微主动用力,胶体轻摊、孪缩	无能力移动,不能变换体位
失禁	无	偶尔	经常	二便失禁
个体控制大/小便能力的程度	指大小便(肠蠕动及膀胱收缩)完全自控(除了诊断性试验)或已留置尿管无大便失禁者	24h内出现1～2次尿或大便失禁(与轻泻剂或灌肠无关)使用尿套留置尿管但大便尚可控制	在过去24h之内有3～6次小便失禁或腹泻	无法控制大小便,24h之内有7～10次失禁发生

评分标准:低危15～19分;中危13～14分;高危≤12分

缺点:该量表未对导致压力性损伤发生的最重要的危险因素(压力、剪切力和摩擦力)进行评估,且参数缺乏操作定义,使得评估结果的准确性受到影响。

3. Waterlow量表

Waterlow量表由英国的Waterlow等于1985年研制。该量表包含体质指数、皮肤类型、性别、年龄、饮食食欲、控便能力、运动能力、组织营养状况、神经系统缺陷、手术、特殊用药等11个测评指标,总分值越高,提示压力性损伤发生的风险越高。10分是诊断临界值,0～9分无危险,10～14分轻度危险,15～19分高度危险,≥20分极高危险性。该量表在欧洲应用较多,主要用于外科患者。

适用范围:外科患者。

参数	结果	分值
体质指数(BMI)=体重(kg)/身高(m)²	正常(20～24.9)	0
	超过正常(25～29.9)	1
	肥胖(30)	2
	低于正常(20～24.9)	3

续表

参数	结果		分值
皮肤类型	健康		0
	薄如纸		1
	干燥		1
	水肿		1
	潮湿		1
	颜色异常		2
	破溃		3
性别和年龄	男性		1
	女性		2
	14～49岁		1
	50～64岁		2
	65～74岁		3
	75～80岁		4
	81岁以上		5
营养状况评估工具			
A.近期体重下降	是到B进行评估		—
	否到C进行评估		—
	不确定		2
B.体重下降评分	0.5～5kg		1
	5～10kg		2
	10～15kg		3
	＞15kg		4
	不确定		2
C.患者进食少或食欲差	否		0
	是		1
控便能力	完全控制		0
	偶有失禁		1
	尿/大便失禁		2
	大小便失禁		3

续表

参数	结果	分值
运动能力	自如	0
	躁动不安	1
	淡漠的	2
	受限的	3
	轮椅	4
	卧床	5
特殊因素		
组织营养状况	组织营养不良,如恶病质	8
	多器官衰竭	8
	单器官衰竭(呼吸、肾脏、心脏)	5
	外周静脉疾病	5
	贫血(Hb<8g/dL)	2
	吸烟	1
神经系统缺陷	糖尿病/多发性硬化	4～6
	运动/感觉异常	4～6
	截瘫/心脑血管意外	4～6
大手术或创伤	骨/脊柱手术	5
	手术时间＞2h	5
	手术时间＞6h	8
药物	长期大剂量服用类固醇	4
	细胞毒性药物	4
	大剂量抗生素	4
评分标准:轻度风险10～14分;高度风险15～19分;极高危≥20分		

缺点:假阳性率高,评估时应结合自身的临床知识和经验进行判断。

(二)新生儿及儿童压力性损伤评分量表

目前,国内外广泛用于儿童压力性损伤风险评估工具包括 Braden Q 和 NSRAS。

1. Braden Q量表

Braden Q量表目前国内外应用最为广泛的儿童压力性损伤风险评估量表,是由Curley M.A.等人在2003年根据成人Braden量表改编而成,着重体现儿童患者特殊的生长发育需要。适用于21天～8岁的儿童,包含感知觉、潮湿、移动、活动、营养、摩擦力和剪切力及组织灌注和氧合作用,每个条目评分为1～4分,总分为7～28分,分数越低,压力性损伤发生风险越高。

（1）Braden Q量表

细则＼评分	1分	2分	3分	4分
可移动性	完全不能移动	重度受限	轻度受限	没有限制
活动能力	卧床不起	入座椅子或轮椅	偶尔行走	经常行走
感知觉	完全受限	极度受限	轻度受限	没有受限
潮湿（浸渍）	一直潮湿	潮湿	偶尔潮湿	很少潮湿
摩擦力和剪切力	严重问题	存在问题	潜在问题	没有明显问题
营养	非常差	不足	足够	非常好
组织灌注和氧合	非常危险	危险	适当	非常好
评分标准：低危16～23分；中危13～15分；高危10～12分；极高危≤9分				

（2）Braden Q量表评分细则

细则＼评分	1分	2分	3分	4分
1. 可移动性	完全不能移动	重度受限	轻度受限	没有限制
控制或改变姿势的能力	无法凭自己的能力,对身体或肢体位置做调整,即使是轻微的调整	偶尔改变体位或移动肢体,但不能独立翻身	能自主改变体位或移动肢体	能完全独立地改变体位。（6个月以下患儿均为4分）
2. 活动能力	卧床不起	入座椅子或轮椅	偶尔行走	经常行走
身体活动的程度	活动范围限制在床上	无行走能力或行走能力严重受限,无法承受自己的体重,或须协助才能入座椅子或轮椅	有帮助或没帮助的情况下偶尔行走一小段路；在床上或椅子上能完成大部分移动	除了太小还不能行走的患者外,都能自由的行走；每天至少走出病室两次,醒着时每2小时在病房内走动1次

续表

评分 细则	1分	2分	3分	4分
3. 感知觉	完全受限	极度受限	轻度受限	没有受限
对于压力相关的不适做有意义反应的能力	因意识减退、镇静状态,大部分体表痛觉感知障碍而对疼痛没有反应(无呻吟、退缩、抓握)	当出现疼痛刺激时,只能以呻吟或躁动不安表示;全身有1/2以上的体表无法感受不适或疼痛刺激	对言语指令有反应,但总是无法在感受到不适时表达其不适,或须由他人协助翻身;一至二个肢体无法感觉到不适或疼痛刺激	对言语指令有反应,对不适和疼痛刺激的知觉能力正常
4. 潮湿(浸渍)	一直潮湿	经常潮湿	偶尔潮湿	很少潮湿
皮肤暴露在潮湿环境中的程度	因出汗、排尿等皮肤始终潮湿;每次移动或为患者翻身时都能发现是潮湿的。需要频繁检查皮肤情况	皮肤经常是潮湿的,但并非始终潮湿;需要每8小时换床单	皮肤偶有潮湿,需要每12小时换床单	皮肤通常是干燥的,常规换尿布/每24小时换一次床单
5. 摩擦力和剪切力	严重问题	存在问题	潜在问题	没有明显问题
摩擦力:发生于皮肤在支持物表面移动时;剪切力:发生于皮肤及邻近骨表面从一侧滑向另一侧	痉挛、挛缩、痒或摇动引起持续滑动和摩擦	移动时需要他人协助,肢体移动时出现床面摩擦。卧床或坐椅子时经常下滑,需要频繁辅助摆正体位	身体移动时稍需协助,偶尔产生床单、椅子、约束带等的摩擦。卧床或坐椅子时一般能保持良好体位,偶尔下滑	改变体位时身体可完全抬离床面;卧床或坐椅子时可独立移动或抬起肢体。卧床或座椅时体位固定良好
6. 营养	非常差	不足	正常	非常好
摄入食物的常见类型	禁食和或持续流质饮食或静脉输液超过5天,或白蛋白<2.5mg/dL,或没吃过完整的一餐。很少吃完所提供食物的1/2;每天蛋白摄入只有2份肉或奶制品。液体摄入很少。不摄入规定流质补充。	流质饮食或鼻饲喂养/TPN,不能提供年龄足够的卡路里和矿物质或白蛋白<3mg/dL,或很少吃完整的一餐。一般只吃所提供食物的1/2。每天蛋白摄入只有3份肉或奶制品。偶有摄入规定补充食物。	鼻饲饮食或TPN,能提供年龄足够的卡路里和矿物质或吃完多数肉类的一半以上。每天吃完4份蛋白(肉类、奶制品)。偶有拒绝一餐,但一般吃完提供的补充食物。	常规饮食,提供年龄足够的卡路里,比如吃完每一份的大部分食物。从不拒绝一餐。一般吃完所有的4份或更多份的肉类或奶制品。两餐之间偶有摄入食物。不需要补充食物。

续表

评分 细则	1分	2分	3分	4分
7. 组织灌注和氧合	非常危险	危险	适当	非常好
	低血压：平均动脉压＜50mmHg；新生儿＜40mmHg 或患者身体不允许体位改变	血压正常，氧饱和度＜95%；或血红蛋白＜10mg/dL；或毛细血管充盈时间＞2s，血清 pH＜7.4	血压正常，氧饱和度＜95%；或血红蛋白＜10mg/dL；或毛细血管充盈时间＞2s，血清 pH 正常	血压正常，氧饱和度＞95%；血红蛋白值正常，毛细血管充盈时间＜2s
评分标准：低危16～23分；中危13～15分；高危10～12分；极高危≤9分				

2. Braden QD 量表

该量表是 2018 年 Curley 等在 Braden Q 量表基础上增加了"患者使用医疗器械的数目"和"器械重置/皮肤保护"2 个条目，形成 Braden QD 量表。该量表在预测与运动障碍和医疗器械相关的压力性损伤方面表现良好。包括 3 个维度，分别为压力强度与时间、皮肤和组织对压力的耐受性和医疗器械，共 7 个条目，分别为移动度、感知觉、摩擦和剪切、营养、组织灌注与氧合、医疗器械的数量以及器械重置/皮肤保护。除条目 6"医疗器械的数量"，其余条目均为 3 级评分，0～2 分分别代表没有风险、有风险、高风险；条目 6 的计分方法是 1 个器械计 1 分，≥8 个计 8 分，本条目最高计 8 分。总分 0～20 分，≥13 分有风险，分数越高，风险越高。

适用范围：早产至 21 岁患者。

1. 移动度 （患者自主改变和控制体位的能力）	0＝受限	1＝受限	2＝完全受限
	可以自主频繁大幅度地改变体位或移动肢体	可以偶尔小幅度地改变体位或移动肢体或无法独立改变体位。包括年龄大的患儿	无法自主进行任何细微的体位改变或移动肢体。
2. 感知觉 （与发育相适宜，对压力相关的不适做出明确反应的能力）	0＝无缺陷	1＝受限	2＝完全受限
	反应良好，无限制感觉或沟通不适能力的感觉缺陷	不能总是沟通压力相关的不适或有一些限制感知压力相关不适的能力的感觉缺陷	意识水平降低或镇静导致的无反应或感觉缺陷导致大部分体表无法感知压力相关的不适
3. 摩擦力 （摩擦力：皮肤在支撑面发生移动时出现；剪切力：皮肤和深部骨表面发生相互位移时出现）	0＝无问题	1＝潜在问题	2＝有问题
	有足够的力量在移动中完全抬起身体，始终能够在床或椅子上保持良好的体位。在改换体位时可以完全抬起患者	移动需要一些辅助。在床或椅子上偶尔发生下滑，需要重新摆放体位。在体位变换过程中皮肤常在支撑面滑动	移动完全依赖辅助。在床或椅子上常常下滑而需要重新摆放体位，移动时总是与支撑面发生皮肤摩擦，或痉挛、挛缩、瘙痒或躁动导致几乎持续的摩擦

续表

4. 营养评分评估 (最近连续 3 天的经口饮食)	0＝充足 饮食可提供与年龄相适的足够热量和蛋白质以支持新陈代谢和生长	1＝受限 饮食无法提供足够的热量或蛋白质来支持新陈代谢和生长;或在一天中任何时候接受了补充营养(补充营养包括任何或所有的管饲)	2＝不良 饮食无法提供充足的热量和蛋白质来支持代谢和生长
5. 组织灌注和血氧饱和度 (患者组织从血液循环中可获取的血液和氧气量)	0＝充足 符合年龄的正常血压,氧饱和度≥95%,血红蛋白正常,毛细血管再充盈≤2s,所有指标必须都满足	1＝潜在问题 符合年龄的正常血压,氧饱和度<95%,或血红蛋白<10mg/dL;或毛细血管充盈时间>2s	2＝受损 血压低于年龄正常水平或体位改变时发生血流动力学不稳定
6. 医疗器械数量 (任何正在使用、固定于或跨越患者皮肤或黏膜的诊断或治疗器械)	每个器械得到 1 分(最多 8 分)		
7. 器械重置/皮肤保护 (器械重置:能定期摘除或转动/移动器械位置;皮肤保护:能保护器械下方或周围皮肤/组织)	0＝无医疗器械 没有医疗器械	1＝潜在问题 所有的医疗器械均可以调整位置或器械下及周围皮肤可以被保护	2＝有问题 任何一个或更多医疗器械不可以定期调整位置或器械下皮肤得不到保护
评分标准:总分≥13分提示存在风险			

缺点:Braden QD 量表因形成时间较短,还未在我国广泛使用。

3. 新生儿皮肤风险评估量表

NSRAS 由 Huffines 等于 1997 年首次发布,专为有受伤风险的新生儿人群(妊娠 26～40 周)设计。包含一般生理状况(胎龄)、意识状态、移动能力、活动度、营养和潮湿 6 个维度,每个维度包含 4 个条目,每个条目 1～4 分,总分为 24 分,分值越高发生皮肤损伤的危险度越高。以 13 分为界限,13 分及以上提示存在风险。

适用范围:新生儿群体。

项目 \ 评分	4	3	2	1
一般生理状况(胎龄)	胎龄<28周	28周≤胎龄<33周	33周≤胎龄≤38周	胎龄>38周

续表

	完全受限	严重受限	轻度受限	不受限
意识状态	由于意识减弱或处于镇静状态对疼痛反应迟钝(没有退缩、抓、呻吟、血压升高或心率升高)	仅对疼痛刺激有反应(退缩、抓、呻吟、血压升高或心率升高)	昏睡	警觉的和活跃的
	完全受限	严重受限	轻度受限	不受限
移动能力	没有辅助下身体或肢体完全不能移动	身体或肢体位置偶尔轻微的改变,但不能独自频繁改变	能独自频繁但只能轻微的改变身体或肢体位置	没有辅助下能频繁的改变位置(如转头)
	完全受限	严重受限	轻度受限	不受限
活动度	在辐射台上使用透明塑料薄膜	在辐射台上不使用透明塑料薄膜	在暖箱里	在婴儿床上
	完全受限	严重受限	轻度受限	不受限
营养	禁食需静脉输液	少于满足生长需要的奶量(母乳/配方奶)	管饲喂养能满足生长需要	每餐奶瓶/母乳喂养能满足生长需要
	完全受限	严重受限	轻度受限	不受限
潮湿	每次移动或翻身,皮肤都是潮湿的	皮肤时常潮湿但不总是潮湿,每班至少更换一次床单	皮肤偶尔潮湿,每天需加换一次床单	皮肤通常是干燥的,床单只需24小时更换一次

二、失禁性皮炎相关量表

(一)失禁性皮炎分类工具

失禁性皮炎(incontinence-associated dermatitis,IAD)是指皮肤长期或反复暴露于尿液和粪便中所造成的炎症,伴或不伴有水疱或皮肤损伤。全球IAD专家小组在共识中建议对于IAD的评估应在皮肤损伤程度和严重性的基础上,采取比较简单的IAD分类工具。

分级	临床表现
0级(无IAD)	皮肤完好无发红
1级(轻度IAD)	皮肤完整、发红,红斑、水肿
2级(中重度IAD)	皮肤发红、破损,水肿、水疱、糜烂、感染

(二)IAD 相关评估量表

1. 会阴部评估工具

会阴部评估工具(perineum assessment tool,PAT)由美国学者 Nix 于 2002 年编制,用于评估 IAD 的发生风险。该量表由刺激物强度、刺激物持续时间、会阴部皮肤状况及相关影响因素四部分组成,可作为 IAD 发生风险的初筛工具。总分 4～12 分,分数越高表示 IAD 发生风险越高,对于 7 分以上的失禁性患者应及时采取常规预防措施。

项目\评分	1分	2分	3分
刺激物类型	成型的粪便	软便,和(或)尿液	水样便,和(或)尿液
刺激时间	床单/尿 Q8H	床单/尿布 Q4H	床单/布 Q2H
会阴部皮肤状况	皮肤干净、完整	红斑、皮肤合并或不合并念珠菌感染	皮肤脱落、糜烂合并或不合并皮炎
影响因素:(低蛋白、感染、鼻饲营养或其他)	0～1 个影响	2 个影响因素	3 个及以上影响因素
评分标准:低度危险 4～6 分;高风险 7～12 分			

优点:该量表条目较少,具有省时便捷的特点

缺点:全面性不够,还需进一步完善量表中对疼痛、摩擦力、发热情况及皮肤氧合状况的评价。在临床应用过程中,影响失禁相关性皮炎发生的因素增加时还应权衡评估需求。

2. IAD 严重程度评估量表

IAD 严重程度评估量表(IAD severity instrument,IADS))是 Brochert 及其科研团队于 2010 年编制,评估失禁相关性皮炎严重程度及失禁相关性皮炎分级的工具,2014 年修订后的 IADS 主要从 4 个方面评估 14 个区域的皮肤的发红程度、皮疹及皮肤缺失情况,按照结果给予对应的分值;最后按照总体分值来判断失禁相关性皮炎的严重程度。每个条目采用 Likert 5 级计分法(0 分＝无 IAD,1 分＝粉色、2 分＝红色、3 分＝红疹、4 分＝皮肤缺失),总分为 0～56 分,分值越高,说明失禁相关性皮炎严重程度越高,是一个有效、可靠的评估工具。

部位\评分	无IAD(0分)	粉红色(1分)	红色(2分)	红疹(3分)	皮肤缺失(4分)
1. 外生殖器(阴唇/阴囊)					
2. 右腹股沟					
3. 左腹股沟					

部位\评分	无IAD(0分)	粉红色(1分)	红色(2分)	红疹(3分)	皮肤缺失(4分)
4. 下腹部/耻骨弓上皮肤					
5. 右大腿内侧					
6. 左大腿内侧					
7. 肛周皮肤					
8. 臀沟					
9. 左上方臀部					
10. 右上方臀部					
11. 左下方臀部					
12. 右下方臀部					
13. 左大腿后部					
14. 右大腿后部					
IADS得分					

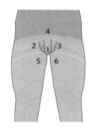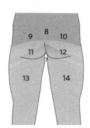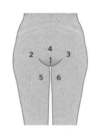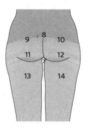

1. 生殖器(阴唇/阴囊)
2. 生殖器与大腿之间的右腹股沟褶皱(皱褶)
3. 左腹股沟褶皱(生殖器与大腿之间皱褶)
4. 下腹部/耻骨弓
5. 右大腿内侧
6. 左大腿内侧
7. 肛周皮肤
8. 臀沟(臀部之间的皱褶)
9. 左上方臀部
10. 右上方臀部
11. 左下方臀部
12. 右下方臀部
13. 左大腿后部
14. 右大腿后部

三、医用粘胶相关性皮肤损伤(MARSI)相关量表

(一)MARSI常见风险因素原因表

内因	外因
极端年龄(新生儿、早产儿、老年人)	皮肤干燥、过度清洁
种族	潮湿环境

续表

内因	外因
皮肤状况	药物,如激素、消炎、抗凝、化疗
基础疾病	放疗、光疗、光损伤(蓝光等)
营养不良	重复粘贴
脱水	胶带、敷料、装置、粘贴及移除手法

(二)MARSI风险因素评估表

目前国际上在MARSI风险评估中,婴幼儿及儿童患者描述较多。应用的新生儿皮肤评估工具包括:Braden-Q儿童压力性损伤风险评估量表、新生儿皮肤风险评估量表(NSRAS)、Starkid皮肤评估量表(Starkid skin scale)、新生儿皮肤状况评分量表(neonatal skin conditions scale,NSCS)。国内应用较广泛的婴幼儿MARSI风险评估表是新生儿风险评估表(NSRAS)和新生儿皮肤状况评分表(NSCS)。

1. 新生儿风险评估表(NSRAS)(见压力性损伤评估量表部分)

2. 新生儿皮肤状况评分量表(NSCS)

NSCS由Lund等在2001年编制,包括皮肤干燥度、红斑和皮肤屏障损害等3个维度9个条目,每项1～3分,评分范围为3～9分,得分越高,越容易发生皮肤损伤。

适用范围:极低出生体重儿到足月新生儿。

项目	评分		
干燥程度	1=正常	2=皮肤干燥	3皮肤非常干燥
	没有皮肤干燥的迹象	皮肤干燥,可见鳞屑	皮肤非常干燥,可见龟裂/裂缝
红斑	1=无红斑迹象	2=可见红斑<体表面积50%	3=可见红斑>体表面积50%
皮肤屏障损坏	1=不明显	2=小局部区域	3=广泛

缺点:未考虑患儿已知的内在的和外在的风险。

四、跌倒危险因素评估量表

1. 约翰霍普金斯跌倒风险评估量表

适用人群:住院患者。

第一部分：可以根据患者情况直接进行跌倒危险的分类

□完全瘫痪或完全行动障碍的患者，给予低跌倒风险的安全干预措施。低危
□住院前6个月内二次以上的跌倒经历的患者，在住院治疗期间按跌倒高风险患者给予安全干预措施。
　高危
□此次住院期间患者有跌倒经历的，按跌倒高风险患者给予安全干预措施。高危
□医院制度规定的特定患者为高跌倒风险患者，即按跌倒高风险患者给予安全干预措施。高危

第二部分：患者的状况不符合第一部分的任何条目，则进入第二部分的评定，并计算跌倒风险得分

条目	内容	分值	得分
年龄	60～69岁	1	
	70～79岁	2	
	≥80岁	3	
跌倒史	最近6个月曾有跌倒经历	5	
排泄，大便和小便	失禁	2	
	紧急和频繁的排泄	2	
	紧急和频繁的失禁	4	
高跌倒风险的药物：止痛泵/麻醉剂，抗癫痫药，降压药、利尿剂、催眠药、泻药、镇静剂和精神药物	患者使用一种高跌倒风险的药物	3	
	患者使用2种或2种以上的高跌倒风险的药物	5	
	在过去的24h之内曾有手术镇静史	7	
携带的导管：是指任何与患者相连接的导管，如静脉输液、胸腔引流管、留置导尿等	携带1种导管	1	
	携带2种导管	2	
	携带3种或以上的导管	3	
活动能力	移动、转运或行走时需要辅助或监管	2	
	步态不稳定	2	
	因视觉或听觉障碍而影响移动	2	
认知	定向力障碍	1	
	烦躁	2	
	认知限制或障碍	4	
总分		53	

评分标准：低风险0～5分；中风险6～13分；高风险＞13分

2. Morse 跌倒危险因素评估量表（MFS）

适用人群：住院患者（常用于住院老年患者）。

项目	评分标准	分值	MFS分值
近3个月有无跌倒	无	0	
	有	25	
多于一个疾病诊断	无	0	
	有	15	
使用行走辅助用具	不需要/卧床休息/护士辅助	0	
	拐杖、助步器、手杖	15	
	依扶家具行走	30	
静脉输液	否	0	
	是	20	
步态	正常、卧床不能移动	0	
	虚弱乏力	10	
	功能障碍/残疾	20	
认知状态	量力而行	0	
	高估自己能力/忘记自己受限制	15	
总得分			
评分标准：无风险0～24分；低风险25～45分；高风险＞45分			

3. Hendrich Ⅱ跌倒风险评估量表

适用人群：住院患者（常用于老年住院患者的使用）。

条目	分值	得分
意识模糊、定向力障碍、行为冲动	4	
抑郁状态	2	
排泄方式改变	1	
头晕、眩晕	1	
男性	1	
服用抗癫痫药物	2	
服用苯二氮䓬类药物	1	
起立—行走测试		

续表

条目		分值	得分
不需撑扶可自行站起一步态平稳		0	
撑扶一次即能站起		1	
尝试多次才能站		3	
在测试中需他人辅助才能站起或者医嘱要求他人辅助和/或绝对卧床,如果不能评估,在病历上注明日期时间		4	
评分标准:≥5分为高风险			

4. 托马斯跌倒风险评估表

适用人群:住院患者(常用于老年住院患者)。

项目	评分标准
入院后病人是否在院内发生跌倒	无0;有1
病人是否存在烦躁不安	无0;有1
视力障碍的程度及对功能的影响	无0;有1
是否有尿失禁或尿频	否:0;是:1
行走和躯体活动情况	正常:0;异常:1
评分标准:≥2分为跌倒高风险,需要实施预防跌倒措施	

5. 改良版 Humpty Dumpty 儿童跌倒风险量表

适用人群:1～13岁的住院儿童。

项目	日期和时间	得分
	评估时机:A-入院;T-转入;Po-手术后;U-病情变化;M-药物使用;F-跌倒/坠床;O-其他	
年龄	4分:1岁～3岁	
	3分:3岁～7岁	
	2分:7岁～13岁	
	1分:>13岁	
性别	2分:男	
	1分:女	

续表

项目	日期和时间	得分
诊断	4分:神经系统疾病:骨骼,关节系统疾病,眼科疾病	
	3分:氧合功能改变(呼吸系统疾病、心血管系统疾病、脱水、贫血、厌食、晕厥、头晕等);电解质紊乱	
	2分:心理/行为疾病	
	1分:其他疾病,疾病导致不能活动或移动	
认知障碍	3分:没有意识到不能自我行动	
	2分:忘记有行动的限制	
	1分:能自我辨别方向;昏迷,无反应	
环境因素	4分:住院期间有跌倒坠床史;患儿活动或移动时需使用辅助工具(拐杖、助行器、转运床、轮椅等);婴幼儿放置在无护栏的成人床	
	3分:近1个月内有跌倒坠床史;婴幼儿放置在有护栏的成人床	
	2分:近3个月有跌倒坠床史;婴幼儿放置在有护栏的婴儿床上	
	1分:>3个月有跌倒坠床史或无跌倒坠床史;患儿安置在合适的床上	
镇静/麻醉后	3分:12h内	
	2分:24h内	
	1分:超过24h/没有	
药物使用	3分:联合用药:镇静剂、安眠药、巴比妥类药、吩噻嗪类药、抗抑郁药、利尿剂、降压药、强心药、麻醉药、化疗药、散瞳剂	
	2分:以上其中一种药物	
	1分:其他药物/没有	

评分标准:总分23分,低风险7~11分,高风险≥12分

备注:评估表总共7个因素,每种因素最低值为1分,如果患儿对某个因素不适合,也是得1分;如果患儿在某个因素中,两个类别都符合,取最高分。

五、日常生活活动能力评定

1. 日常生活活动能力评定(activity of daily living,ADL)内容及得分

项目	0分	5分	10分	15分
大便	失禁	偶尔失禁	能控制	
小便	失禁	偶尔失禁	能控制	

续表

项目	0分	5分	10分	15分
修饰	需帮助	独立洗脸刷牙梳头剃须		
用厕	依赖别人	需部分帮助	自理	
吃饭	完全依赖	需部分帮助	全面自理	
转移	完全依赖,不能坐	需大量帮助(2人)能坐	需少量帮助(1人)或指导	自理
活动(步行)	不能动	在轮椅上独立活动(体力或语言指导)	需1人帮助步行	独自步行(可用辅助器)
穿衣	依赖	需部分帮助	自理	
上楼梯	不能	需帮助(体力或语言指导)	自理	
洗澡	依赖	自理		

2. 日常生活活动能力评定的常用量表

Barthel指数评定量表

项目	完全独立	需部分帮助	需极大帮助	完全依赖
1. 进食	10	5	0	—
2. 洗澡	5	0	—	—
3. 修饰	5	0	—	—
4. 穿衣	10	5	0	—
5. 控制大便	10	5	0	—
6. 控制小便	10	5	0	—
7. 如厕	10	5	0	—
8. 床椅转移	15	10	5	0
9. 平地行走	15	10	5	0
10. 上下楼梯	10	5	0	—
Barthel指数总分：＿＿＿＿＿＿＿＿				

根据Barthel指数得分,将自理能力分为重度依赖、中度依赖、轻度依赖和无需依赖四个级别。

3. 自理能力分级及得分范围

自理能力等级	Barthel得分范围	需要照护程度
重度依赖	≤40分	完全不能自理,全部需要他人照护
中度依赖	41～60分	部分不能自理,大部分需他人照护

续表

自理能力等级	Barthel得分范围	需要照护程度
轻度依赖	61～99分	极少部分不能自理,部分需他人照护
无需依赖	100分	完全能自理,无需他人照护

4. Barthel指数评定量表的细则

(1)进食:用合适的餐具将食物由容器送到口中,包括用筷子、勺子或叉子取食物、对碗/碟的把持、咀嚼、吞咽等过程。

a)10分:可独立进食(在合理的时间内独立进食准备好的食物)。

b)5分:需部分帮助(前述某个步骤需要一定帮助)。

c)0分:需极大帮助或完全依赖他人。

(2)洗澡:

a)5分:准备好洗澡水后,可自己独立完成。

b)0分:在洗澡过程中需他人帮助。

(3)修饰:包括洗脸、刷牙、梳头、刮脸等。

a)5分:可自己独立完成。

b)0分:需他人帮助。

(4)穿衣:包括穿/脱衣服、系扣子、拉拉链、穿/脱鞋袜、系鞋带等。

a)10分:可独立完成。

b)5分:需部分帮助(能自己穿或脱,但需他人帮助整理衣物、系扣子、拉拉链、系鞋带等)。

c)0分:需极大帮助或完全依赖他人。

(5)大便控制

a)10分:可控制大便。

b)5分:偶尔失控。

c)0分:完全失控。

(6)小便控制

a)10分:可控制小便。

b)5分:偶尔失控。

c)0分:完全失控。

(7)如厕:包括擦净、整理衣裤、冲水等过程

a)10分:可独立完成。

b)5分:需部分帮助(需他人搀扶、需他人帮忙冲水或整理衣裤等)。

c)0分:需极大帮助或完全依赖他人。

（8）床椅转移

a）15分：可独立完成。

b）10分：需部分帮助（需他人搀扶或使用拐杖）。

c）5分：需极大帮助（较大程度上依赖他人搀扶和帮助）。

d）0分：完全依赖他人。

（9）平地行走

a）15分：可独立在平地上行走45m。

b）10分：需部分帮助（需他人搀扶，或使用拐杖、助行器等辅助用具）。

c）5分：需极大帮助（行走时较大程度上依赖他人搀扶，或坐在轮椅上自行在平地上移动）。

d）0分：完全依赖他人。

（10）上下楼梯

a）10分：可独立在平地上行走45m。

b）5分：需部分帮助（需扶楼梯、他人搀扶，或使用拐杖等）。

c）0分：需极大帮助或完全依赖他人。

六、疼痛强度评估工具

（一）主观疼痛评估工具

常用评估方法有数字疼痛评定法、分类量表、语言描述法、面部表情疼痛分级量表、视觉模拟疼痛评定法等。

适用于：具有自我报告能力的疼痛患者。

1. 数字疼痛评定法（numerical rating scale, NRS）

将一条直线分为10段，一端"0"代表无痛，另一端"10"代表痛到极点，患者可以选择其中一个能代表自己疼痛感受的数字表示疼痛程度。

0	1	2	3	4	5	6	7	8	9	10
无痛										痛到极点

2. 分类量表

"你有多痛？"

无(0)　　轻度(1~3)　　中度(4~6)　　重度(7~10)

NRS与分类量表结合是目前临床上较常用的疼痛评估，也是WHO推荐使用的疼痛量表，此量表容易被患者理解，可以口述，使用时可以不带工具，使用较方便，适用于疼痛治疗前后效果测定对比，但对文化程度低、年龄大等不具备抽象思维能力的患者不适用。

3. 语言描述法（descriptive pain intensity scale，DPIS）

没有疼痛（0）；微痛（2）；中度疼痛（4）；中重度疼痛（6）；严重程度的痛（8）；想象中最剧烈的疼痛（10）。

DPIS特点：每个词对应一个数字，便于记录；容易解释，患者容易理解；结果取决于患者的理解和表达，词语不宜太多；敏感性和准确性稍差。

4. 视觉模拟疼痛评定法（visual analogue scale，VAS）

采用10cm长的直线，两端分别表示"0"和"10"，"0"代表无痛，"10"代表最剧烈的疼痛，让患者根据自己感受到的疼痛程度，在直线上相应部位做记号，从"0"端致记号之间的距离（以cm表示），即为评分值。评分值越高，表示疼痛程度越重。

VAS的特点：患者完成；使用方便，评估快速；敏感性高；要求病人具备良好的视力和肢体动作能力；其中20%患者不适用。

5. Wong-banker面部表情疼痛分级量表（Faces pain scale，Faces）

面容0分：表示笑容全无疼痛；面容2分：极轻微疼痛；面容4分：疼痛稍明显；面容6分：疼痛显著；面容8分：重度疼痛想哭；面容10分：痛到想流眼泪大哭。

使用说明：这些表情反映是疼痛程度，最左边的脸表示无痛，每张面部表情（指着从左向右的每个面部表情），依次表示疼痛越来越重，直至这张面部表情（指着最右边的脸）表示极度疼痛。请指出能反映你疼痛程度的面部表情图（立即）。

Wong-banker面部表情疼痛分级量表的特点：最初是为儿童设计，也适用于成人。学习或语言表达能力薄弱者和老年患者；受到成年患者喜爱；使用简单；记录方便，可转化为数字。

6. 其他主观疼痛评估工具

（1）长海痛尺主要将NRS与分类量表结合起来使用。

（2）Prince-Henry评分法主要用于胸腹部大手术的患者评估。

（3）五指法评估时向患者展示五指，小指代表无痛，环指为轻度痛，中指为中度痛，示指为重度痛，拇指为剧痛，让患者进行选择。

（二）适合不具有自我报告能力的患者采用的方法

1. 疼痛行为评估量表（Face、Leg、Activity、Cry、Consolability behavioral tool，FLACC）

疼痛行为评估量表主要用于2个月～7岁的儿童术后疼痛和其他疼痛的评估，由面部表情、腿部 动作、活动、哭、可抚慰性5项与疼痛行为相关的条目组成。每项内容按0～2分评分，总评最高分为10分。略经修改后目前还被用于意识障碍、言语表达障碍等特殊成人的疼痛评估。

儿童疼痛行为评估量表

项目/得分	0	1	2
面部表情	表情自然/微笑	偶尔皱眉、面部扭曲、淡漠	下颌常颤抖或紧咬
腿	自然体位/放松	紧张、不安静	腿踢动或僵直不动
活动	正常体位/活动自如	局促不安、来回动	身体屈曲、僵直或急剧扭动
哭	没有	呻吟、呜咽、偶尔叫喊	持续哭、哭声大、经常抱怨
安慰	舒适放松	需抚慰、搂抱或对话,分散注意力可使其安慰	很难抚慰或使其舒适

成人疼痛行为评估量表

项目/得分	0	1	2
脸部肌肉和表情	脸部肌肉放松	脸部肌肉紧张,皱眉,脸部肌肉扭曲	经常或一直皱眉,咬紧牙床
休息	安静,表情安详,肢体活动正常	偶然有些休息不好,并改变体位	经常休息不好,频繁改变体位,如改变四肢和头部体位
肌紧张	肌张力正常,肌肉放松	肌张力增高,手指或脚趾屈曲	肌肉僵硬
发声	无异常发声	偶然发出呻吟声、哼声、哭泣或啜泣声	频繁或持续地发出呻吟声、哼声、哭或啜泣声
安抚	满足的,放松的	通过谈话,分散注意力得到了安抚	很难通过抚摸、谈话得到安抚

2. 重症监护疼痛观察工具(critical-care pain observation tool,CPOT)

适用于:重症监护室使用气管插管的患者,总评最高分为8分。

指标	描述	评分
面部表情	未观察到肌肉紧张	自然、放松—0
	表现出皱眉、眉毛放低、眼眶绷紧和提肌收缩	紧张—1
	以上所有的面部变化加上眼睑紧紧闭合(病人可能会呈现张开嘴或咬气管插管)	扮怪相—2
身体动作	不动(并不表示不存在疼痛)	无身体动作—0
	缓慢、谨慎的运动,触碰或抚摸疼痛部位,通过运动寻求关注	保护性动作—1
	拉拽管道,试图坐起来,移动四肢/猛烈摆动,不遵守指令,攻击在场工作人员,试图从床上爬起来	躁动不安—2

续表

指标	描述	评分
肌肉紧张 通过被动地弯曲和伸展上肢来评估	对被动运动不做抵抗	放松—0
	对被动的运动做抵抗	紧张和肌肉僵硬—1
	对被动的运动做剧烈抵抗,无法将其完成	非常紧张和僵硬—2
呼吸机顺应性 (气管插管患者)	无报警发生,舒适地接受机械通气	耐受呼吸机或机械通气—0
	报警自动停止	咳嗽但是耐受—1
	不同步:机械通气阻断,频繁报警(需要护士介入:通过安慰病人或使用药物使病人安静)	对抗呼吸机—2
发声(拔管后的患者)	用正常腔调讲话或不发声	用正常腔调讲话或不发声—0
	叹息、呻吟	叹息、呻吟—1
	喊叫、啜泣	喊叫、啜泣—2

3. 新生儿疼痛评估量表(neonatal infant pain scale, NIPS)

适用于新生儿0～2个月患儿的疼痛评估,总评最高分为7分。主要用于早产儿和足月儿的操作性疼痛。

项目	评分		
	0	1	2
面部表情	肌肉放松:面部表情平静,中性表情	皱眉头:面部肌肉紧张,眉头和下巴都有皱纹	
哭闹	不哭:安静,	呜咽:间断的、轻微的哭泣	大哭:大声不断响亮的、刺耳的、持续的
呼吸形态	放松:孩子平常的状态	呼吸形态改变:不规则、比平常快,噎住、屏气	
手臂	放松或受限:没有肌肉的僵直,偶尔手臂随机的的运动	屈曲、伸展:紧张、手臂伸直、很快地伸展或屈曲	
腿	放松或受限:没有肌肉的僵直,偶尔腿部随机的运动	屈曲、伸展:紧张、腿伸直、很快地伸展或屈曲	
觉醒状态	入睡、觉醒:安静、平和、入睡或觉醒或平静的	紧急、局促不安:激惹	

4. CRIES疼痛评估量表(crying, requires O$_2$ turation, increased vital signs, expression, sleeplessness)

适用于新生儿0～6个月的新生儿和婴幼儿的疼痛评估,总分10分。

项目	评分		
	0	1	2
哭闹	无（非高调哭）	高调哭但可安抚	高调哭但不可安抚
$SpO_2>95\%$ 所需氧浓度	无	＜30%	＞30%
生命体征增高	心率和平均压≤术前值	心率或平均压增高但幅度＜术前值的20%	心率或平均压增高幅度＞术前值的20%
面部表情	无痛苦表情	痛苦表情	痛苦表情伴有呻吟
睡眠障碍	无	频繁觉醒	不能入睡

5. 用于无语言表达能力患者的其他疼痛评估工具

（1）痴呆患者不适的评估工具。

（2）非语言疼痛评估指示列表。

（3）晚期痴呆疼痛评估量表。

（4）行为疼痛评估量表。

6. 评估时注意事项

（1）对无法进行自我表达的患者，行为观察是评估疼痛的有效方法，不过也要了解其行为可能提示可能其他原因如情绪压力等导致的痛苦。在决定治疗疼痛时，必须要考虑这些行为内含的潜在原因和背景。

（2）建议通过多种途径进行疼痛评估，包括直接观察、家属或护理员的描述，对镇痛药物和非药物治疗的反应的评估。

（3）针对不同年龄阶段使用不同的评估方法是准确进行疼痛评估的保证。8岁以上的儿童，可以使用成人的疼痛评估量表，3～7岁的儿童可以使用Wong-banker疼痛分级量表面部表情，新生儿可选择 NIPS 或 CRIES，不能良好沟通的患儿均可使用行为评估方法如 CRIES 或 FLACC。

附录二　检验标本采集

一、血液标本采集

1. 准备容器

根据检验项目，选择合适的真空试管，将检验条形码竖贴于采血试管上。

2. 核对解释

核对医嘱、患者姓名、病历号和申请检验项目，并向患者解释检验的目的、方法和注意事项。

3. 血液采集

（1）选择静脉：在手臂肘部上端约 7cm 处扎好压脉带，宜在开始采集第一管血时松开压脉带，使用时间不宜超过 1min。穿刺时嘱患者握紧拳头，使静脉充盈暴露，观察血管走向，选择穿刺点。静脉依次选择肘正中静脉、头静脉、贵要静脉（注意避开肱动脉和正中神经）、手腕静脉、手背静脉和其他部位静脉。

（2）消毒：以穿刺点为圆心，用碘伏棉签由内到外顺时针方向消毒皮肤，消毒范围为直径大约 5cm，消毒剂发挥作用需与皮肤保持接触至少 30s，待自然干燥后穿刺。注意消毒过的区域不能重复涂抹，在涂抹的过程中棉球也应同时旋转。

（3）采血：待碘伏挥发干后，在待穿刺静脉部位下方 2.5～5cm 处拉伸皮肤固定静脉，保持针头斜面朝上，与皮肤约成 30°角将针头平稳地穿入静脉，最好一针见血，避免反复穿刺。如果使用注射器法进行采血，穿刺成功后，固定好注射器，缓缓抽动注射器内芯至所需血量，避免过度的拉力导致样本溶血；采血结束后，用灭菌棉球压迫止血 3～5min。在采血时要询问病人的感受（如有无心慌、头晕等情况），当出现异常时如：病人出汗、面色苍白、晕倒时立即拔出针并急救；操作失败，需取得病人谅解，再次进行操作。

（4）采血或分管顺序：商品化真空采血管有鲜明标识区别试管类型。使用真空管采血或注射器采血分管时，按 CLSI GP41 标准要求，多个血标本的采集或分管次序如下：血培养（颠倒混匀 4 次）→枸橼酸钠血凝管（蓝头）（颠倒混匀 4 次）→无添加剂普通管（红头）→含促凝剂分离胶管（红头、黄头）→肝素管（绿头）（颠倒混匀 8 次）→EDTA 管（紫头、白头）（颠倒混匀 8 次）→草酸盐、氟化钠管（灰头）（颠倒混匀 8 次）→其他管。抗凝血标本应注意正确的采血量，保证血液与抗凝剂的规定比例。如用注射针筒抽血后，必须卸下针头，将血液沿管壁徐徐注入相应试管，分管次序同真空采集法。

注 1：如果用真空采血法进行血培养标本采集，应先采集需氧瓶，再采集厌氧瓶。如果使用注射器法进行采血，应先采集厌氧瓶，再采集需氧瓶。

注2:如果用蝶翼采血针进行标本采集,应注意蝶翼采血针中段连接软管内的空气会进入第一支真空采血管,减少其采血量,影响添加剂和血液的比例,建议将不含添加剂的真空采血管(红头管)排列在第一位,即使采血量减少,对试验结果影响最小。若该患者仅有凝血项目检查,为有效避免空气对血量的干扰,应先采集一管伪管,以避免血凝管中出现无效腔。伪管应为无添加剂管或血凝管,且无需采满。

4.特殊血液标本采集

(1)血培养:

①采血时机:尽可能在患者寒战开始时,发热高峰前30～60min采血。应在使用抗生素前采集。

②采集部位:通常为肘静脉,切忌在静滴抗菌药物的静脉处采血,且避免在静脉留置导管连接处(如肝素帽处)采集血标本,以免标本污染。

③采血工具:采用真空血培养瓶,如果血培养瓶的存储温度为2～8℃,则应将血培养瓶在室温放置30min后再采集。同一部位采集两瓶血培养时不建议更换针头。

④采血次数:成人每次应采集2～3套,每套从不同穿刺点进行采集,2～5d内无需重复采集。如怀疑感染性心内膜炎,应重复采集多套。

a. 怀疑急性心内膜炎时,应立即采集血培养。宜在经验用药前30min内不同部位采集2～3套血培养。

b. 怀疑亚急性心内膜炎时,宜每隔0.5～1h采集1套血培养,不同部位共采集3套血培养。如24h培养阴性,宜加做2套血培养。

c. 怀疑左心心内膜炎时,采集动脉血提高血培养阳性率。

d. 怀疑患儿发生感染性心内膜炎时,通常仅采集需氧瓶。当有以下高危因素时应同时考虑厌氧瓶培养:其母亲产褥期患腹膜炎,或慢性口腔炎或鼻窦炎、蜂窝组织炎、有腹腔感染的症状和体症、咬伤、接受类固醇治疗的粒细胞缺乏患儿。

⑤采血量:成人每次每培养瓶采血8～10mL,或按照说明书采集;婴幼儿及儿童采血量不应超过患者总血量的1%,具体采血量参考说明书。若采血量充足,注射器采集的血液先注入厌氧瓶,此时应避免采血管内空气注入;再将血液注入需氧瓶,碟形针采集的血液反之。若采血量不足,优先注入需氧瓶。

⑥血培养瓶消毒:采集前做好手卫生,静脉穿刺点选定后,去除血培养瓶的塑料瓶帽,切勿打开金属封口环和胶塞,使用75%乙醇或70%异丙醇消毒,自然干燥60s。注意采血前检查血培养瓶是否完好无损、是否过期。

⑦皮肤消毒:依据消毒液的不同,采用三步法或一步法进行穿刺点皮肤消毒。

a. 三步法:

第一步:75%乙醇擦拭静脉穿刺部位,待干30s以上;

第二步:1%～2%碘酊作用30s或1%碘伏作用60s,从穿刺点向外画圈消毒,消毒区域直径达3cm以上;

第三步:75%乙醇擦拭碘酊或碘伏消毒过的区域进行脱碘。

（对碘过敏的患者,在第一步基础上再用75%乙醇消毒60s,待酒精挥发干燥后采血。）

b. 一步法:0.5%葡萄糖酸洗必泰作用30s(不适用于2个月以内的新生儿),或70%异丙醇消毒后自然干燥(适用于2个月以内的新生儿)。穿刺前应对皮肤和培养瓶口进行消毒并充分待干,以减少假阳性的发生机率。注意穿刺点消毒后不可再碰触。

⑧当怀疑导管相关血流感染时:

a. 短期外周导管的血培养:采集2套外周静脉血培养。无菌操作拔除导管,剪切导管尖端5cm,采用Maki半定量培养。

b. 中心静脉导管及静脉输液港的血培养:需保留导管的血培养,至少采集1套静脉外周血培养,同时应尽快采集等量的1套导管血培养。不保留导管的血培养,至少采集1套外周血培养。无菌操作拔除导管,剪切导管尖端5cm,采用Maki半定量培养。

（2）口服葡萄糖耐量试验（OGTT）:试验前3d正常饮食,试验日早晨空腹抽第一次血后,将75g无水葡萄糖粉（儿童则予每公斤体重1.75g,总量不超过75g）溶于250～300mL饮用水中,于5min内饮完,从服糖第一口开始计时,分别于服糖后30min、60min、120min、180min抽血。

（3）馒头餐试验:试验日早晨空腹抽第一次血后,将事先用100g面粉做成的馒头在10min左右吃完,期间可饮水200～300mL左右,从吃第一口开始计时,分别于服馒头起60min、120min、180min抽血。

（4）胰岛素、C肽释放试验:在OGTT或馒头餐试验时,每次测定血糖的同时,同步抽血测定胰岛素水平和（或）C肽水平。

（5）卧立位试验[醛固酮（ADL）、肾素-血管紧张素Ⅱ（AⅡ）测定]:

①试验日空腹、禁水,清晨平卧至少2h。

②早上8点左右,患者卧位采血5.5mL（ADL 2mL、AⅡ 3.5 mL）,将血与抗凝剂充分摇匀后放入0℃冰水内立即送检,采血后根据医嘱肌肉注射速尿针（0.7mg/kg体重）,总剂量不超过50mg（血钾低于3.0mmol/L不注射速尿针）。患者保持立位（可小范围行走）4h,期间患者不得饮水及食用含水多的食物,可进食干点心。4h后坐位采血5.5 mL（ADL 2mL、AⅡ 3.5 mL）,将血与抗凝剂充分摇匀后放入0℃冰水内立即送检。

（6）昼夜皮质醇节律试验:采血前患者卧床休息或静坐30min,分别于8:00、16:00、24:00准时采血[皮质醇（F）和（或）促肾上腺皮质激素（ACTH）]立即送检。

5. 注意事项

（1）尽量采用真空采血器采血,应实时确认标本采集时间及操作者。

（2）根据不同的检验项目选择标本容器、计算所需的采血量。

（3）严禁在输液、输血侧肢体上抽取血标本。

（4）做生化检验时,须抽取空腹血,应提前告知患者禁食,以保证检验结果的准确性。

（5）采取药物浓度血标本时注意药物的半衰期。

（6）OGTT、馒头餐、胰岛素、C肽释放试验,应要求患者试验前禁食8～10h,无恶心、呕吐,无发热等不适;试验前3天内每日碳水化合物摄入量不少于150g,试验过程中,患者不进食,不喝茶、咖啡,不吸烟,不做剧烈运动;试验前3～7d停用可能影响结果的药物,如避孕药、利尿剂或苯妥英钠等;血标本采集后应尽早送检。

（7）卧立位试验前3天应进食钠、钾含量平衡的普食,试验前1日晚餐后禁食,夜间22:00以后禁饮水,平卧位休息;若直立4h不能耐受,则立即通知医生,必要时应提前结束试验;试验前1～4周需停用（增加:对该试验有影响的药物）治疗药物,如利尿剂、血管紧张素转换酶抑制剂、B受体阻滞剂等,应注意观察患者的病情变化,及时监测血压。

（8）昼夜皮质醇节律试验08:00时段采血前需空腹;促肾上腺皮质激素（ACTH）采血后30min内需送到检验部门;皮质醇（F）24:00的血标本,离心后可放冰箱冷藏次日晨送检。（增加:促肾上腺皮质激素（ACTH）24:00的血标本,离心后将血浆冷冻在−18°C以下的低温冰箱,次日晨送检）。

二、尿液标本采集

1. 准备容器

根据检验目的,选择合适的容器,将检验条形码贴于标本容器上。

2. 核对解释

携带用物至床旁,认真核对医嘱、患者姓名、病历号和申请检验项目,并向患者解释留取尿液的目的、方法和注意事项。

3. 尿液采集

（1）尿常规等一般性检验采集晨尿或随机尿。第一次晨尿因尿液浓缩有利于检出含量较小的病理成分,故经常用于尿常规检验等。为减少尿道分泌物污染,排尿时前面部分弃去,留取中间部分（中段尿）。留取尿液30～50mL于一次性专用塑料尿杯中,尽快送检,必须保证尿液新鲜。昏迷或尿潴留患者可采用导尿术留取尿液标本。

（2）用于定量化学检验时（如24h尿蛋白测定）,应按检验项目要求留取定时尿（如2h、12h、24h等）。留取开始先排尿一次并弃去,此时计时收集随后规定时间内尿液于干燥洁净并放有防腐剂的容器内,混匀后记录总量,取10～30mL送检,其余弃去。防腐剂:用于固定尿液有机成分,抑制细菌生长,24h尿中加40%甲醛1～2mL,如尿蛋白定量、尿糖定量、尿钠钾氯、肌酐、尿酸等测定;防腐剂可保持尿液的化学成分不变,防止细菌污染,24h尿中加麝香草酚1g或每100mL尿中加0.5%～1%甲苯2mL,如Addis计数、尿找结核杆菌;某些内分泌指标检验时需加10mL浓盐酸,如17-羟、17-酮类固醇检查。

（3）24h尿游离皮质醇测定和24h尿醛固酮测定,无需放防腐剂,每次尿液收集后放同一容器内冰箱冷藏,收集完混匀后记录总量,取10～30mL送检,其余弃去;留尿标本做结核杆菌集尿时,收集24h尿液后,静置2～4h,弃去上层清液,收集沉淀部分盛于清洁瓶内送检。

（4）尿培养标本:留取时先将尿道口及外阴部清洗干净,再用碘伏棉球擦拭;若男性患者包皮过长,应将包皮翻起冲洗干净,再用碘伏棉球擦拭;随后排尿,弃去前段尿液,留取中段尿于无菌容器中,盖紧盖子。

（5）尿管尿液采集法：对于尿潴留病人，应按导尿方法插入导尿管，弃去前段尿液后，留取 10～15mL 尿液置于灭菌容器内加盖送检；留置导尿患者应先夹闭尿管 30s，消毒导尿管接口，用注射器通过导尿管抽取 10～15mL 尿液置于灭菌容器内加盖送检。

4. 注意事项

（1）女性患者在月经期不宜留取尿标本。

（2）会阴部有分泌物时，应先清洁后再留取。

（3）避免白带、精液、粪便混入尿液标本内。

（4）留取尿培养标本应选择在抗生素使用之前。

（5）不能留取尿袋中的尿液送检。

（6）尿液留取后必须在 2h 内送检。

三、粪便标本采集

1. 准备容器

查对医嘱，按检验的目的选择合适的容器（检便杯或培养杯），并贴条形码于检便杯或培养上。

2. 核对解释

携用物至床边，核对患者并向其解释留取标本的目的、方法和注意事项。

3. 留取标本

（1）常规标本：用竹签或专用取样器留取新鲜少量粪便（约拇指大小），放入检便杯内送检。应留取脓血、黏液、水样便等有病理意义的部分送检。

（2）隐血标本：按常规留取标本。指导患者在检查前 3 天内禁食肉类、肝脏类、血制品类、叶绿素类以及含铁制剂等，避免假阳性结果的出现，于第四天按常规标本法留取粪便标本。

（3）培养标本：指导患者排便于消毒便盆内，用无菌棉签取中央部分或异常部分的粪便 2～5g 于培养杯内送检。若患者无便意，可用无菌长棉签蘸生理盐水，插入患者肛门内 6～7cm，轻轻转动，取粪便送检。

（4）检查阿米巴原虫标本：注意在收集粪便标本前，预先将便盆或容器加温，留样后立即送检。

4. 注意事项

（1）床上留取标本的患者，注意用床帘或屏风遮挡。

（2）粪便标本采集后容易干结，应尽快送检。

（3）消化系统的传染性疾病应注意消毒隔离。

四、痰液样本留取

1. 准备容器

根据检验目的,选择合适的容器,将检验条形码贴于标本容器上。

2. 核对解释

携带用物至床旁,认真核对医嘱、患者姓名、病历号和申请检验项目,并向患者解释留取痰液的目的、方法和注意事项。

3. 收集痰标本

(1)患者能自行留取痰液者,嘱咐患者晨起后清水反复漱口,去除口腔中的杂质。深呼吸数次后用力咳出气道深处的痰液,将痰液收集于痰标本容器内,盖好盒盖,立即送检。

(2)如患者无法咳出痰液,则可用3%~10%氯化钠雾化吸入诱导后留痰。

(3)无法自行留痰者,应协助患者取适当卧位,叩击其背部后,戴好手套,将集痰器分别连接吸引器和吸痰管,集痰器开口高的一端接吸引器,低的一端接吸痰管,按吸痰法吸入痰液于集痰器内送检。

4. 注意事项

(1)根据不同的痰标本准备不同的收集容器,以符合检验的目的和要求。

(2)勿将唾液、漱口水、鼻涕混入痰液标本。

(3)痰液为下呼吸道标本,上呼吸道标本留取一般采用咽拭子。

(4)标本采集后应及时送检。